J.J.E. van Everdingen

D.H.H. Dreesens

J.S. Burgers

J.A. Swinkels

T.A. van Barneveld

T. van der Weijden

Handboek evidence-based richtlijnontwikkeling

Deze herziene uitgave is mede tot stand gekomen met financiering van de Regieraad Kwaliteit van Zorg.

REGIERAAD
Kwaliteit van Zorg

Onder redactie van:

J.J.E. van Everdingen

D.H.H. Dreesens

J.S. Burgers

J.A. Swinkels

T.A. van Barneveld

T. van der Weijden

Handboek evidence-based richtlijnontwikkeling

Een leidraad voor de praktijk

Tweede druk

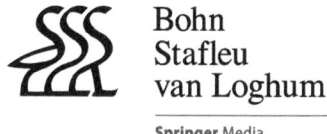

Bohn
Stafleu
van Loghum

Springer Media

Houten 2014

ISBN 978-90-368-0266-6

Houten, 2014
NUR 871
Automatische opmaak: Crest Premedia Solutions (P) Ltd., Pune, Maharashtra, India

Eerste druk, 2004
Tweede, herziene druk 2014

Bohn Stafleu van Loghum
Het Spoor 2
Postbus 246
3990 GA Houten

www.bsl.nl

Inhoud

Voorwoord XIII

Inleiding XV

Redactie en auteurs XIX

I   **Deel 1 Doel, historie, criteria en de juridische status van richtlijnen**

1   **Doel van richtlijnontwikkeling** 3
J.A. Swinkels, H. Vermeulen en T. Dunnink
1.1   Inleiding 4
1.2   Wat zijn richtlijnen? 4
1.3   Waarom zijn richtlijnen nodig? 5
1.4   Kwaliteitsbeleid 6
1.5   Tuchtrecht 9
       Literatuur 9

2   **Historisch perspectief van richtlijnontwikkeling in Nederland** 11
D.H.H. Dreesens, J.J.E. van Everdingen en S.M.C. Kersten
2.1   Inleiding 12
2.2   Van Assyriërs tot nu 12
2.3   Van consensus-based naar evidence-based richtlijnen 13
2.4   Van monodisciplinair naar multidisciplinair 14
2.5   Van zorginhoud naar zorginkoop en patiëntperspectief 15
2.6   Van papier naar digitaal 15
2.7   Van particulier initiatief naar publieke bemoeienis 15
2.8   Van nationaal naar internationaal 16
       Literatuur 17

3   **Criteria voor goede richtlijnen** 19
L.C.M. Kremer, J.S. Burgers en M.K. Tuut
3.1   Inleiding 20
3.2   Richtlijn voor richtlijnen 20
3.3   Het toetsingskader 22
       Literatuur 24

4   **Juridische aspecten van richtlijnen** 25
J.A. Swinkels, J.A.G. Drapers, J.K.M. Gevers en J.J.E. van Everdingen
4.1   Inleiding 26
4.2   Juridische karakterisering van richtlijnen 26
4.3   Richtlijnontwikkeling vanuit juridisch perspectief 27

4.4   Aansprakelijkheid in relatie tot richtlijnen... 31
4.5   Richtlijnen als toetsingsmaatstaf.. 35
4.6   Juridisering 36
        Literatuur 36

II   Deel 2 Voorbereiding

5   **Patiëntenparticipatie in richtlijnontwikkeling**................................. 41
      M.H.P. Bögels, C.E. Hoogstraten, H. van Veenendaal en M.M. Versluijs
5.1   Inleiding 42
5.2   Wat houdt patiëntenparticipatie in?.. 43
5.3   Meerwaarde van patiëntenparticipatie bij richtlijnontwikkeling..................... 44
5.4   Patiëntenparticipatie in de verschillende fasen van richtlijnontwikkeling 46
5.5   Voor de toekomst 52
        Literatuur 53

6   **Richtlijnonderwerpen, prioritering, knelpuntenanalyse en**
      uitgangsvragen 55
      M.M.J. Ploegmakers en Tj. Wiersma
6.1   Inleiding 56
6.2   Benoemen van potentiële richtlijnonderwerpen 56
6.3   Prioriteren van onderwerpen voor richtlijnontwikkeling 57
6.4   Prioriteren van revisies van richtlijnen.. 60
6.5   Prioriteren en samenwerking met andere beroepsgroepen........................... 61
6.6   Knelpuntenanalyse... 61
6.7   Van knelpunten naar uitgangsvragen 64
        Literatuur 65

7   **Projectmanagement**.. 67
      P.J. van der Wees, M. Kamphuis en R.J. Borgonjen
7.1   Inleiding 68
7.2   Management in fasen 68
7.3   Samenstelling van de werkgroep.. 70
7.4   Management van de werkgroep.. 71
7.5   Rollen, taken en verantwoordelijkheden van de werkgroepleden 73
        Literatuur 77

8   **Belangenverstrengeling** 79
      Tj. Wiersma, L. Wigersma en J.J.E. van Everdingen
8.1   Inleiding 80
8.2   De herkomst van belangen... 80
8.3   Soorten belangen... 81
8.4   Omgaan met belangen.. 81
8.5   Voor de toekomst 87
        Website 87

III Deel 3 Ontwikkeling en onderhoud

9 Het werk in de werkgroep.. 91

M.A. Pols, J.A. Vriezen en C.J.G.M. Rosenbrand

9.1 Inleiding 92
9.2 Taakverdeling binnen de werkgroep 92
9.3 Vergaderdiscipline 93
9.4 Digitaal werken 93
9.5 Omgaan met werkgroepleden die hun afspraken niet nakomen.................. 94
9.6 Omgaan met meningsverschillen 95
9.7 Omgaan met zeer recente literatuur.. 97
Literatuur 98

10 Zoeken van informatie 99

H.W.J. Deurenberg, M.E. Wessels en C.J.M. Hielkema

10.1 Inleiding 100
10.2 Belangrijkste bronnen van informatie..................................... 100
10.3 Oriënterende zoekacties 103
10.4 Specifieke zoekacties... 103
10.5 Monitoring van literatuur 108
10.6 Beheer van literatuur... 108
Literatuur 109

11 Beoordelen en graderen van wetenschappelijk bewijs 111

T. Kuijpers, B. Niël-Weise, M. Langendam en R.J.P.M. Scholten

11.1 Inleiding 112
11.2 GRADE-proces.. 113
11.3 Samenvatten van gegevens in 'evidencetabellen'........................... 121
Literatuur 124

12 Het formuleren van aanbevelingen 125

Tj. Wiersma, T. Zuiderent-Jerak, J.J.E. van Everdingen en J.S. Burgers

12.1 Inleiding 126
12.2 Wat geldt als bewijs?.. 126
12.3 Het formuleren van diagnostische aanbevelingen.......................... 128
12.4 Het formuleren van therapeutische aanbevelingen......................... 130
12.5 Aanbevelingen op basis van kwalitatief onderzoek........................ 134
12.6 Overige overwegingen... 135
12.7 De vorm van aanbevelingen.. 136
12.8 Richtlijnen als codificaties van bestaande praktijk........................ 137
Literatuur 138

13   Structuur en opbouw van de tekst 139

Z. Erjavec, H. Vermeulen en J.S. Burgers

13.1   Inleiding 140

13.2   Titel en colofon 141

13.3   Samenstelling van de werkgroep 141

13.4   Samenvatting 141

13.5   Algemene inleiding 143

13.6   Uniformiteit in taal 145

13.7   Klinisch-inhoudelijke hoofdstukken 145

13.8   Organisatie en implementatie 147

13.9   Evaluatie en monitoring 147

13.10   Literatuurlijst 147

        Literatuur 148

14   Commentaarronde en uittesten van een conceptrichtlijn 149

C.T.J. Hulshof, C.J.G.M. Rosenbrand en M.A.H. Fleuren

14.1   Inleiding 150

14.2   Commentaarronde 150

14.3   Uittesten van een conceptrichtlijn 152

        Literatuur 154

15   Autorisatie van richtlijnen 155

W.J.J. Assendelft, T.A. van Barneveld en T. Dunnink

15.1   Inleiding 156

15.2   Wat houdt autorisatie in? 156

15.3   Methoden en voorbeelden van autorisatie 156

15.4   Aandachtspunten bij het vaststellen van een autorisatieprocedure 159

        Literatuur 162

IV   Deel 4 Special interests

16   Gedeelde besluitvorming en richtlijnen 165

T. van der Weijden, D.H.H. Dreesens en H. van de Bovenkamp

16.1   Inleiding 166

16.2   De patiënt centraal 166

16.3   Hoe kunnen richtlijnen bijdragen aan gedeelde besluitvorming? 170

        Literatuur 174

17   Richtlijnontwikkeling en wetenschappelijk onderzoek 175

M.M.J. Wiegerinck, B.W. Mol en H.J. Smid

17.1   Inleiding 176

17.2   Van wetenschappelijk onderzoek naar richtlijnen 176

17.3   Van richtlijnen naar (prioriteiten voor) onderzoek 180

        Literatuur 183

18 **Organisatie van zorg in richtlijnen** 185

M. Langelaan, T.A. van Barneveld en B.P. Geerdes

18.1 Inleiding 186
18.2 Kwaliteitszorg in zorginstellingen en richtlijnen 186
18.3 Organisatie van zorg binnen de richtlijnontwikkeling 187
18.4 Implementatie en organisatie van zorg 190
Literatuur 191

19 **Doelmatigheid in richtlijnen** 193

L. Hakkaart, T.L. Feenstra en E. Buskens

19.1 Inleiding 194
19.2 Begrippen 195
19.3 Doelmatigheid in richtlijnen 197
19.4 Drempelwaarden 198
19.5 Instrument/Operationalisatie 199
19.6 Meer aandacht voor kosteneffectiviteit 200
Literatuur 201

20 **Indicatiestelling als essentieel onderdeel van richtlijnen** 203

J.J. van Croonenborg en W.C. Peul

20.1 Inleiding 204
20.2 Indicatiestelling in het kader van goede en gepaste zorg 204
20.3 Indicatiestelling in het kader van praktijkvariatie 205
20.4 Indicatiestelling in richtlijnen: enkele voorbeelden 207
20.5 Expliciete aandacht voor indicatiestelling in richtlijnen 210
20.6 Belang van kwaliteitsregistratiesystemen 210
Literatuur 210

V **Deel 5 Toepassing van richtlijnen**

21 **Implementatie van richtlijnen** 215

L.M.T. Schouten, M.E.J.L. Hulscher en R.F. Dijkstra

21.1 Inleiding 216
21.2 Barrières 216
21.3 Algemeen model voor implementatie 217
21.4 Implementatiestrategieën 220
21.5 Kan het beter, kan het sneller? 223
Literatuur 224

22 **Omgaan met weerstanden** 225

T. van der Weijden, D. Beaujean en J.A. Swinkels

22.1 Inleiding 226
22.2 Redenen om richtlijn niet op te volgen 227
22.3 De mens is een irrationeel wezen 227

22.4   Weerstanden op allerlei niveaus.   231
        Literatuur   231

23   **ICT-ondersteuning: de volgende stap in de evolutie van richtlijnen**   233
        R. Goud, H. Riper en D. Sent
23.1   Inleiding   234
23.2   Ondersteuning bij de ontwikkeling van richtlijnen   234
23.3   Ondersteuning bij de implementatie van richtlijnen.   237
23.4   Ondersteuning bij de evaluatie van richtlijnen   240
23.5   Toekomstige evolutie van ICT en richtlijnen   241
23.6   Voor de toekomst   242
        Literatuur   243

24   **Richtlijnen en onderwijs**   245
        M.J. Kaljouw, E.J. van der Jagt en P.J. Dörr
24.1   Inleiding   246
24.2   Richtlijnen in onderwijs aan zorgverleners in opleiding   246
24.3   Richtlijnen en interprofessioneel onderwijs   248
24.4   Richtlijnen en nascholing aan zorgverleners.   249
        Literatuur   250

25   **Patiëntenvoorlichting in aansluiting op richtlijnontwikkeling**   251
        J.A. Mulder, A.J.M. Drenthen en A.M.C. Horemans
25.1   Inleiding   252
25.2   Voorlichting in de medische praktijk   252
25.3   Voorlichting in de huisartspraktijk   254
25.4   Ontwikkeling van digitaal voorlichtingsmateriaal op basis van multidisciplinaire
        richtlijnen.   257
25.5   Zeldzame aandoeningen   259
        Literatuur   261

VI   Deel 6 Meten en evalueren

26   **Indicatoren op basis van richtlijnen**   265
        J. Braspenning, M. Bouma en J. Hoenen
26.1   Inleiding   266
26.2   Definitie van indicatoren   266
26.3   Ontwikkelen van indicatorensets.   268
26.4   Gebruik van indicatoren.   274
        Literatuur   274

27   **Visitatie en richtlijnen**   277
        R. van Blommestein, J.A. Fossen, J.W. Hagemeijer en M.J.M.H. Lombarts
27.1   Inleiding   278
27.2   Geschiedenis.   278

27.3   Visitatiemodel.   279

27.4   Richtlijnen als expliciet onderdeel van visitatie.   281

        Literatuur   284

28   **Actueel houden van richtlijnen**.   285

        J.J.A. de Beer, J.J. van Croonenborg en S.M.C. Kersten

28.1   Inleiding   286

28.2   'Levende richtlijnen'.   286

28.3   Wie is verantwoordelijk voor het actueel houden van richtlijnen?   287

28.4   Frequentie van beoordeling van noodzaak voor actualisatie van een richtlijn   287

28.5   Hoe kan worden beoordeeld of een richtlijn moet worden geactualiseerd?.   288

28.6   Proces van actualisatie van een richtlijn   290

28.7   Becommentariëren en autoriseren van geactualiseerde richtlijnen   290

28.8   Publicatie van geactualiseerde richtlijnen   290

28.9   ICT-ondersteuning bij het actueel houden van richtlijnen   291

        Literatuur   292

29   **Evaluatie van de toepassing van richtlijnen**.   293

        J.S. Burgers, M.A.H. Fleuren, M. Lugtenberg en C.T.J. Hulshof

29.1   Inleiding   294

29.2   Begrippenkader.   294

29.3   Methoden van evaluatie   296

29.4   Voorbeelden van evaluatie.   298

        Literatuur   301

Bijlagen

        Register.   305

Voorwoord

In de bouw is een richtlijn de lijn waarlangs grondwerk gegraven of metselwerk opgetrokken wordt en in de meetkunde is het een rechte lijn die op een bepaalde afstand loodrecht door het verlengde van de as van een kegelsnede wordt getrokken. Beide definities suggereren exactheid en gebruikersgerichtheid. Ook het hanteren van de term 'richtlijn' in de klinische zorg roept beelden op van een helder, eenduidig hulpmiddel voor het in de praktijk uitvoeren van zorg. Lezers van dit boek zullen echter merken dat het ontwikkelen van een richtlijn heel wat meer vraagt dan het trekken van een streep in het zand. De richtlijn veronderstelt een neerslag te zijn van de bestaande wetenschappelijke inzichten, wat op zich al geen sinecure is, maar wordt daarnaast geacht ook andere gezichtspunten zoals doelmatigheid en patiëntgerichtheid te incorporeren. Daarmee zijn richtlijnen de focus geworden van een toenemend aantal methodieken waarmee enerzijds bestaande wetenschappelijke kennis systematisch wordt gezocht, gewogen en samengevat in handelingsuitspraken en anderzijds op een systematische wijze belanghebbenden met elkaar in discussie worden gebracht met het oogmerk consensus te bereiken over hoe de gewenste handelingsuitspraken te plaatsen binnen de bestaande wijze van organiseren en bekostigen van de zorg. Dit alles met voldoende waarborg van het perspectief van de uiteindelijke ontvanger van de zorg. De hoofdstukken in dit boek geven de state-of-the-art weer van dergelijke methodieken en weten deze te plaatsen binnen de specifieke situatie van de Nederlandse gezondheidszorg.

In deze nieuwe druk worden de recentste inzichten over richtlijnontwikkeling verwoord en het is duidelijk dat er gaandeweg een accentverschuiving heeft plaatsgevonden naar het anticiperen op gebruik in de praktijk en het inbrengen van bredere overwegingen dan *evidence-based medicine* alleen. Daarmee sluit dit boek naadloos aan op de internationale ontwikkelingen rond richtlijnontwikkeling. Na een lange periode van de opmars van evidence-based medicine en implementatieonderzoek breekt toenemend het inzicht door dat de praktijk van de dagelijkse zorg veel gevarieerder is dan de kennis die via wetenschappelijke trials tot ons komt. Daarmee is het ontsluiten en waarderen van wetenschappelijke kennis niet minder belangrijk geworden maar is er wel meer oog voor de reductie van complexiteit die in veel wetenschappelijk onderzoek plaatsvindt.

Patiëntenpopulaties die gekenmerkt worden door multimorbiditeit en het nastreven van individuele kortetermijndoelen die niet noodzakelijkerwijs overeenkomen met in trials gehanteerde uitkomstmaten, nopen tot bescheidenheid over de universele toepasbaarheid van onderzoeksbevindingen. Methodieken van richtlijnontwikkeling proberen hierop aan te sluiten. De evidence-based benadering staat nog steeds centraal, maar wordt niet gezien als een technische exercitie an sich maar veeleer als onderdeel van een breder sociaal proces van consensusvorming onder experts, professionals en andere betrokkenen. Daarmee is en blijft richtlijnontwikkeling bovenal een systematisch en volgens vooraf opgestelde spelregels uitgevoerd sociaal proces waarbij het proces van minstens zoveel waarde is als het uiteindelijke product. Voor de nabije toekomst vallen de volgende ontwikkelingen te voorspellen:

- Naast het ontsluiten van de internationale wetenschappelijke literatuur zal de komende jaren kennis ontleend aan de lokale praktijk een belangrijke bron van informatie vormen. Empirische gegevens over de zorg in Nederland zoals deze wordt gemeten met een groeiend aantal registraties en indicatoren zal toenemend relevante kennis opleveren.
- Daarnaast zal scherper dan tot nu toe duidelijk worden dat voor bepaalde onderwerpen waarover op voorhand meningsverschillen bestaan een onderhandelmodel tot snellere en betere resultaten kan leiden dan een consensusmodel gebaseerd op evidence. Wanneer belangenverschillen dominant zijn is een richtlijnontwikkelingstraject niet altijd de juiste weg; een scherpe indicatiestelling van te kiezen onderwerpen blijft noodzaak.
- Ten slotte zal de richtlijnontwikkeling in toenemende mate verbindingen krijgen met andere vormen van kwaliteitsborging zoals het gebruik van indicatoren en verbeterprogramma's. Het nieuw opgezette Kwaliteitsinstituut (Zorginstituut Nederland) heeft al een mandaat zowel op het richtlijnen- als op het indicatorterrein, maar ook binnen de beroepsverenigingen en zorginstellingen blijft het zaak dat richtlijnontwikkeling niet op zichzelf staat maar een integraal onderdeel vormt van kwaliteitsbeleid.

Ik wens u veel plezier en inspiratie bij het lezen van de in dit boek gepresenteerde inzichten over richtlijnontwikkeling.

Niek Klazinga
hoogleraar sociale geneeskunde, Universiteit van Amsterdam

Inleiding

In Nederland bestaat een lange traditie op het gebied van klinische richtlijnontwikkeling in de zorg. Dit betekent dat velen zich met richtlijnontwikkeling bezighouden. De overheid en de Inspectie voor de Gezondheidszorg hechten veel waarde aan deze kwaliteitsinstrumenten. Diverse studies hebben echter de matige kwaliteit van richtlijnen aangetoond, alsook de variatie tussen richtlijnen onderling over eenzelfde onderwerp. Dit inzicht heeft er mede toe geleid dat richtlijnmakers, zowel nationaal als internationaal, zich zijn gaan inspannen om samen te werken en uniformiteit na te streven in de wijze waarop richtlijnen tot stand komen en worden gepubliceerd. Dit boek speelt in op een aantal behoeften:

- *De behoefte aan houvast in de patiëntenzorg*
  De zorg is zo complex geworden en het bijhouden van de wetenschappelijke literatuur in de zorg is voor de individuele zorgverlener zo tijdrovend en ingewikkeld geworden, dat steeds meer beroepsgroepen richtlijnen zijn gaan opstellen, soms alleen voor de eigen beroepsgroep en soms samen met andere beroepsgroepen.
- *De behoefte aan eenduidigheid*
  Steeds vaker wordt de individuele zorgverlener geconfronteerd met richtlijnen die door anderen zijn gemaakt en gepubliceerd. In dat geval zal men graag van de eigen beroepsgroep horen wat de mening is over dergelijke richtlijnen. Indien de beroepsgroep over een bepaald onderwerp zelf geen richtlijn heeft, dan kan men de kennis die men in dit boek heeft opgedaan gebruiken om te beoordelen of een richtlijn van elders (nationaal of internationaal) in de eigen situatie toch bruikbaar is.
- *De behoefte aan houvast in onderhandelingen met derden*
  De richtlijnen kunnen ook het uitgangspunt vormen van wat verzekeraars wel of niet vergoeden. Om een goede gesprekspartner te zijn met andere partijen zullen zorgverleners en patiënten graag gebruikmaken van een goed gedocumenteerde en gestructureerde kennisbasis.
- *De behoefte aan transparantie*
  Richtlijnen maken helder waar de beroepsgroep voor staat, hoe zij haar professionele normen en waarden definieert ten behoeve van interne toetsing. Richtlijnen richten zich niet alleen op zorgverleners maar ook op zorggebruikers en beleidsmakers. Zorggebruikers (patiënten/cliënten) willen weten wat zij van de zorg kunnen verwachten en hoe optimale zorg eruitziet. Beleidsmakers zijn geïnteresseerd in richtlijnen om bijvoorbeeld te bepalen welke zorg moet worden verzekerd binnen het basispakket en als hulpmiddel om toezicht te houden op de kwaliteit van de zorg.

Het opstellen van een richtlijn is geen doel op zich maar een middel om de kwaliteit van de zorg te verbeteren door nieuwe, waardevolle inzichten en werkwijzen aan te reiken en in te bouwen in het handelen van zorgverleners. Richtlijnontwikkeling kan een belangrijke bijdrage leveren aan het onderhouden en verspreiden van zorgkennis en maakt deel uit van een breed scala van kwaliteitsbewakende, -bevorderende en -borgende activiteiten, zoals onderwijs, opleiding, nascholing, intercollegiale toetsing, accreditatie en visitatie. Binnen de verschillende sectoren van de zorg is veel en soms elkaar aanvullende ervaring opgedaan. Daarom zijn bij de diverse hoofdstukken steeds meerdere auteurs van verschillende achtergrond betrokken. Op deze manier wordt ervoor gezorgd dat de bespreking van een onderwerp in een hoofdstuk de kennis, kunde en visie van verschillende voor dat onderwerp relevante disciplines en instituten weergeeft.

De titel zegt het al. Het boek wil praktische informatie bieden over richtlijnontwikkeling, waarbij de methode van *evidence-based medicine* en *evidence-based practice* centraal staat. Er wordt dan ook gesproken van *evidence-based* richtlijnontwikkeling. Het boek is niet alleen bedoeld voor instanties en verenigingen die richtlijnen maken of een richtlijnprogramma willen opzetten, maar eigenlijk voor allen die praktisch of in het beleid werkzaam zijn in de gezondheidszorg en die aan richtlijnontwikkeling een belangrijke plaats toekennen in het kwaliteitsdenken.

Het boek bestaat uit zes delen:
- Het eerste deel bevat een aantal algemene hoofdstukken waarin onder meer aandacht wordt besteed aan het doel van richtlijnontwikkeling in relatie tot het kwaliteitsbeleid, de criteria van goede richtlijnen en de status van richtlijnen in het juridische discours.
- Deel 2 bevat een aantal hoofdstukken die de voorbereidingsfase kenmerken en de noodzakelijke randvoorwaarden beschrijven, zoals het vaststellen van het onderwerp, de keuze van de voorzitter en de samenstelling van de werkgroep, de knelpuntenanalyse en het opstellen van uitgangsvragen. Ook de wijze waarop het patientenperspectief kan worden vormgegeven is in deze sectie opgenomen.
- Het opstellen van de richtlijn wordt in het derde deel uiteengezet. Het gaat daarbij onder meer om het selecteren en beoordelen van de literatuur, het formuleren van conclusies en aanbevelingen en het schrijven van de conceptrichtlijntekst. Ook de commentaarronde en de autorisatieprocedure worden in dit gedeelte besproken.
- Deel 4 bevat een aantal hoofdstukken die in de chronologie van het richtlijnontwikkelingsproces niet een vaste plek konden krijgen. Het gaat om zaken als samen beslissen (*shared decision making*), de relatie met wetenschappelijk onderzoek, de organisatie van zorg in richtlijnen, doelmatigheid en de indicatiestelling als essentieel onderdeel van richtlijnen.
- Aandacht voor de implementatie en toepassing van de richtlijn begint al bij de voorbereiding van de richtlijnontwikkeling. Omwille van de systematiek worden deze zaken in het vijfde deel uitgewerkt. Dat geldt ook voor het onderhouden van een richtlijn.
- Ten slotte komt in het laatste deel de evaluatie van richtlijnen aan de orde, waarbij zowel wordt gekeken naar de kwaliteit van de richtlijnen als naar de toepassing van de richtlijnen in de praktijk.

In de inleiding van de eerste druk van dit boek in 2004 schreven wij dat niet alle vragen rond richtlijnontwikkeling in het boek eenduidig en definitief werden beantwoord.

Zo werd bijvoorbeeld geen uitspraak gedaan over welke instantie of vereniging het onderwerp voor richtlijnontwikkeling zou moeten bepalen en wie de voorzitter kiest. De
richtlijngemeenschap heeft niet stilgezeten. Het *Guidelines International Network* (GIN)
bestaat inmiddels ruim tien jaar en heeft een Nederlandse tak die onder de naam GE-
NEVER (GEzamenlijk NEderlands Verbond voor Excellente Richtlijnen) opereert. In
dit samenwerkingsverband worden gemeenschappelijke activiteiten ontplooid.

Daarnaast heeft in 2010 de *Regieraad voor Kwaliteit van Zorg* een aantal deskundigen
uit het veld gevraagd een werkgroep te vormen met als opdracht een advies uit te brengen met daarin te stellen eisen aan de ontwikkeling, het onderhoud en de implementatie van landelijke richtlijnen. Dit advies mondde uit in wat bekend is geworden als
'Richtlijn voor richtlijnen', waarvan in 2012 de laatste versie is verschenen.

Parallel aan deze ontwikkeling zijn er binnen het zogenoemde *Haring-project* (Handleiding en toolkader Richtlijnontwikkeling in de Nederlandse Gezondheidszorg) enkele
instrumenten ontwikkeld ter ondersteuning van het opstellen, herzien, implementeren
en evalueren van richtlijnen. Vele richtlijnmakers, onder wie ook auteurs van dit boek,
hebben hieraan meegewerkt. De Haring-tools zijn gebruikt bij de herziening van dit
boek.

In 2013 werd het Zorginstituut Nederland (voorheen Kwaliteitsinstituut) opgericht, als
opvolger van de Regieraad. Op basis van de 'Richtlijn voor richtlijnen' heeft het instituut een toetsingskader opgesteld ten behoeve van het inschrijven van richtlijnen in een
landelijk register dat wettelijk is verankerd. Al die activiteiten hebben ertoe geleid dat
de richtlijnontwikkeling een enigszins gecodificeerd en geformaliseerd proces is geworden, waarbij steeds meer partijen over de schouders van de richtlijnmakers meekijken.

Dit boek geeft de stand van zaken over richtlijnontwikkeling weer en is net als de richtlijnen zelf aan voortschrijdend inzicht onderhevig. Nieuwe uitdagingen doemen alweer
op aan de horizon, zoals de ontwikkelingen vanuit *personalised medicine* die ertoe zullen leiden dat de aanbevelingen in richtlijnen steeds fijnmaziger worden gebouwd op
predictieve modellen. Er doemen ook alternatieve modellen voor *evidence-based practice* op zoals de *Rapid Learning Approach of Learning Intelligence Networks*, waarbij
naast de evidence uit klinisch-epidemiologische en zo veel mogelijk gestandaardiseerde
studies ook patiëntgegevens uit de routine van de klinische praktijk richting zullen geven aan het handelen van zorgverleners. We hopen dat dit boek voldoet aan een behoefte en zich in een lange traditie met nieuwe edities mag plaatsen.

De redactie

Redactie en auteurs

Redactie

Dr. J.J.E. van Everdingen, directeur NVDV/Huidfonds, adviseur Zorginstituut Nederland, Utrecht/Amsterdam

Drs. D.H.H. Dreesens, projectleider Agenda Zorginstituut Nederland, promovendus CAPHRI/Universiteit Maastricht, Amsterdam/Maastricht

Dr. J.S. Burgers, huisarts, hoofd afdeling richtlijnontwikkeling en wetenschap Nederlands Huisartsen Genootschap (NHG), Utrecht

Prof. dr. J.A. Swinkels, hoogleraar richtlijnontwikkeling in de gezondheidszorg, Universiteit van Amsterdam, adviseur Trimbos-instituut, psychiater AMC, Amsterdam

Ir. T.A. van Barneveld, directeur Kennisinstituut Medisch Specialisten, Utrecht

Prof. dr. T. van der Weijden, hoogleraar implementatie van richtlijnen in de geneeskunde, CAPHRI/Universiteit Maastricht

Auteurs

Prof. dr. W.J.J. Assendelft, hoogleraar huisartsgeneeskunde, afdeling eerstelijnsgeneeskunde UMC St Radboud, Nijmegen

Ir. T.A. van Barneveld, directeur Kennisinstituut van Medisch Specialisten, Utrecht

D. Beaujean, afdelingshoofd richtlijnontwikkeling en implementatie, PhD-onderzoeker naar effect van voorlichting over de ziekte van Lyme, Landelijke Coördinatie Infectieziektebestrijding (LCI), Rijksinstituut voor Volksgezondheid en Milieu (RIVM), Bilthoven

Dr. Ir. J.J.A. de Beer, senior adviseur CBO, Utrecht

Drs. R. van Blommestein, kno-arts, Ziekenhuisgroep Twente, Almelo, voorzitter adviescommissie kwaliteitsvisitaties Orde van Medisch Specialisten, Utrecht, voorzitter commissie visitatie kwaliteit van zorg van de Nederlandse Vereniging voor Keel-Neus-Oorheelkunde en Heelkunde van het Hoofd-Halsgebied (NVKNO), Utrecht

Drs. M.H.P. Bögels, MBA, directeur Nederlandse Federatie van Kankerpatiëntenorganisaties (NFK), Utrecht

Drs. R.J. Borgonjen, dermatoloog i.o., UMC St Radboud, Nijmegen

Dr. M. Bouma, huisarts, teamleider afdeling richtlijnontwikkeling en wetenschap Nederlands Huisartsen Genootschap (NHG), Utrecht

Dr. H. van de Bovenkamp, universitair docent Instituut Beleid & Management Gezondheidszorg, Erasmus Universiteit, Rotterdam

Dr. J. Braspenning, universitair hoofddocent monitoring en toetsing van kwaliteit van zorg, IQ healthcare, UMC St Radboud, Nijmegen

Dr. J.S. Burgers, huisarts, hoofd afdeling richtlijnontwikkeling en wetenschap Nederlands Huisartsen Genootschap (NHG), Utrecht

Prof. dr. E. Buskens, hoogleraar Medical Technological Assessment, programmadirecteur Healthy Ageing, Universitair Medisch Centrum, Groningen

Drs. J.J. van Croonenborg, senior adviseur Orde van Medisch Specialisten, Utrecht

Drs. H.W.J. Deurenberg, senior informatiespecialist CBO-TNO, Utrecht

Prof. dr. P.J. Dörr, gynaecoloog, Medisch Centrum Haaglanden, Den Haag, en Leids Universitair Medisch Centrum

Drs. J.A.G. Drapers, mdl-arts (np), LLM (master of laws), lid medische directie AMC, Amsterdam

Drs. D.H.H. Dreesens, projectleider Agenda Zorginstituut Nederland, promovendus CAPHRI/Universiteit Maastricht, Amsterdam/Maastricht

Dr. A.J.M. Drenthen, teamleider preventie & patiëntenvoorlichting Nederlands Huisartsen Genootschap (NHG), Utrecht

Dr. R.F. Dijkstra, huisarts, bestuursvoorzitter Nederlands Huisartsen Genootschap (NHG), Utrecht

Drs. T. Dunnink, MZO, projectleider kwaliteitsbevordering, projectleider landelijke implementatie richtlijnen Nederlands Centrum Jeugdgezondheid (NCJ), Utrecht

Drs. Z. Erjavec, internist-hematoloog OZG Delfzicht, Delfzijl, voorzitter Commissie Richtlijnen Nederlandse Internisten Vereniging, Utrecht

Dr. J.J.E. van Everdingen, directeur NVDV/Huidfonds, adviseur Zorginstituut Nederland, Utrecht/Amsterdam

T.L. Feenstra, PhD, gezondheidseconoom, universitair docent HTA afdeling epidemiologie, Universitair Medisch Centrum Groningen (UMCG), senior wetenschappelijk medewerker Centrum voor Voeding, Preventie en Zorg, Rijksinstituut voor Volksgezondheid en Milieu (RIVM), Bilthoven

Dr. M.A.H. Fleuren, senioronderzoeker implementatie, TNO, Leiden

Drs. J.A. Fossen, directeur kwaliteitsbureau Dokteranders, senior adviseur Orde van Medisch Specialisten, Utrecht

Dr. B.P. Geerdes, senior medisch adviseur Achmea, Leiden

Prof. mr. J.K.M. Gevers, emeritus-hoogleraar gezondheidsrecht, AMC/Universiteit van Amsterdam

Dr. R. Goud, MSc, strategy consultant Gupta Strategists, Ophemert

J.W. Hagemeijer, senior adviseur Kennisinstituut van Medisch Specialisten, Utrecht

Dr. L. Hakkaart, associate professor economic evaluations in health care, Institute of Health Policy and Management (iBMG), Institute for Medical Technology Assessment (iMTA)

C.J.M. Hielkema, BA, medisch informatiespecialist, afdeling richtlijnontwikkeling en wetenschap Nederlands Huisartsen Genootschap (NHG), Utrecht

J. Hoenen, beleidsadviseur kwaliteit & innovatie, Achmea Divisie Zorg & Gezondheid

Drs. C.E. Hoogstraten, projectleider kwaliteit van zorg Nederlandse Federatie van Kankerpatiëntenorganisaties (NFK), Utrecht

Dr. A.M.C. Horemans, hoofd kwaliteit van zorg Spierziekten Nederland, Baarn

Prof. dr. M.E.J.L. Hulscher, hoogleraar kwaliteit van zorg voor infectie- en ontstekingsziekten, afdeling IQ healthcare, Universitair Medisch Centrum St Radboud, Nijmegen

Prof. dr. C.T.J. Hulshof, bijzonder hoogleraar arbeids- en bedrijfsgeneeskunde, AMC, Amsterdam, coördinator richtlijnen Nederlandse Vereniging voor Arbeids- en Bedrijfsgeneeskunde (NVAB)

Drs. E.J. van der Jagt, andragoloog, senior wetenschappelijk medewerker en teamleider afdeling scholing Nederlands Huisartsen Genootschap (NHG), Utrecht, coördinator kaderopleiding supervisie & coaching huisartsopleiding Universiteit Utrecht

Dr. M.J. Kaljouw, directeur St. Antonius Academie (St. Antonius Ziekenhuis Nieuwegein, Utrecht), voorzitter commissie Innovatie Zorgberoepen en Opleidingen (CVZ), Amsterdam

Dr. M. Kamphuis, jeugdarts KNMG (St JGZ ZHW), senior onderzoeker en coördinator richtlijnen TNO, Leiden

Drs. S.M.C. Kersten, sectormanager kennis en kwaliteit Integraal Kankercentrum Nederland (IKNL), Utrecht

Dr. L.C.M. Kremer, kinderarts, hoofd onderzoek en richtlijnexpert, afdeling kinderoncologie Emma Kinderziekenhuis/AMC, Amsterdam

Dr. T. Kuijpers, wetenschappelijk medewerker afdeling richtlijnontwikkeling en wetenschap Nederlands Huisartsen Genootschap (NHG), Utrecht

Dr. M. Langelaan, onderzoeker kwaliteit en organisatie van de zorg, NIVEL, Utrecht

Dr. M. Langendam, senior epidemioloog, Dutch Cochrane Centre, AMC, Amsterdam

Dr. M.J.M.H. Lombarts, principal investigator, Onderzoeksgroep Professional Performance, Center of Evidence-Based Education, AMC, Amsterdam

Dr. M. Lugtenberg, wetenschappelijk onderzoeker, afdeling IQ healthcare, UMC St Radboud, Nijmegen

Prof. dr. B.W. Mol, hoogleraar gynaecologie en verloskunde en klinische epidemiologie, AMC, Amsterdam, voorzitter commissie richtlijnen van de Raad Kwaliteit

Drs. J.A. Mulder, beleidsmedewerker Nederlandse Patiënten Consumenten Federatie (NPCF), Utrecht

Drs. B. Niël-Weise, arts-microbioloog (np), senior adviseur Kennisinstituut van Medisch Specialisten, Utrecht

Prof. dr. W.C. Peul, neurochirurg-afdelingshoofd en epidemioloog, LUMC & MCH, Leiden-Den Haag

M.M.J. Ploegmakers, MSc, adviseur Orde van Medisch Specialisten, Utrecht

Dr. M.A. Pols, senior adviseur Kennisinstituut van Medisch Specialisten, Utrecht

Prof. dr. H. Riper, hoogleraar eMental-health, Leuphana University Germany, universitair hoofddocent Vrije Universiteit Amsterdam (associated professor), afdeling klinische psychologie, senior onderzoeker GGZinGeest, Amsterdam

Drs. C.J.G.M. Rosenbrand, senior adviseur afdeling richtlijnontwikkeling, CBO, Utrecht

Prof. dr. R.J.P.M. Scholten, hoogleraar klinische epidemiologie, arts en klinisch epidemioloog, Dutch Cochrane Centre en afdeling klinische epidemiologie, biostatistiek en bio-informatica, AMC/Universiteit van Amsterdam

Dr. L.M.T. Schouten, senior adviseur en lid MT CBO, Utrecht

Dr. D. Sent, assistant professor afdeling klinische informatiekunde, AMC/Universiteit van Amsterdam

Drs. H.J. Smid, directeur ZonMW, Den Haag

Prof. dr. J.A. Swinkels, hoogleraar richtlijnontwikkeling in de gezondheidszorg, Universiteit van Amsterdam, adviseur Trimbos-instituut, psychiater AMC, Amsterdam

Drs. M.K. Tuut, MSc, epidemioloog, PROVA, Varsseveld

Drs. H. van Veenendaal, adviseur en lid MT CBO, Utrecht

Dr. H. Vermeulen, onderzoeker afdeling kwaliteit- en procesinnovatie AMC, Amsterdam, voorzitter commissie legitimering richtlijnen V&VN, senior onderzoeker ASHP/AMC/Universiteit van Amsterdam

Mr. drs. M.M. Versluijs, senior beleidsmedewerker Patiëntenfederatie NPCF, Utrecht

Dr. J.A. Vriezen, teamleider afdeling richtlijnontwikkeling en wetenschap Nederlands Huisartsen Genootschap (NHG), Utrecht

Dr. P.J. van der Wees, fysiotherapeut en senior onderzoeker, afdeling IQ healthcare, UMC St Radboud, Nijmegen

Prof. dr. T. van der Weijden, hoogleraar implementatie van richtlijnen in de geneeskunde, CAPHRI/Universiteit Maastricht

Drs. M.E. Wessels, medisch informatiespecialist Kennisinstituut van Medisch Specialisten, Utrecht

Drs. M.M.J. Wiegerinck, arts-onderzoeker richtlijnontwikkeling in de verloskunde, arts-assistent in opleiding tot gynaecoloog, AMC, Amsterdam

Dr. Tj. Wiersma, huisarts en filosoof, senior wetenschappelijk medewerker Nederlands Huisartsen Genootschap (NHG), Utrecht

Dr. L. Wigersma, arts, algemeen directeur KNMG

Dr. T. Zuiderent-Jerak, universitair hoofddocent wetenschaps- en techniekonderzoek, instituut Beleid & Management Gezondheidszorg, Erasmus Universiteit Rotterdam

Deel 1 Doel, historie, criteria en de juridische status van richtlijnen

Hoofdstuk 1   Doel van richtlijnontwikkeling – 3
J.A. Swinkels, H. Vermeulen en T. Dunnink

Hoofdstuk 2   Historisch perspectief van richtlijnontwikkeling in Nederland – 11
D.H.H. Dreesens, J.J.E. van Everdingen en S.M.C. Kersten

Hoofdstuk 3   Criteria voor goede richtlijnen – 19
L.C.M. Kremer, J.S. Burgers en M.K. Tuut

Hoofdstuk 4   Juridische aspecten van richtlijnen – 25
J.A. Swinkels, J.A.G. Drapers, J.K.M. Gevers en J.J.E. van Everdingen

Richtlijnen maken voor (para)medisch handelen is van alle tijden, maar heeft de laatste decennia een grote vlucht genomen. Zowel qua aantal als qua methodiek en gebruik. Van consensus-based naar evidence-based, van mono- naar multidisciplinair, van alleen zorginhoud naar ook zorginkoop en patiëntperspectief. Van dikke boeken naar elektronische beslissystemen, van alleen voor medici en paramedici naar publieke bemoeienis en van een nationale zaak naar een internationale samenwerking. In het eerste hoofdstuk wordt deze historische ontwikkeling beschreven. Richtlijnen zijn 'hot'. Maar wat willen we met die richtlijnen en zijn die wel nodig?

Richtlijnen zijn nodig omdat de zorg complexer is geworden en het bijhouden van de wetenschappelijke literatuur te tijdrovend en te ingewikkeld is geworden voor de individuele zorgverlener. We willen graag zinnige en zuinige zorg leveren. Zorg waarvan tijdens onderzoek de effectiviteit is vastgesteld, hoeft in de dagelijkse praktijk lang niet voor iedereen werkzaam te zijn en kan dus in de praktijk minder effectief blijken. Zorg moet dus in ieder geval effectief zijn en blijven en veilig zijn, maar ook uitvoerbaar (er moet geen contra-indicatie zijn), aanvaardbaar (men moet het willen) en toepasbaar zijn of vol te houden. Al deze aspecten behoren in richtlijnen terug te komen en zijn randvoorwaarden om tot zuinige of doelmatige zorg te komen. Richtlijnen zijn een belangrijk onderdeel van het kwaliteitsbeleid rondom de diagnostiek en behandelingen van ziekten, maar er is zeker meer nodig, zoals een passende zorgverlening en zorgorganisatie, een goede basisopleiding en levenslang bij- en nascholing. Gegevensregistratie c.q. meten is nodig om te weten en te toetsen of men heeft behaald wat de bedoeling was in concrete getallen (indicatoren) om te komen tot een permanent verbeteringsproces. Wie ophoudt met verbeteren, houdt snel op met goed zijn. Ook zaken als visitatie, een helder jaarverslag, certificatie en accreditatie kunnen bijdragen aan goede kwalitatief passende zorg. Ten slotte hebben mensen feedback en uiteindelijk controle nodig om te zien of men zich heeft gehouden aan afspraken. Er is ook nog tuchtrecht, dat door middel van een feed-forwardeffect aanstuurt tot het leveren van kwalitatief goede zorg.

Aan richtlijnen zelf en hun wordingsproces dienen ook criteria gesteld ('richtlijnen voor richtlijnen') en vastgesteld (via AGREE II) te worden. Dus richtlijnen voor richtlijnen en een toetsingskader om de kwaliteit van richtlijnen zelf te ontwikkelen en te onderhouden zijn nodig om uniformiteit en rechtvaardigheid te waarborgen.

Richtlijnontwikkeling is vanuit allerlei gezichtspunten zo belangrijk geworden dat een zekere codificering nodig is. Vandaar dat de juridische aspecten en consequenties van richtlijnen in het laatste hoofdstuk van dit deel uitgebreid aan de orde komen. Hoe moeten richtlijnen goed ontwikkeld worden en wat is hun juridische betekenis als ze zijn vastgesteld, en wat zijn de juridische consequenties als men eenmaal aan zo'n 'eeuwig' traject begint?

J.A. Swinkels

Doel van richtlijnontwikkeling

J.A. Swinkels, H. Vermeulen en T. Dunnink

Kernboodschappen
- Een richtlijn is een document met aanbevelingen, gericht op het verbeteren van de kwaliteit van zorg, berustend op systematische samenvattingen van wetenschappelijk onderzoek en afwegingen van de voor- en nadelen van de verschillende zorgopties, aangevuld met expertise en ervaringen van zorgprofessionals en zorggebruikers.
- Richtlijnen worden door en voor erkende beroepsgroepen in de gezondheidszorg ontwikkeld, waarmee hun toepassing geen vrijblijvende zaak is.
- Richtlijnen zijn een essentieel onderdeel van een professioneel kwaliteitssysteem, zowel op het niveau van de landelijke beroepsorganisatie als op lokaal niveau binnen een zorginstelling. Het zijn middelen om de kwaliteit van zorg te bewaken en te verbeteren, idealiter tot op het niveau van uitkomsten van zorggebruikers, die gebaseerd zijn op de kernaanbevelingen in een richtlijn.
- Onderdelen van een dergelijk kwaliteitssysteem zijn opleiding, bij- en nascholing, gegevensregistratie, toetsing en verbetering en borging, visitatie, tuchtrecht, kwaliteitsjaarverslag, (her)registratie en accreditatie.
- Richtlijnen vormen bovendien de schakel met het kwaliteitsbeleid van de instelling en zijn de basis van lokale protocollen. Zij moeten immers de basis zijn van de zorgprocessen en zorgstructuur die binnen een institutioneel kwaliteitssysteem worden beschreven.

1.1   Inleiding

Binnen het kwaliteitsdenken in de gezondheidszorg nemen landelijke richtlijnen een belangrijke plaats in. Richtlijnen zijn een instrument om de kwaliteit van het professioneel handelen en daarmee van de zorg te bewaken en te verbeteren. Richtlijnen geven aanbevelingen welke handelingen in welke volgorde en onder welke omstandigheden verricht dienen te worden, of als een harde uitspraak niet mogelijk is, welke de voorkeur hebben. In toenemende mate wordt in richtlijnen aandacht besteed aan de toepasbaarheid en implementatie van de geformuleerde aanbevelingen in de dagelijkse praktijk. Omdat richtlijnen voor en door beroepsgroepen worden ontwikkeld en vastgesteld en daarmee de professionele standaard invullen, is de toepassing van richtlijnen geen vrijblijvende zaak.

Landelijke richtlijnen geven niet alleen inhoudelijke sturing aan het professioneel handelen maar ook aan (post)initieel onderwijs, visitaties, kwaliteitssystemen, registraties, lokale protocollen en initiatieven. De richtlijnen en protocollen worden tevens gebruikt om patiënten te informeren over de voorgenomen behandeling. In landelijke netwerken of werkgroepen kunnen richtlijnen aan de basis van de samenwerking (in de keten) liggen.

In dit hoofdstuk gaan we eerst in op de definitie en het doel van landelijke richtlijnontwikkeling. Vervolgens werken we het begrip kwaliteitsbeleid uit waarbinnen richtlijnen worden ingezet als instrument voor het verbeteren van de kwaliteit van zorg.

1.2   Wat zijn richtlijnen?

De werkgroep 'Richtlijn voor richtlijnen' van de Regieraad Kwaliteit van Zorg heeft in 2012 de volgende definitie van richtlijnen opgesteld:

» Een richtlijn is een document met aanbevelingen, gericht op het verbeteren van de kwaliteit van zorg, berustend op systematische samenvattingen van wetenschappelijk onderzoek en afwegingen van de voor- en nadelen van de verschillende zorgopties, aangevuld met expertise en ervaringen van zorgprofessionals en zorggebruikers (Werkgroep Richtlijn voor richtlijnen, Regieraad Kwaliteit van Zorg, 2012). **«**

De kwaliteit van zorg, het verschil tussen wat zorgprofessionals en zorggebruikers beogen in afgesproken normen en wat men behaalt, kan worden vastgesteld door de mate van doeltreffendheid (zinnig) en doelmatigheid (zuinig). De zorg is doeltreffender naarmate deze werkzamer, veiliger, beter uitvoerbaar, meer aanvaardbaar en beter toepasbaar is. De doeltreffendheid van deze factoren is het product en niet de som omdat elke factor een noodzakelijke maar onvoldoende voorwaarde vormt voor doeltreffendheid van de zorg. Doeltreffendheid is een belangrijke basis voor doelmatige zorg. Het Institute of Medicine heeft hierbij om de kwaliteit van de gezondheidszorgsysteem in de 21ste eeuw te verbeteren gekozen voor: effectiviteit, veiligheid, patiëntgerichtheid, doelmatigheid, tijdigheid en gelijkheid (Institute of Medicine, 2001).

Onder zorgprofessionals worden verstaan artsen, apothekers, fysiotherapeuten, gezondheidszorgpsychologen, psychotherapeuten, tandartsen, verloskundigen, verpleeg-

kundigen en overige professionele zorgverleners en zorgmedewerkers. Onder zorggebruikers worden patiënten, familie van patiënten, en mantelzorgers verstaan. De eerder
beschreven definitie is mede gebaseerd op de definitie van richtlijnen, opgesteld door het
Institute of Medicine in de Verenigde Staten (Institute of Medicine, 2011).

1.2.1　Richtlijnen versus protocollen, standpunten, standaarden, enz.

Richtlijnen worden onderscheiden van protocollen. In protocollen wordt specifiek aangegeven *hoe* in de lokale dagelijkse praktijk gehandeld dient te worden, terwijl richtlijnen op
landelijk niveau het *wat* aangeven op basis van systematisch wetenschappelijk onderzoek.
Richtlijnen worden vaak als basis gebruikt voor protocollen waarin adaptaties naar de
lokale situatie worden gemaakt. Ook kan er onderscheid worden gemaakt tussen standpunten, standaarden en richtlijnen. Een standpunt is een voorlopig advies hoe te handelen
in situaties waar nog onvoldoende geaggregeerde wetenschappelijke kennis beschikbaar
is. Veelal gaat het hier om actuele ontwikkelingen in het vakgebied die van zodanig belang
zijn dat een (voorlopige) stellingname van de beroepsgroep gewenst is. Een standaard is
in het dagelijks taalgebruik de minimaal te bereiken norm, waar niet van afgeweken mag
worden. De NHG-standaarden voor huisartsen zijn echter geen standaarden maar richtlijnen. Voor de juridische aspecten van het begrip 'standaard' wordt verwezen naar ▶ H. 4.

1.2.2　Richtlijnen versus professionele standaarden en
　　　　kwaliteitsstandaarden

Als onderdeel van de Zorgverzekeringswet (Zvw) is overigens de term 'professionele standaard' geïntroduceerd voor alles wat onder landelijke richtlijnen, zorgstandaarden, indicatoren, normen en zelfs organisatiebeschrijvingen valt. Dit begrip heeft echter in de
jurisprudentie een uitgekristalliseerde betekenis en kan in het veld verwarring geven. Het
Zorginstituut Nederland heeft er daarom voor gekozen als koepelbegrip de term 'kwaliteitsstandaard' te gebruiken.

1.3　Waarom zijn richtlijnen nodig?

Het primaire doel van richtlijnontwikkeling is het niveau van de zorg op peil te houden,
maar ook landelijk te uniformeren en waar mogelijk te verbeteren door deze doeltreffender
en doelmatiger te maken. Onder doeltreffende zorg verstaan we effectieve, veilige en pati-
entgerichte zorg die voor behandelaar en patiënt aanvaardbaar, toepasbaar en uitvoerbaar
is. Doelmatige zorg is kosteneffectieve zorg, waarbij tevens rekening wordt gehouden met
de betaalbaarheid op nationaal niveau. Richtlijnen helpen professionals en zorggebruikers
om in de dagelijkse praktijk keuzes te maken over passende zorg in specifieke situaties.
　Er zijn nog meer redenen waarom richtlijnen nuttig of nodig zijn. Richtlijnen voorzien
zorgprofessionals op een overzichtelijke wijze van actuele kennis over zorginhoudelijke

onderwerpen op basis van wetenschappelijke ontwikkelingen. Zo wordt de toenemende hoeveelheid beschikbare wetenschappelijke kennis voor de individuele professionals toegankelijk en behapbaar gemaakt. Voorts helpen richtlijnen om de regie over zorgprocessen met betrekking tot een specifieke doelgroep te verkrijgen, waardoor deze processen beter planbaar worden. Het doel is een rationalisatie van het zorgproces met aandacht voor alle hierboven genoemde kwaliteitsaspecten. De gehele zorgketen van preventie, diagnostiek, behandelplan, behandeling, nazorg en evaluatie wordt hiermee gedekt. Hierbij gaat het om wat, wanneer, waarom, hoe, door wie, met wie, met welke uitkomst en tegen welke kosten zorg wordt geleverd. Bovendien is richtlijnontwikkeling nuttig voor de transparantie van zorg en kunnen professionals op basis daarvan hun verantwoordelijkheid nemen en verantwoording afleggen over hun handelen.

1.4   Kwaliteitsbeleid

De Kwaliteitswet zorginstellingen (Casparie, 2001) verplicht zorgorganisaties om verantwoorde zorg te leveren. De term 'kwaliteitssysteem' is sedert de eerste jaarlijkse Landelijke Kwaliteitsconferentie in Leidschendam in 1989 ook in de gezondheidszorg bekend. In een kwaliteitssysteem worden de voorwaarden beschreven om goede kwaliteitszorg te kunnen leveren. Centraal staat daarbij de toedeling van bevoegdheden en verantwoordelijkheden aan zorgprofessionals, het beschrijven van handelingen en processen, het indien nodig verbeteren daarvan en vervolgens monitoren en borgen in de dagelijkse praktijk. Bij een kwaliteitssysteem gaat het om een samenhangend en dekkend systeem van de verschillende kwaliteitsinstrumenten die binnen de beroepsgroep worden toegepast (◘ tabel 1.1).

Richtlijnen zijn een essentieel onderdeel van een professioneel kwaliteitssysteem. Dit betreft het geheel van activiteiten dat door de beroepsgroep zelf en door richtlijnontwikkelaars wordt ontplooid om de kwaliteit van zorg te verbeteren en te monitoren. Hiertoe dienen bij het opstellen van richtlijnen verschillende soorten indicatoren te worden ontwikkeld, gebaseerd op de kernaanbevelingen in een richtlijn. Dit maakt het meten van de naleving van de richtlijnen door professionals mogelijk en biedt handvatten om redenen van afwijken van richtlijnen te bespreken en te onderzoeken en vervolgens kwaliteitverbetertrajecten op te starten of de richtlijnen aan te passen aan nieuwe inzichten. Tevens leveren deze metingen managementinformatie op voor leidinggevenden om op kwaliteit van zorg, op voornoemde zes dimensies, te sturen en te verbeteren. Hieronder volgt een beschrijving van het kwaliteitssysteem voor beroepsgroepen, het kwaliteitsbeleid en kwaliteitssysteem vanuit het perspectief van richtlijnen.

1.4.1   Basisopleiding, bij- en nascholing

Het is van belang om zowel binnen de basis- en vervolgopleiding als bij- en nascholing aandacht te besteden aan landelijke richtlijnen. Voor bij- en nascholing kan men bij het toekennen van accreditatiepunten het criterium hanteren dat de inhoud van het programma niet strijdig is met de richtlijnen. Dit is noodzakelijk voor een brede verspreiding

◘ Tabel 1.1	Kwaliteitssysteem beroepsbeoefenaren
Voorwaarden	opleiding en nascholing
	richtlijnen en protocollen
	gegevensregistratie
Toetsing	toetsing en verbetering
	visitatie van praktijken
	tuchtrecht
	visitatieverslag maatschap en individuele specialisten
Verantwoording	jaarverslag
	(her)registratie
	accreditatie/certificatie van praktijken/instellingen

van de inhoud van die richtlijnen om daarmee de naleving te bevorderen alsook de uniformiteit van zorg te vergroten. Dit betekent dat binnen de diverse vormen van onderwijs ruimte moet worden geschapen voor richtlijnen. Tevens dienen beroepsorganisaties zelf ook richtlijnen een plaats te geven binnen de vervolgopleiding en de bij- en nascholing. In ▶ H. 24 wordt nader ingegaan op de relatie tussen richtlijnen en onderwijs.

1.4.2 Gegevensregistratie

Binnen een kwaliteitssysteem dient door zorgorganisaties aandacht te worden besteed aan de borging van het gebruik van landelijke richtlijnen. Dit kan door middel van registraties, visitatie en intercollegiale toetsing op basis van kwaliteitsindicatoren afgeleid van landelijke richtlijnen, alsook van de daarop gebaseerde kwaliteitverbeteracties. Het verzamelen van gegevens over de zorgverlening is noodzakelijk om te kunnen vaststellen of de kwaliteit van die geleverde zorg aan de eisen voldoet en conform de landelijke richtlijnen is. Om dit te mogelijk te maken zouden zorgorganisaties registraties op basis van indicatoren uit landelijke richtlijnen moeten opzetten om naleving en effecten op de kwaliteit van zorg, op voornoemde kwaliteitsaspecten, te kunnen vaststellen. In de praktijk blijkt dat door het ontbreken van dergelijke systemen de bewaking van kwaliteitszorg vaak wordt belemmerd.

Het monitoren in hoeverre professionals de richtlijn naleven en het in kaart brengen van de effecten op de uitkomstindicatoren zijn van groot belang. Daarmee is na te gaan in hoeverre het handelen volgens de richtlijn ook het beoogde effect op de gezondheidstoestand van de zorggebruiker heeft gehad. De richtlijnaanbevelingen zouden gescoord kunnen worden op 'nooit, soms, vaak of altijd doen' om globaal een idee te krijgen of men meer of minder volgens richtlijnen werkt. Uit de verkregen registratiegegevens kan worden vastgesteld of de desbetreffende richtlijn al dan niet moet worden bijgesteld (zie

▶ H. 28), of kan blijken dat extra aandacht voor implementatie noodzakelijk is. Het is aan de richtlijnontwikkelaar om uit de geformuleerde aanbevelingen indicatoren te destilleren (zie ▶ H. 26).

1.4.3 Toetsing en continue verbetering

Registraties van indicatorgegevens worden niet alleen gebruikt voor het meten en borgen van de huidige kwaliteit van zorg, maar ook voor het invoeren van verbeteringen met als doel de kwaliteit van zorg in de toekomst te verhogen. Richtlijnen en indicatoren worden dan gebruikt om de kwaliteitskringloop voor continue verbetering op gang te brengen. Het bekendste voorbeeld van een dergelijke kringloop is de Deming-cyclus. Deze bestaat uit vier stappen: plan, do, study en act en wordt ook wel de PDSA-cyclus of kwaliteitscyclus genoemd (zie ook ▶ H. 21). Richtlijnontwikkeling past in de fase plannen (PLAN), het uitvoeren van de aanbevelingen uit de richtlijn in de DO-fase. De toepassing van indicatoren om vast te stellen hoe het staat met de naleving van de richtlijnen behoort tot de fase van controleren (STUDY) van de kringloop. Afhankelijk van het resultaat daarvan kan het plan dan wel het zorgproces worden bijgesteld (ACT). In deel 5 wordt nader ingegaan op de evaluatie van de toepassing van richtlijnen in de praktijk.

1.4.4 Visitatie

Visitatie is opgezet als een onderlinge kwaliteitsbeoordeling door beroepsgenoten. Uit een evaluatie van visitatieprocedures bij een aantal medische specialismen bleek echter dat vooral de wijze van praktijkvoering wordt beoordeeld, naast het voldoen aan vereisten van bij- en nascholing (Lombarts, 2003). Goede praktijkvoering is een belangrijke voorwaarde om goede kwaliteit van zorg te leveren conform de landelijke richtlijnen. Om de adherentie aan richtlijnen goed te kunnen nagaan is echter ook registratie op basis van indicatoren vereist. Deze aanpak impliceert dat uit richtlijnen indicatoren moeten worden ontwikkeld en dat deze binnen ieder ziekenhuis vervolgens ook worden geregistreerd. In ▶ H. 27 wordt nader ingegaan op de rol van visitatie.

1.4.5 Jaarverslag

Een middel om extern verantwoording af te leggen over het gevoerde kwaliteitsbeleid, het ingevoerde kwaliteitssysteem en de mate van kwaliteit van de geleverde zorg is het kwaliteitsjaarverslag. Sedert het van kracht worden van de Kwaliteitswet zorginstellingen (Kwzi) zijn alle instellingen verplicht een kwaliteitsjaarverslag uit te brengen. Het jaarverslag dient de schriftelijke weergave te zijn van de structuur-, proces- en uitkomstindicatoren zoals ze ook aan het visitatieteam worden gepresenteerd, om op die wijze op dit onderdeel externe verantwoording over de kwaliteit van de geleverde zorg af te leggen.

Daarmee kan het, naast een middel om extern verantwoording af te leggen, ook gezien worden als een intern instrument voor continue kwaliteitsverbetering.

1.4.6 Certificatie en accreditatie

Een certificaat is een keurmerk, afgegeven door een externe, onafhankelijke certificerende instelling, die daartoe door de Raad van Accreditatie bevoegd is verklaard. Certificatie richt zich voornamelijk op zorginstellingen of afdelingen daarvan, maar kan ook betrekking hebben op samenwerkingsverbanden van beroepsbeoefenaren, en kan gezien worden als een manier van externe verantwoording. Met het keurmerk wordt aangegeven dat de kwaliteit van de geleverde zorg op een aanvaardbaar niveau is en dat er sprake is van een goed functionerend kwaliteitssysteem. Certificatie is te vergelijken met accreditatie van bijvoorbeeld het Nederlands Instituut voor Accreditatie in de Zorg (NIAZ) of Joint Commission International (JCI). In beide gevallen is er sprake van externe toetsing, bij accreditatie gebeurt dat door (inter)nationale vakgenoten. Ook bij certificatie kan worden nagegaan of landelijke richtlijnen worden opgevolgd.

1.5 Tuchtrecht

De tuchtrechtspraak is een van de oudste instrumenten om binnen de medische beroepsgroep een zeker niveau van kwaliteit van zorg te handhaven. Bij de beoordeling door het tuchtcollege werd gebruikgemaakt van de impliciete norm 'wat onder beroepsgenoten gebruikelijk is'. Met de komst van landelijke richtlijnen kwam een explicietere norm beschikbaar, als onderdeel van de 'professionele standaard'. Een richtlijn geeft echter zelden een absolute opdracht hoe er gehandeld moet worden; er is meestal ruimte voor individuele variatie, mits de afwijking gemotiveerd en gedocumenteerd is. Tegelijkertijd kan de richtlijn een steun zijn voor de professional als deze de richtlijn wel heeft gevolgd en toch in een tuchtzaak wordt aangeklaagd. Hoewel richtlijnen binnen de tuchtrechtspraak een steeds belangrijker rol spelen, blijkt uit de jurisprudentie dat bij de uitspraken geen 'misbruik' wordt gemaakt van deze richtlijnen. In ► H. 4 wordt uitgebreid ingegaan op de juridische aspecten van richtlijnen.

Literatuur

Casparie AF, Legemaate J, et al. Evaluatie Kwaliteitswet Zorginstellingen. Den Haag: ZonMW, 2001.
Institute of Medicine. Crossing the quality Chasm, a new health system for the 21st century. Washington, DC: The National Academic Press, 2001, p. 4164.
Institute of Medicine. Clinical Practise Guidelines we can trust, consensus rapport. Washington, DC: Institute of Medicine, 2011.
Lombarts K. Visitatie of medical specialists. Studies on its nature, scope and impact. Proefschrift. Amsterdam: Universiteit van Amsterdam, 2003.
Werkgroep Richtlijn voor richtlijnen. Richtlijn voor richtlijnen. 3e editie. Den Haag: Regieraad Kwaliteit van Zorg, 2012.

Historisch perspectief van richtlijnontwikkeling in Nederland

D.H.H. Dreesens, J.J.E. van Everdingen en S.M.C. Kersten

Kernboodschappen

- In Nederland startte het CBO in 1982 als eerste organisatie met landelijke richtlijnontwikkeling (consensusstatements). In 1989 volgde het Nederlands Huisartsen Genootschap (NHG) met de ontwikkeling van de NHG-standaarden. Inmiddels beschikt elke beroepsgroep over eigen richtlijnen.
- Er bestaan vele soorten richtlijnen: monodisciplinaire, multidisciplinaire, netwerkrichtlijnen, zorgstandaarden enz. De gemene deler is dat zij alle beschrijven wat goede zorg is.
- De ontwikkeling (en het onderhoud) van richtlijnen is continu aan verandering onderhevig; een modulaire aanpak van richtlijnen is de nieuwste ontwikkeling.
- Nederland neemt internationaal een bijzondere positie in door betrokkenheid bij het Guidelines International Network.

2.1   Inleiding

In 2012 was het dertig jaar geleden dat de eerste richtlijn in de Nederlandse gezondheids-zorg het levenslicht zag. Het onderwerp van deze richtlijn was het bloedtransfusiebeleid, waarvoor landelijke criteria waren geformuleerd op basis van consensus (Van Everdingen, 1988). Richtlijnen hebben sindsdien een grote ontwikkeling doorgemaakt. Het aantal ge-publiceerde richtlijnen is in de loop der jaren sterk toegenomen en de methodiek is op vele fronten geëvolueerd; van consensus-based naar evidence-based, van lokale naar lande-lijke richtlijnen, van monodisciplinair naar multidisciplinair en van de NOVO-richtlijn-ontwikkeling naar partiële (modulaire) herzieningen. Waar in het begin vooral medisch specialisten en huisartsen richtlijnen ontwikkelden, is er momenteel geen beroepsgroep in de (gezondheids)zorg die geen richtlijnen vervaardigt. De richtlijnen zelf, methodiek, inhoud, vorm en het gebruik ervan is en zal aan verandering onderhevig blijven. Ook de definitie van richtlijnen is regelmatig aangepast.

In dit boek hanteren we de definitie die momenteel gangbaar is:

» Een richtlijn is een document met aanbevelingen, gericht op het verbeteren van de kwali-teit van zorg, berustend op systematische samenvattingen van wetenschappelijk onderzoek en afwegingen van de voor- en nadelen van de verschillende zorgopties, aangevuld met expertise en ervaringen van zorgprofessionals en zorggebruikers (Werkgroep Richtlijn voor richtlijnen, Regieraad Kwaliteit van Zorg, 2012). **«**

2.2   Van Assyriërs tot nu

Reeds tweeduizend jaar voor Christus schreven Assyrische, Babylonische en Egyptische artsen hun empirisch ontwikkelde behandelingen op kleitabletten. De Grieken en Romei-nen deden later hetzelfde. De eed van Hippocrates is het bekendste voorbeeld. Vanaf de zeventiende eeuw beschreven vooraanstaande medici als Boerhaave en Van Swieten hun ervaringen over praktijkvoering in boeken en monografieën die de gilden van geneeshe-ren als maatgevend beschouwden. Later hadden hoogleraren hun eigen leerboeken en aanhangers die hen trouw volgden. Bekende voorbeelden zijn Kloosterman (gynaecolo-gie) en Gorter (kindergeneeskunde).

Vanaf de twintigste eeuw brachten wetenschappelijke verenigingen en (semi-)over-heidsorganen steeds vaker rapporten en adviezen uit waarin stond hoe de arts in bepaalde situaties moest handelen. Deze kan men voorlopers van de huidige richtlijnen noemen. Pas in de jaren zeventig van de vorige eeuw ontstond belangstelling voor systematische en gestructureerde richtlijnontwikkeling in de gezondheidszorg. Het begon in de Verenigde Staten; de National Institutes of Health (NIH) werden met deze taak belast. Doel was de toepassing van medisch-wetenschappelijke bevindingen in de dagelijkse praktijk te bevor-deren. Het eerste Amerikaanse *consensusstatement* (1977) betrof borstkankerscreening. De werkwijze van NIH diende als voorbeeld voor het toenmalige Centraal Begeleidingsor-gaan voor de Intercollegiale Toetsing (CBO), dat in 1982 aanving met de ontwikkeling van de consensusrichtlijnen. In 1985 stelde de Landelijke Huisartsen Vereniging (LHV) een basistakenpakket op, dat een belangrijke impuls was voor de ontwikkeling van richtlijnen voor de beroepsgroep – de NHG-standaarden – ontwikkeld door het Nederlands Huisartsen Genootschap (NHG). De eerste NHG-standaard – diabetes mellitus type 2 – werd in 1989 gepubliceerd. Behalve als basis voor het dagelijks handelen, toetsing en (na)scholing, dienen de standaarden om onaanvaardbare verschillen in het huisartsgeneeskundig handelen terug te dringen en ondoelmatig handelen tegen te gaan. Vanaf de jaren negentig werden de meeste wetenschappelijke verenigingen actief op het gebied van richtlijnontwikkeling, net als beroepsgroepen en andere partijen in de zorg, bijvoorbeeld de Nederlandse Vereniging voor Arbeids- en Bedrijfsgeneeskunde (NVAB), Verpleegkundigen & Verzorgenden Nederland (V&VN), Koninklijk Nederlands Genootschap voor Fysiotherapie (KNGF), Integraal Kankercentrum Nederland (IKNL), Nederlandse Vereniging voor Psychiatrie, Trimbos-instituut en TNO.

2.3 Van consensus-based naar evidence-based richtlijnen

Ondanks alle goede bedoelingen aanbevelingen in richtlijnen zo veel mogelijk te baseren op wetenschappelijke literatuur, waren de richtlijnen in de jaren tachtig vooral 'consensus-based'. Literatuuronderzoek was toen nog erg tijdrovend, omdat er geen elektronische databestanden bestonden. Volgens de consensusmethode konden de richtlijnen naar verhouding eenvoudig, snel en goedkoop worden ontwikkeld. Daar stond tegenover dat soms persoonlijke, impliciete interpretaties de overhand hadden bij het opstellen van de aanbevelingen en dat de richtlijnsamenstellers geen inzicht in de verantwoording gaven. Er bestonden dientengevolge grote verschillen in inhoud en kwaliteit tussen consensus-based richtlijnen, waardoor niet alleen in Nederland maar wereldwijd behoefte ontstond aan een meer gevalideerde onderbouwing van aanbevelingen.

Het in 1989 opgerichte Amerikaanse Agency for Health Care Policy and Research (inmiddels Agency for Healthcare Research and Quality, AHRQ) was de voorloper op het gebied van evidence-based richtlijnontwikkeling. Het instituut formuleerde strenge eisen voor richtlijnen, waarbij het de principes van evidence-based medicine omarmde. Dit resulteerde in richtlijnen die zo veel mogelijk gebaseerd waren op wetenschappelijk bewijs; op uitkomsten van zorgvuldig opgezet en methodologisch verantwoord wetenschappelijk onderzoek. In navolging hiervan stelde het in 1996 verschenen advies 'Consensus over medisch-specialistische richtlijnen' voor richtlijnen voortaan te ontwikkelen volgens een gestandaardiseerde werkwijze (Lombarts, 1996). Op basis van dit advies ontving de Landelijke Specialisten Vereniging (LSV), tegenwoordig Orde van Medisch Specialisten (OMS), structurele overheidsfinanciering voor het opzetten van een richtlijnprogramma, waarbij strenge eisen werden gesteld aan de methodiek. De vrijblijvendheid van richtlijnontwikkeling was hiermee voorbij.

Een andere belangrijke impuls voor evidence-based richtlijnontwikkeling was de oprichting van de Cochrane Collaboration in 1992, een internationaal netwerk van personen en instanties dat zich tot doel stelde alle gecontroleerde onderzoeken in kaart te brengen. Dit leidde tot een systematische inventarisatie en beoordeling van het beschikbare wetenschappelijke onderzoek waarvan de richtlijnontwikkeling dankbaar gebruikmaakte.

De wens tot explicitering van de wetenschappelijke onderbouwing van de aanbevelingen leidde eveneens tot de introductie van het notenapparaat in de NHG-standaarden. Bij de CBO-richtlijnen werden niveaus van bewijsvoering geïntroduceerd. Bovendien werden de conclusies uit de literatuur en de daarop gebaseerde aanbevelingen duidelijk zichtbaar gescheiden (Van Everdingen, 1999). Deze manier van gradering werd ondersteund door het Evidence-Based RichtlijnOntwikkeling (EBRO)-platform. Het EBRO-platform werd in 1997 door een aantal richtlijnorganisaties en het Dutch Cochrane Centre opgericht. Dit platform heeft een grote impuls gegeven aan het standaardiseren van methoden en aan samenwerking tussen organisaties.

Momenteel vindt een verschuiving plaats van de CBO-graderingsmethodiek naar het internationaal geaccepteerde GRADE (Grading of Recommendations Assessment, Development and Evaluation). De GRADE Working Group startte in 2000 en ontwikkelde een model waarbij studie-uitkomsten worden geclusterd rondom uitkomstmaten (zie ▶ H. 11.).

2.4   Van monodisciplinair naar multidisciplinair

Ofschoon veel richtlijnen, ook in het begin, multidisciplinair van opzet waren, waren zij in hun uitwerking toch vaak monodisciplinair; op één beroepsgroep gericht. Omdat de meeste patiënten tijdens het zorgproces te maken krijgen met verschillende disciplines – soms op diverse locaties – zouden richtlijnen dit proces moeten ondersteunen. Daarbij is afstemming, samenwerking, integratie en organisatie essentieel. Dit besef leidde tot de komst van multidisciplinaire richtlijnen, waarbij de aanbevelingen worden opgesteld door alle bij een bepaald onderwerp betrokken disciplines samen met de patiënt(vertegenwoordiger). Multidisciplinaire richtlijnen bevatten naast zorginhoudelijke aspecten ook zorgorganisatorische zaken als afstemming en de inrichting van zorg. Aanvullend werden er samenwerkingsafspraken, zoals de zogenoemde LESA's (Landelijke Eerstelijns Samenwerkingsafspraken) en LTA's (Landelijke Transmurale Afspraken), ketenzorgmodellen en zorgpaden ontwikkeld. Ook de zorgstandaarden, gestart in 2003, zijn bedoeld om tot betere afspraken en samenwerking te komen.

Een recente vorm van de multidisciplinaire richtlijn is de netwerkrichtlijn. De netwerkrichtlijn bestaat uit een gemeenschappelijk multidisciplinair deel gekoppeld aan een samenhangende set monodisciplinaire 'uitwerkingen' waarbij iedere partij verantwoordelijk is voor zijn eigen (sub)onderdeel; hierbij wordt gebruikgemaakt van een modulaire opbouw van richtlijnen (zie ▶ H. 28). Een modulaire opbouw van richtlijnen, die tevens bij andere richtlijnen kan worden toegepast, maakt gebruik mogelijk van variabele combinaties van vast omschreven eenheden (zorgvormen) die van toepassing zijn op verschillende zorgvragen. Voordelen hiervan zijn het eenvoudiger aanpassen en actualiseren van richtlijnen en het koppelen van aanbevelingen in verschillende richtlijnen bij multi- en comorbiditeit. De verwachting is dat de modulaire structuur steeds meer ingezet zal worden in de richtlijnontwikkeling en herziening.

2.5   Van zorginhoud naar zorginkoop en patiëntperspectief

Behalve het uitbreiden van de disciplines die aan een richtlijn meewerkten, vonden inhoudelijke toevoegingen plaats. Een ervan was het meewegen van kosten van de aanbevelingen in richtlijnen. Aan het eind van de jaren negentig subsidieerde het toenmalige Ministerie van Welzijn, Volksgezondheid en Cultuur een programma waarbij voor een groot aantal richtlijnen kosteneffectiviteitsanalyses werden uitgevoerd. Zo werd de discussie over kosteneffectieve keuzes in de zorg verknoopt met richtlijnen.

Ook de patiënt speelt een rol in het keuzeproces. De richtlijnontwikkeling houdt daarom steeds meer rekening met patiëntvoorkeuren en aanbevelingen worden zodanig geformuleerd dat deze uitnodigen tot gezamenlijke besluitvorming. Zo wordt gezocht naar een balans tussen wat er in de wetenschappelijke literatuur is gevonden – de evidence – wat in de medische praktijk uitvoerbaar is en wat patiënten willen, zoals ook verwoord in de definitie van richtlijnen (Centrum voor Ethiek en Gezondheid, 2008).

2.6   Van papier naar digitaal

Richtlijnen hebben in de loop der jaren verschillende vormen gekend, van lijvige boekwerken tot korte bondige samenvattingen (iBMG, 2011). De laatste jaren kent de richtlijn vaak tevens een patiëntversie. Met de komst van het digitale tijdperk worden de mogelijkheden alleen maar groter; niet alleen voor de wijze waarop richtlijnen ontwikkeld en onderhouden worden, maar ook voor de manier waarop zij worden aangeboden en geraadpleegd kunnen worden. Door de digitalisering zijn de boekwerken van weleer makkelijker doorzoekbaar en eenvoudig te raadplegen als apps op smartphones en tablets, waardoor direct, bijvoorbeeld aan het bed van de patiënt, de besluitvorming wordt ondersteund.

2.7   Van particulier initiatief naar publieke bemoeienis

Eind 2005 gaf het Ministerie van Volksgezondheid, Welzijn en Sport aan ZonMw de opdracht voor het richtlijnprogramma 'Kennisbeleid Kwaliteit Curatieve Zorg' (KKCZ). Hierin stonden een multidisciplinaire aanpak, een snellere ontwikkeling en een bredere scoop centraal. Patiënten moesten meer participeren in de richtlijnontwikkeling en – conform het 3B-advies van de Gezondheidsraad (2005) – moesten richtlijnen meer aandacht besteden aan het arbocuratieve aspect (ZonMw, 2006).

Het KKCZ-programma van ZonMw ving het gat op dat ontstond toen in 2006 de financiering voor het richtlijnprogramma van de OMS werd stopgezet. Later, in 2008, kwam hiervoor nieuwe financiering in de plaats, die werd ondergebracht bij de Stichting Kwaliteitsgelden Medisch Specialisten (SKMS). Behalve dit programma kende ZonMw nog andere richtlijnprogramma's, waaronder het nog steeds lopende programma 'Richtlijnen in de Jeugdgezondheidszorg'.

Om het kwaliteitsbeleid en in het bijzonder de coördinatie van de ontwikkeling en implementatie van richtlijnen een stimulans te geven installeerde de minister van

Volksgezondheid, Welzijn en Sport in 2009 de Regieraad Kwaliteit van Zorg. Een van de eerste activiteiten van de Regieraad was het inrichten van een werkgroep die de opdracht kreeg een 'richtlijn voor richtlijnen' te maken. De eerste 'Richtlijn voor richtlijnen', grotendeels gebaseerd op criteria uit het AGREE-instrument, verscheen in 2010. In 2011 en 2012 verschenen aangescherpte versies (zie ► H. 3).

Om de voortgang, samenhang en transparantie van het kwaliteitsbeleid in de Nederlandse zorg te bevorderen werd in 2011 een nieuw orgaan opgericht. Dit orgaan met de naam Kwaliteitsinstituut is een samenvoeging van vijf organisaties waaronder de Regieraad, en is ondergebracht bij het (voormalige) College voor Zorgverzekeringen (CVZ). Tot de taken en bevoegdheden van het instituut behoren het inzichtelijk maken van de kwaliteit van verleende zorg, het opstellen van een landelijke meerjarenagenda voor kwaliteitsstandaarden en het bevorderen van implementatie. In 2012 is, in de aanloop naar het Kwaliteitsinstituut, het toetsingskader ontwikkeld. Daarin staan criteria beschreven waaraan kwaliteitsstandaarden en meetinstrumenten moeten voldoen om opgenomen te worden in het landelijk register. De criteria voor het toetsingskader zijn voor een belangrijk deel afgeleid van de 'Richtlijn voor richtlijnen' en het advies 'Zorgstandaarden in model' dat het Coördinatieplatform Zorgstandaarden in 2010 uitbracht. Of het toetsingskader en de meerjarenagenda een nieuwe impuls geven aan de kwaliteitsverbetering in de zorg zal de komende jaren blijken.

2.8   Van nationaal naar internationaal

Nederland timmert niet alleen hard aan de richtlijnweg in eigen land, maar speelt tevens internationaal een belangrijke rol. CBO en NHG waren 'founding members' van het Guidelines International Network (G-I-N) dat in 2002 werd opgericht (► www.g-i-n.net). Inmiddels zijn meer dan negentig organisaties wereldwijd lid, waaronder diverse Nederlandse organisaties. Andere organisaties zijn via individuele lidmaatschappen van medewerkers vertegenwoordigd. Doelstellingen van G-I-N zijn: informatie-uitwisseling, kennisoverdracht, samenwerking en verbeteren van de methodologie van richtlijnontwikkeling.

De verwachting is dat (inter)nationale samenwerking verder zal toenemen, vooral bij literatuuronderzoek en het opstellen van evidencetabellen. Richtlijnontwikkelaars putten immers uit dezelfde bronnen voor literatuur, selecteren en beoordelen deze volgens gestandaardiseerde methoden en vatten het bewijs samen in vergelijkbare tabellen. Om dit onnodig dubbel werk tegen te gaan, zoeken organisaties elkaar steeds meer op. Zo heeft IKNL een samenwerkingsverband met het Belgische Health Care Knowledge Centre (KCE) en het Scottish Intercollegiate Guidelines Network (SIGN) ondertekend en bestaat er inmiddels een aantal gezamenlijk ontwikkelde richtlijnen.

- **Dankwoord**

Bij het schrijven van dit hoofdstuk is gebruikgemaakt van de tekst uit de vorige editie waarvan Peter Theuvenet eerste auteur was.

Literatuur

Centrum voor Ethiek en Gezondheid. Passend bewijs; Ethische vragen bij het gebruik van evidence in het zorgbeleid. Signalering. Den Haag: Raad voor de Volksgezondheid en Zorg, 2008.

Everdingen JJE van. Consensusontwikkeling in de geneeskunde. Proefschrift. Utrecht: Bohn, Scheltema &
  Holkema, 1988.

Everdingen JJE van. Van consensus naar CBO-richtlijn. Ned Tijdschr Geneeskd 1999;143:2086–88.

Gezondheidsraad. Beoordelen, behandelen, begeleiden. Medisch handelen bij ziekteverzuim en arbeidsongeschiktheid. Advies. Den Haag: Gezondheidsraad, 2005.

iBMG. Variatie in richtlijnen; Wat is het probleem? Rapport. Den Haag: Regieraad Kwaliteit van Zorg, 2011.

Lombarts MJMH, Everdingen JJE van, et al. (red.). Consensus over medisch-specialistische richtlijnen 1996.
  Alkmaar: De Doelenpers, 1996.

Werkgroep Richtlijn voor richtlijnen. Richtlijn voor richtlijnen. 3e editie. Den Haag: Regieraad Kwaliteit van
  Zorg, 2012.

ZonMw. Programmatekst Kwaliteit Kennisbeleid Curatieve Zorg. Den Haag: ZonMw, 2007.

Criteria voor goede richtlijnen

L.C.M. Kremer, J.S. Burgers en M.K. Tuut

Kernboodschappen

- Om de kwaliteit van zorg daadwerkelijk te kunnen verbeteren, moeten richtlijnen aan bepaalde kwaliteitseisen voldoen.
- De 'Richtlijn voor richtlijnen' formuleert twintig criteria waaraan Nederlandse richtlijnen zouden moeten voldoen.
- Aanvullend op de 'Richtlijn voor richtlijnen' is een toetsingskader ontwikkeld dat de ontwikkeling en het onderhoud van kwaliteitsstandaarden in Nederland zou moeten stimuleren.
- Richtlijnen die aan de eisen voldoen, kunnen worden opgenomen in een landelijk register dat een overzicht biedt van alle richtlijnen en zorgstandaarden die optimale zorg beschrijven.

3.1   Inleiding

Richtlijnen beogen de kwaliteit van zorg te verbeteren. Daartoe moeten de richtlijnen zelf ook voldoen aan bepaalde kwaliteitseisen. In 2001 verscheen de eerste editie van het AGREE-instrument (Appraisal for Guidelines for Research and Evaluation), ontwikkeld door een internationaal samenwerkingsverband van onderzoekers en richtlijnontwikkelaars (AGREE Collaboration, 2003). Het werd in het Nederlands vertaald en niet alleen gebruikt bij de beoordeling van richtlijnen, maar ook als leidraad bij de ontwikkeling. Hierdoor kreeg de ontwikkeling van evidence-based richtlijnen een belangrijke impuls, met veel aandacht voor de methode en verslaglegging. In 2010 verscheen AGREE II, een aangepaste versie van het oorspronkelijke instrument, dat inmiddels als internationale standaard voor richtlijnkwaliteit wordt gezien (Brouwers, 2010). De AGREE-criteria zijn de basis geweest voor de 'Richtlijn voor richtlijnen', die door een werkgroep van de Regieraad Kwaliteit van Zorg is ontwikkeld. Deze vormt op zijn beurt de basis voor het toetsingskader voor kwaliteitsstandaarden binnen het Zorginstituut Nederland. Beide worden besproken in dit hoofdstuk.

3.2   Richtlijn voor richtlijnen

3.2.1   Inleiding

Vele instituten, wetenschappelijke verenigingen en ook patiëntenverenigingen ontwikkelen richtlijnen voor de Nederlandse gezondheidszorg. De 'Richtlijn voor richtlijnen' vat de aanbevelingen samen die noodzakelijk zijn voor de ontwikkeling van een goede richtlijn in Nederland. Het doel hiervan is om de kwaliteit van de richtlijnen te verhogen en om processen rondom ontwikkeling, onderhoud, implementatie en evaluatie op elkaar af te stemmen. Zo vormt de 'Richtlijn voor richtlijnen' de basis om meer uniformiteit in doelstelling, werkwijze en naleving in richtlijnontwikkeling te verkrijgen van zowel nieuwe als herziene richtlijnen.

3.2.2   Samenstelling werkgroep en werkwijze

De leden van de werkgroep zijn allen richtlijnexperts, waaronder methodologen, artsen, verpleegkundigen en patiëntenvertegenwoordigers. De werkgroep is in een wisselende samenstelling driemaal bij elkaar geweest en heeft in 2012 de derde versie van de 'Richtlijn voor richtlijnen' opgeleverd (Werkgroep Richtlijn voor richtlijnen). Bij de eerste versie van de 'Richtlijn voor richtlijnen' (2010) is uitgegaan van de kennis van richtlijnexperts en van de criteria uit het AGREE-instrument. Het instrument bevat 23 criteria, verdeeld over zes domeinen (onderwerp en doel, betrokkenheid van belanghebbenden, methodologie, helderheid en presentatie, toepassing, onafhankelijkheid van de opstellers), en een samenvattend algemeen oordeel. Ter voorbereiding van de 'Richtlijn voor richtlijnen' werd een groslijst opgesteld van bijna negentig criteria. Bij de eerste bijeenkomst van de werkgroep werden achttien criteria geselecteerd, toegespitst op de Nederlandse situatie en verdeeld over de drie fasen van een richtlijntraject (voorbereiding, ontwikkeling, afronding). Bij de eerste herziening in 2011 heeft de werkgroep een nieuwe definitie van richtlijnen opgesteld om de eenheid van taal te bevorderen (zie ▶ H. 1).Voor de tweede en derde versie heeft de werkgroep op een aantal punten de tekst bijgesteld en aangevuld op basis van nieuwe ontwikkelingen en inzichten.

3.2.3 De criteria

De 'Richtlijn voor richtlijnen' is samengesteld uit twintig criteria voor het ontwikkelen en implementeren van een richtlijn, met daarbij een korte toelichting.

De 'Richtlijn voor richtlijnen' 2012

Voorbereidingsfase
1. Het onderwerp, het doel en de doelgroep van een richtlijn worden gekozen.
2. De initiatiefnemer van de richtlijn identificeert de primair betrokken beroepsorganisaties en patiëntenorganisaties.
3. De primair betrokken organisaties kiezen de voorzitter en zijn verantwoordelijk voor het functioneren van de voorzitter.
4. De primair betrokken organisaties formeren de werkgroep en stellen de werkwijze vast.
5. Bij alle fasen van richtlijnontwikkeling zijn inhoudsdeskundigen en methodologische experts betrokken.
6. Het patiëntenperspectief maakt onderdeel uit van de richtlijn.
7. De invloed van belangenverstrengeling wordt zo veel mogelijk beperkt.

Ontwikkelfase
8. De richtlijnontwikkeling start met een knelpuntenanalyse.
9. Op grond van de knelpuntenanalyse worden specifieke uitgangsvragen opgesteld.
10. De literatuur wordt systematisch samengevat en transparant gepresenteerd door een methodoloog en een inhoudsdeskundige.
11. De gebruikte methoden om de aanbevelingen op te stellen zijn transparant gepresenteerd.
12. De aanbevelingen zijn specifiek geformuleerd.
13. Een richtlijn besteedt aandacht aan doelmatigheid.
14. Een richtlijn besteedt aandacht aan kennislacunes.
15. Een richtlijntekst kent vaste onderdelen.
16. Er worden producten opgeleverd die de toepassing van de richtlijn bevorderen.

Afrondingsfase
17. Voor publicatie van de richtlijn worden experts en toekomstige gebruikers van de richtlijn geraadpleegd.

18. De richtlijn wordt geaccordeerd door ten minste alle primaire beroepsgroepen en patiëntenorganisatie(s).
19. Een procedure voor herziening van de richtlijn is vermeld.
20. De primair betrokken organisaties zetten zich tijdens alle fasen van richtlijnontwikkeling actief in voor toepassing van de richtlijn in de praktijk.

De 'Richtlijn voor richtlijnen' omvat drie fasen met eigen criteria: de voorbereidingsfase (zeven criteria), de ontwikkelfase (negen criteria), de afrondingsfase (vier criteria). Het is de bedoeling de 'Richtlijn voor richtlijnen' te gebruiken wanneer een organisatie het initiatief neemt om een richtlijn te gaan ontwikkelen. De criteria kunnen ook worden gebruikt om een richtlijn te evalueren. In tegenstelling tot het AGREE-instrument bevat de 'Richtlijn voor richtlijnen' geen scoringsschaal. Het is dus geen beoordelingsinstrument waarmee een kwaliteitsscore aan een richtlijn kan worden toegekend. Wel kan het worden gebruikt als checklist om na te gaan of aan de eisen van zorgvuldige richtlijnontwikkeling is voldaan. Met nadruk wordt gesteld dat de investering in richtlijnen niet stopt na afronding en publicatie van de richtlijn. Ook de verspreiding en de implementatie van de richtlijn vergen inzet van mankracht en middelen. De evaluatie van het gebruik van de richtlijn in de praktijk levert vaak bruikbare gegevens op voor de herziening ervan. In het kader van een samenhangend landelijk richtlijnbeleid pleit de werkgroep voor een continue cyclus van ontwikkeling, implementatie, evaluatie, herziening en onderhoud van richtlijnen (zie ook ▶ H. 21). Deze visie is overgenomen door de Orde van Medisch Specialisten in hun rapport *Medisch- specialistische richtlijnen 2.0* (Adviescommissie Richtlijnen, 2011).

De 'Richtlijn voor richtlijnen' zal in de toekomst geëvalueerd moeten worden en kan nog aanpassingen ondergaan zodat nieuwe inzichten ingebouwd kunnen worden in dit compacte document.

3.3   Het toetsingskader

3.3.1   Inleiding

De gedachte bij de oprichting van het Zorginstituut Nederland (voorheen Kwaliteitsinstituut) is dat burgers in ons land recht hebben op goede zorg en er zeker van kunnen zijn dat zij die van een zorgaanbieder krijgen. Volgens de politiek komt het veld dat daarvoor verantwoordelijk is en die verantwoordelijkheid ook behoudt soms te langzaam in beweging om ervoor te zorgen dat dit gemeengoed is. Het inmiddels opgerichte Zorginstituut Nederland zou daarvoor moeten zorgen en heeft daartoe zogenoemde doorzettingsmacht (Klink, 2010). In 2012 heeft het Zorginstituut Nederland een voorlopig voorstel uitgebracht voor de toetsing van kwaliteitsstandaarden en meetinstrumenten van kwaliteit in de zorg. Het begrip 'kwaliteitsstandaard' is door het Zorginstituut Nederland geïntroduceerd als koepelbegrip voor richtlijnen en zorgstandaarden. Er zijn thans een duizendtal richtlijnen en een tiental zorgstandaarden in Nederland. Het Zorginstituut Nederland heeft het begrip 'kwaliteitsstandaard' gehanteerd in plaats van de term 'professionele standaard' die in het wetsontwerp voor Zorginstituut Nederland is geïntroduceerd, vanuit de gedachte dat deze nieuwe term minder verwarring en misverstanden zou oproepen. Het Zorginstituut Nederland wordt geacht op verschillende manieren de ontwikkeling van kwaliteitsstandaarden te bevorderen. Hieronder valt ook het instellen van een register van kwaliteitsstandaarden en afgeleide producten met een bijbehorend toetsingskader. Dit toetsingskader bevat eisen waaraan te ontwikkelen kwaliteitsstandaarden zouden moeten voldoen.

3.3.2 Toetsingskader voor kwaliteitsstandaarden

Door een register en een toetsingskader te introduceren voor kwaliteitsstandaarden, is er thans een kwaliteitskader dat de ontwikkeling en het onderhoud van kwaliteitsstandaarden zou moeten stimuleren. Het toetsingskader beschrijft de criteria die relevant zijn voor de desbetreffende kwaliteitsstandaard (bijvoorbeeld de richtlijn). De criteria hebben betrekking op het proces en de gevolgde procedure en op de opbouw en volledigheid van de kwaliteitsstandaard.

Toetsingskader voor een kwaliteitsstandaard
Criteria voor kwaliteitsstandaarden
1. De relevante partijen zijn betrokken geweest bij de ontwikkeling van de kwaliteitsstandaard of hebben er gemotiveerd van afgezien.
2. Alle betrokken partijen hebben de kwaliteitsstandaard gezamenlijk voorgedragen.
3. De kwaliteitsstandaard bevat een beschrijving van de indicatiestelling, de inhoud van zorg en de organisatie van het zorgproces.
4. De kwaliteitsstandaard bevat een cliëntversie, een samenvatting, een set met bijbehorende meetinstrumenten, een onderhoudsplan en toelichting op bewijsvoering. Wanneer de kwaliteitsstandaard niet alle genoemde onderdelen bevat, dan hebben partijen een tijdpad geformuleerd waaruit blijkt wanneer de kwaliteitsstandaard wel volledig aan dit criterium voldoet.
5. De kwaliteitsstandaard geeft aan van welke variabelen de gegevens (data) elektronisch moeten worden vastgelegd tijdens het zorgproces. Het betreft de data die vereist zijn voor de berekening van de bij de kwaliteitsstandaard behorende proces- en uitkomstindicatoren.

Een belangrijk criterium voor opneming van een kwaliteitsstandaard in het register is dat de desbetreffende kwaliteitsstandaard wordt voorgedragen door alle veldpartijen die aan het begin van het traject zijn gevraagd deel te nemen en aan het eind van de richtlijnontwikkeling (dus na voltooiing) daar hun goedkeuring aan hebben verleend. Als een partij het niet geheel eens is met het eindproduct, dan kan deze aangeven op welk punt men het oneens is met het standpunt van de meerderheid. Die aanvulling maakt dan deel uit van een zogeheten verantwoordingsdocument dat bij de aanbieding wordt gevoegd en is daarmee voor iedereen toegankelijk.

Met betrekking tot de volledigheid van de kwaliteitsstandaard worden de volgende elementen genoemd als essentieel onderdeel van de beschrijving van het zorgtraject:

- een up-to-date individueel behandel- of zorgplan, met daarin opgenomen de gezondheidsdoelen of gewenste kwaliteit van leven;
- een set van afspraken over taken en verantwoordelijkheden op basis van het individuele behandel- of zorgplan;
- afspraken over controlemomenten, evaluatiemomenten en overlegmomenten;
- duidelijke afspraken over eventueel casemanagement en zelfmanagement;
- voldoende aandacht voor doelmatigheid en explicitering van de doelmatigheidsoverwegingen.

Met betrekking tot de organisatie van zorg gaat het vooral om:

- de beschikbaarheid van een geïntegreerd dossier dat toegankelijk is voor iedere zorgverlener en de patiënt;
- afspraken over de overdracht van informatie, taken en verantwoordelijkheden tussen zorgverleners onderling en ten aanzien van de informele zorgverleners;
- inrichting van het kwaliteitsbeleid (kwaliteitscycli) bij de desbetreffende zorgvraag of zorgvorm of zorgvormen.

De specifieke criteria voor de meetinstrumenten worden in dit boek niet verder besproken.

Het voorlopige voorstel voor het toetsingskader zal in de nabije toekomst verder worden uitgewerkt door het Zorginstituut Nederland.

Literatuur

Adviescommissie Richtlijnen, Raad Kwaliteit, Orde van Medisch Specialisten. Medisch-specialistische richtlijnen 2.0. Utrecht: Orde van Medisch Specialisten, 2012.

AGREE Collaboration. Development and validation of an international appraisal instrument for assessing the quality of clinical practice guidelines: the AGREE project. Qual Safe Health Care 2003; 12:18–23.

Brouwers MC, Kho ME, Browman GP, Burgers JS, Cluzeau F, Feder G, et al. AGREE II: Advancing guideline development, reporting and evaluation in health care. 2010, CMAJ, Vol. 2010, pp. E839–E842.

College voor Zorgverzekeringen. Gedeelde kennis, betere zorg. Diemen: CVZ, 2011.

Coördinatieplatform Zorgstandaarden. Zorgstandaarden in model. Den Haag: ZonMw, 2010.

Klink A. Oprichting van een nationaal kwaliteitsinstituut. Den Haag: Ministerie van Volksgezondheid, Welzijn en Sport, 2010.

Projectgroep toetsingskader kwaliteitsinstituut. Voorlopig voorstel voor het Toetsingskader voor de toetsing van kwaliteitsstandaarden en meetinstrumenten van kwaliteit in de zorg. Diemen: CVZ, 2012.

Werkgroep Richtlijn voor richtlijnen. Richtlijn voor richtlijnen. Den Haag: Regieraad Kwaliteit van Zorg, 2010; herziene versie april 2011; herziene versie maart 2012.

Juridische aspecten van richtlijnen

J.A. Swinkels, J.A.G. Drapers, J.K.M. Gevers en J.J.E. van Everdingen

Kernboodschappen

- Wie van mening is dat richtlijnen de medische beroepsuitoefening in negatieve zin juridiseren, sluit de ogen voor wat in de huidige maatschappelijke context van de zorgverlener wordt verwacht. De professionaliteit van de zorgverlener brengt immers met zich mee dat hij of zij evidence-based handelt, volgens de laatste stand van de wetenschap. Richtlijnen vormen hierbij een belangrijk hulpmiddel.
- In de relatie met de patiënt kan een richtlijn de zorgverlener helpen om inzichtelijk te maken dat hij of zij verantwoorde zorg levert. Ook patiënten kunnen worden geholpen om juiste keuzes te maken. Zo gezien strekt de richtlijn zowel de zorgverlener als de patiënt tot voordeel.
- Als men het heeft over een houder van richtlijnen, dan doelt men op degene die er op een bepaald moment de (beheers)verantwoordelijkheid voor heeft. Dat kan een wetenschappelijke vereniging, maar ook een instelling zijn. Bij een multidisciplinaire richtlijn verdient het aanbeveling deze verantwoordelijkheid goed te regelen.

4.1   Inleiding

Richtlijnen bevatten normatieve uitspraken en hebben daardoor een juridische betekenis. In dit hoofdstuk wordt deze juridische betekenis toegelicht. Daartoe worden achtereenvolgens de volgende thema's behandeld: juridische karakterisering van richtlijnen; richtlijnontwikkeling vanuit juridisch perspectief; richtlijnen als toetsingsmaatstaf, in het bijzonder met betrekking tot aansprakelijkheid in relatie tot de ontwikkeling en de toepassing van richtlijnen. De focus is gericht op professioneel-inhoudelijke richtlijnen (betreffende de zorg zelf en de zorgverlening). Richtlijnen hebben ook vaak primair of mede betrekking op de organisatie van de praktijkvoering (uitwisseling en overdracht van gegevens, procedures van klachtopvang enz.). Veel van wat hier over professioneel-inhoudelijke richtlijnen wordt gezegd, is ook van toepassing op richtlijnen die meer organisatorische aspecten beschrijven.

4.2   Juridische karakterisering van richtlijnen

Met de invoering van de Kwaliteitswet zorginstellingen (Kwzi) in 1996 is ervoor gekozen om het waarborgen van de kwaliteit van de zorg niet te bewerkstelligen door het opstellen van strakke wettelijke normen, maar om binnen algemene wettelijke kaders het veld een grote mate van eigen verantwoordelijkheid te geven. Het algemene kader wordt voor een belangrijk deel gevormd door art. 2 Kwzi, waarin zorgaanbieders worden verplicht om 'verantwoorde zorg' te leveren. Hetzelfde wordt beoogd met art. 7:453 BW, waarin de hulpverlener de verplichting wordt opgelegd om de zorg van een 'goed hulpverlener' in acht te nemen en te handelen in overeenstemming met de op hem rustende verantwoordelijkheid, voortvloeiend uit de voor hulpverleners geldende professionele standaard. In de jurisprudentie zijn de begrippen 'verantwoorde zorg' en 'goed hulpverlenerschap' nader uitgewerkt.

In de gezondheidsrechtelijke literatuur worden richtlijnen allereerst geassocieerd met de professionele standaard. Deze standaard – hij kan voor elk beroep in de gezondheidszorg gelden – kent de inmiddels klassiek geworden driedeling (Leenen, 2008).

-   normen bepaald door en voor de beroepsgroep (voor artsen de medisch-professionele standaard dus), door Legemaate (1994) 'recht van binnen' genoemd;
-   normen ontleend aan de rechten van de patiënt;
-   maatschappelijke normen.

Medisch-professioneel handelen moet aan twee eisen voldoen: de handeling moet medisch geïndiceerd zijn en zij moet *lege artis* worden uitgevoerd (Leenen, Dute en Kastelein, 2008). Hier wordt de relatie met richtlijnen al meteen duidelijk. Als de eisen door en binnen de beroepsgroep zijn opgesteld, normeren zij het medisch-professioneel handelen en zijn zij een uitwerking van de medisch-professionele standaard. Het is voornamelijk de rechtspraak die het medisch-professioneel handelen juridisch nader heeft afgebakend en ingevuld. De medisch-professionele standaard wordt door Leenen e.a. als volgt omschreven (Leenen, Dute en Kastelein, 2008): 'zorgvuldig volgens de inzichten van de medische wetenschap en ervaring, handelen als een redelijk bekwaam arts van gelijke medische categorie in gelijke omstandigheden met middelen die in redelijke verhouding staan tot het concreet behandelingsdoel.'

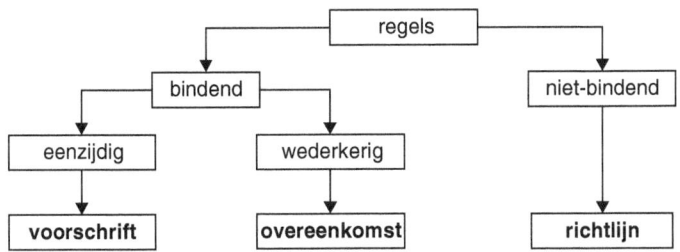

◻ Figuur 4.1 De regelfamilie.

Een richtlijn is een begrip waarvoor in binnen- en buitenland verschillende definities worden gehanteerd. Daarnaast worden andere begrippen gehanteerd, die vervolgens ook weer door elkaar worden gehanteerd (zie ook ► par. 1.1). Het is daarom voor juridisch gebruik belangrijk in kenmerken of essenties te denken. Wij geven de regelfamilie schematisch weer (zie ◻ figuur 4.1).

Een essentieel kenmerk van richtlijnen is dat ze niet bindend zijn, in de zin dat de hulpverlener die de richtlijn hanteert er gemotiveerd van kan en soms zelfs moet afwijken. Een richtlijn is dus geen voorschrift. Een voorschrift is bindend. Datzelfde geldt voor rechtens relevante afspraken die zijn vastgelegd in een overeenkomst. Daar is de binding wederkerig. Wat in ◻ figuur 4.1 zichtbaar is gemaakt, heeft consequenties voor de nomenclatuur. Sommige als richtlijnen gepresenteerde handelingsinstructies zijn zo dwingend geformuleerd dat ze meer het karakter van voorschriften hebben dan van richtlijnen. Hierbij kan men denken aan gedragsregels en veiligheidsvoorschriften. Als een richtlijn een bindende norm bevat, ontvalt daaraan het richtlijnkarakter; het wordt in juridische zin een voorschrift of, als het onderdeel is van bindende afspraken, (een deel van) een overeenkomst. (Zie ook het waterkruikarrest[1] van de Hoge Raad in ► par. 4.4.3.) Naast de formulering wordt het juridisch gewicht van een richtlijn vooral bepaald door het draagvlak, de mate waarin de beschreven werkwijze is geaccepteerd in de kring van beroepsgenoten. Een door een wetenschappelijke vereniging vastgestelde tekst heeft een groter gewicht dan een tekst voorgesteld door een lokaal samenwerkingsverband.

4.3 Richtlijnontwikkeling vanuit juridisch perspectief

Richtlijnen hebben in de verschillende fasen van ontwikkeling uiteenlopende juridische aspecten en/of consequenties.

4.3.1 Voorbereiding

Alvorens de ontwikkeling van een richtlijn start, wordt een selectie van het onderwerp gemaakt en wordt de ontwikkeling voorbereid en 'georganiseerd'. Belangrijk, ook in juridisch opzicht, is wie het initiatief neemt. In ◻ figuur 4.1 is te zien dat het initiatief primair uitgaat

---

1 HR 2 maart 2001, NJ 2001/649 (m.nt. F.C.B. van Wijmen en J.B.M. Vranken).

van professionele organisaties, al dan niet wetenschappelijke verenigingen. Het initiatief kan ook komen uit de hoek van de overheid (bijvoorbeeld het Ministerie van Volksgezondheid, Welzijn en Sport), het instellingsmanagement, een lokaal samenwerkingsverband, of kan het gevolg zijn van een rechterlijke uitspraak. De in 2009 opgerichte Regieraad Kwaliteit van Zorg was bedoeld om het opstellen van richtlijnen door de veldpartijen te stimuleren. Met ingang van 1 januari 2013 is die rol overgenomen door het Zorginstituut Nederland. Deze organisatie heeft onder andere tot taak: het tot stand brengen van een eenduidig kwaliteitskader door het stimuleren en zo nodig initiëren van de ontwikkeling van professionele standaarden (Gevers en Ploem, 2012). De auteurs spreken hun zorg uit over de uitvoerbaarheid van de procedures, met name het verkrijgen van draagvlak in situaties waarbij de veldpartijen zelf in gebreke blijven.

Bij gebrek aan normen kan ook de Inspectie voor de Gezondheidszorg (IGZ) besluiten normen te formuleren en te handhaven, een zogenoemde IGZ-handhavingsnorm (Legemaate, 2012(2)). In een door de Vereniging van Samenwerkende Algemene Ziekenhuizen (VSAZ) bij de Nationale ombudsman aangespannen procedure tegen de door de inspectie opgestelde normen met betrekking tot de kwaliteit van IC-afdelingen werden de bezwaren van de VSAZ door de Nationale ombudsman afgewezen.[2] In het wetsvoorstel cliëntenrechten zorg (Wcz) worden de mogelijkheden voor de inspectie en de minister om zelf normen op te stellen en te handhaven verruimd. Legemaate beschrijft de voorwaarden waaraan normen die door de inspectie of minister worden opgesteld moeten voldoen (Legemaate, 2012).

Binnen wetenschappelijke verenigingen is er veelal een speciale richtlijn- of kwaliteitscommissie in het leven geroepen die belast is met de selectie van de onderwerpen, met de ontwikkeling en de implementatie van richtlijnen. Daarbij behoeven de procedure waarmee de richtlijn tot stand komt en het uiteindelijke product, de richtlijn zelf, gewoonlijk de goedkeuring van de algemene ledenvergadering dan wel ledenraad.

Draagvlak en aanvaardbaarheid, maar ook uitvoerbaarheid, zijn op voorhand wezenlijk voor een richtlijn waarvan verwacht wordt dat ze zal worden geautoriseerd en daadwerkelijk zal worden toegepast.

4.3.2 Ontwikkeling en vaststelling

Vanuit juridisch gezichtspunt is het belangrijk dat de procedure voor de ontwikkeling van de richtlijn tevoren duidelijk en deugdelijk is omschreven en vastgelegd. Daaraan is herkenbaar welke stappen achtereenvolgens worden gezet, hoe de besluitvorming plaatsvindt (consensus of meerderheid van stemmen en hoe te handelen bij het staken van de stemmen), hoe de taken, bevoegdheden en verantwoordelijkheden zijn verdeeld en wie de regie heeft over de procedure, en hoe om te gaan met wetenschappelijke tegenstrijdigheden en met (oneigenlijke) belangenverstrengeling bij de deelnemers (Van der Meer, KNAW, 2012).

De vaststelling van de richtlijn vindt doorgaans plaats door diegene die haar ook voor autorisatie voordraagt. De vaststeller bepaalt wat er uiteindelijk in de richtlijn terechtkomt.

---

2   Nationale ombudsman, 24 juni 2010, nr. 2010/175.

Het ligt voor de hand dat de werkgroep die belast is met het opstellen van de richtlijn ook het gremium is dat de richtlijn in eerste aanleg vaststelt. Met het oog op het draagvlak is het aan te bevelen dat consensus wordt nagestreefd tussen alle betrokken disciplines of groeperingen. Dit is evenwel lang niet altijd te realiseren. Dan is het zaak dat de grootst mogelijke meerderheid zich achter de richtlijn stelt én dat minderheden de kans krijgen om hun visie gemotiveerd kenbaar te maken in de richtlijn.

4.3.3 Autorisatie of legitimatie

Juridisch gezien is de autorisatie of legitimatie van de richtlijn cruciaal. Het gewicht van de richtlijn wordt immers bepaald door de grootte van het draagvlak. In het richtlijnendomein zijn voor de autorisatie of legitimatie de volgende aspecten van groot belang:
- de autorisatie/legitimatie vindt onafhankelijk plaats;
- de autorisatie/legitimatie vindt bevoegd en ook deskundig plaats;
- de autorisatie/legitimatie vindt plaats aan de hand van tevoren bekende en aanvaarde criteria.

Het is denkbaar, maar zeker niet gebruikelijk dat het bevoegd gezag van de beroepsorganisatie in casu een speciaal daartoe ingestelde commissie, het bestuur of de ledenvergadering of de ledenraad met de autorisatie wordt belast (zie deel 4). Het nadeel van autorisatie door de algemene ledenvergadering – (juridisch) het hoogste orgaan binnen de vereniging – is dat dit meestal een grote, logge en wellicht ook heterogene verzameling is. Ook de vereiste deskundigheid kan een probleem zijn, zeker bij grote diverse verenigingen. Wat mogelijk gewonnen wordt aan draagvlak, wordt wellicht ingeboet aan deskundigheid. Gezien deze problematiek wordt steeds meer gezien dat de autorisatie in omvangrijke beroepsorganisaties wordt overgedragen aan een speciaal daartoe benoemde commissie, zoals de autorisatiecommissie van het Nederlands Huisartsen Genootschap (NHG). Een gevoelig punt vormen de criteria waaraan de richtlijnen worden getoetst. Lange tijd is dit overgelaten aan het vrije spel der krachten. In 1998 is een internationale groep van onderzoekers begonnen met de ontwikkeling van het zogenoemde Appraisal of Guidelines for Research and Evaluation Instrument (AGREE-instrument). Het is in 2001 gepubliceerd. Het bevat 23 items, met onder meer de eis dat in de richtlijn duidelijk is aangegeven voor wie zij is bedoeld, welke partijen bij de opstelling zijn betrokken, hoe de literatuur is geselecteerd en beoordeeld, hoe de aanbevelingen zijn opgesteld en hoe de onafhankelijkheid ten opzichte van financiers is gewaarborgd (zie ▶ H. 3).

4.3.4 Invoering

Een volgende fase in de levensloop van een richtlijn is de implementatie. Over implementatie is veel geschreven (zie deel 4). De implementatie van richtlijnen heeft een cyclisch karakter: bekendmaking, acceptatie, motivatie, toepassing, evaluatie, feedback. Degenen die de richtlijnen gaan toepassen, moeten zich de inhoud ervan eigen maken en moeten gemotiveerd zijn ze juist toe te passen. Belangrijk zijn ook de evaluatie na de toepassing en feedback als daartoe aanleiding is. De mogelijkheid van feedback en van verwerking van de uitkomsten daarvan vergroot de motivatie om de (gewijzigde) richtlijn toe te passen (zie ▶ par. 4.3.5). Uit juridisch oogpunt is het van belang dat expliciet wordt gemaakt hoe de richtlijn wordt geïmplementeerd en welke specifieke maatregelen worden aanbevolen om een juiste toepassing te bevorderen. Ook hier is dus weer een procedurebeschrijving aan de orde. Een goede procedure maakt de rollen, taken, bevoegdheden en verantwoordelijkheden duidelijk. Wie is in de praktijk voor de implementatie verantwoordelijk? Binnen een wetenschappelijke vereniging kan en moet de verenigingsorganisatie daarvoor zorg dragen. Een binnen de vereniging geïnstalleerde richtlijncommissie zou met de stimulering en de bewaking hiervan belast kunnen worden. Het ligt voor de hand om per richtlijn een aparte werkgroep (veelal divers samengesteld) te formeren. De vereniging is er ook verantwoordelijk voor dat de richtlijn bij alle leden bekend is, dat de leden voldoende inspraak hebben gehad bij de totstandkoming ervan, dat de richtlijn implementeerbaar is en dat deze via de opleiding en nascholing wordt uitgedragen. De vereniging kan echter niet verantwoordelijk zijn voor de daadwerkelijke toepassing/uitvoering ervan; dat zal altijd de professional zelf zijn. De geldigheid van de richtlijn is overigens niet afhankelijk van het lidmaatschap van een vereniging. De norm is evenzeer van toepassing op de beroepsbeoefenaar die geen lid is van de vereniging; ook deze wordt geacht van de inhoud op de hoogte te zijn.

4.3.5 Beheer en evaluatie

Voor een eenmaal geautoriseerde en ingevoerde richtlijn is het van belang dat deze wordt beheerd. Per richtlijn of samenhangende set richtlijnen dient een beheerder respectievelijk beheersinstantie te worden aangewezen en dient te worden vastgelegd wat de taken, de bevoegdheden en verantwoordelijkheden in het kader van het beheer zijn.

De primaire taakstelling van de beheerder is duidelijk: hij zorgt ervoor dat de richtlijn ordentelijk wordt opgeslagen en dat zij voor alle gebruikers (ook niet-leden!) goed toegankelijk is. Tegenwoordig maakt het digitale gegevensverkeer het gemakkelijk om richtlijnen breed te verspreiden en toegankelijk te houden. Dit brengt echter risico's met zich mee. Het is vanzelfsprekend niet de bedoeling dat iemand zomaar één of meer wijzigingen in een geautoriseerde richtlijn kan aanbrengen. Er behoren waterdichte regels te zijn voor de wijze waarop wijzigingen worden aangebracht. Bij een goede richtlijn is dit een onderdeel van de richtlijnprocedure.

Het ligt wezenlijk anders wanneer een groepspraktijk, maatschap of ziekenhuis een (landelijke) richtlijn voor de lokale situatie adapteert en daarbij de richtlijn op onderdelen aanpast. In wezen wordt dit met veel landelijke multidisciplinaire richtlijnen ook beoogd. Een dergelijke landelijke richtlijn heeft door de algemeen geformuleerde aanbevelingen vaak een globale geldigheid, die pas bij vertaling in een lokaal protocol gestalte krijgt. De lokale afspraken reiken dan verder en hebben daardoor een meer bindend karakter met een meer juridische betekenis. Wanneer wordt afgeweken van de algemene aanbevelingen, dient dit in de lokale afspraken gemotiveerd te worden. Wat nu als men ontdekt dat de richtlijn in haar voorliggende vorm onverhoopt en onverwacht een averechtse werking heeft? Het moet mogelijk zijn om het onderdeel van de richtlijn dat niet voldoet buiten werking te stellen, of – als dat onontkoombaar is – de hele richtlijn ongeldig te verklaren. Een andere mogelijkheid is de richtlijn zodanig aan te passen dat het gevaar niet meer te duchten is. Het ligt voor de hand dat de beheersinstantie op dit vlak bevoegdheden heeft, omgeven door procedurele waarborgen, zodat het niet een zaak is van één beslissingsmoment bij één persoon of instituut.

De evaluatie is al even genoemd. Expliciet moet worden gemaakt hoe evaluatie plaatsvindt, binnen welke termijn de richtlijn eventueel wordt herzien en wie voor een en ander verantwoordelijk is. In het algemeen zal dat de beheerder zijn. Dit betekent niet dat de beheerder ook verantwoordelijk is voor de evaluatie zelf. Aannemelijk is dat eerder degenen die bij de ontwikkeling zijn betrokken (of mensen met een soortgelijke achtergrond) de inhoudelijke evaluatie zullen verrichten. In de procedure is dan beschreven wie welke rollen, taken, bevoegdheden en verantwoordelijkheden heeft. Het is ook van belang dat op een wezenlijke herziening van de richtlijn weer een vorm van autorisatie zal volgen.

4.4 Aansprakelijkheid in relatie tot richtlijnen

De vraag is allereerst wie aansprakelijk kunnen worden gesteld en waarvoor die aansprakelijkheid dan geldt. Aansprakelijk kunnen zijn: initiatiefnemers, opstellers, vaststellers, autoriserende instanties, instanties die het gebruik van richtlijnen bevorderen dan wel proberen af te dwingen, personen of instanties die verantwoordelijk zijn voor concrete patiëntenzorg en ten slotte de toepassers van richtlijnen zelf. De aansprakelijkheid kan de totstandkoming, de inhoud, de vormgeving, de implementatie en de toepassing betreffen. De hoofdregel is dat de persoon of instantie voor dát aspect of dát onderdeel van een richtlijn aansprakelijk is waarvoor hij of zij primair verantwoordelijk is.

Een richtlijn ontslaat de gebruiker niet van de verplichting om de literatuur bij te houden en om in redelijkheid na te gaan of er onder bepaalde omstandigheden of bij een bepaalde patiënt andere handelingen geboden zijn dan die de richtlijn aanbeveelt. Het moet dan wel duidelijk zijn dat toepassing van de richtlijn in dat geval of bij die patiënt niet goed zou zijn. De gebruiker dient zich ervan bewust te zijn dat wat in een richtlijn staat nog individueel vertaald moet worden naar de patiënt, die uiteindelijk een *informed consent* moet geven. De gebruiker dient of moet zelfs afwijken van de richtlijn als de situatie of de patiënt daar expliciet om vraagt. Theoretisch kan een richtlijn voor het klinisch handelen nooit compleet zijn, want dat zou in een boekwerk van grote omvang resulteren. Wenselijk is dat het een aanvulling op de bestaande kennis is, gebaseerd op een knelpuntenanalyse die voorafgaat aan de opstelling van een richtlijn. Het blijft belangrijk om te beseffen dat het doel van een richtlijn is om de kwaliteit van het handelen zo hoog mogelijk te laten zijn, of – met andere woorden – het verschil tussen het resultaat dat men beoogt en het resultaat dat men behaalt zo klein mogelijk te laten zijn.

4.4.1 Soorten aansprakelijkheid

Aansprakelijkheid kan gedifferentieerd worden naar de aard van de normschending en de rechterlijke toetsing die dan plaatsvindt. Strafrechtelijke aansprakelijkheid is denkbaar als bijvoorbeeld de normen van artikel 307 en 308 van het Wetboek van Strafrecht worden geschonden. Een voorbeeld hiervan is de strafzaak tegen de anesthesioloog en het ziekenhuis in Leeuwarden wegens dood door schuld.[3] Bij de anesthesie van een kind dat een tonsillectomie moest ondergaan, is gebruikgemaakt van een verouderd type apparatuur. Bij een recente revisie waren de aansluitingen voor lachgas en zuurstof verwisseld. Wanneer 100% zuurstof wordt toegediend overlijdt het kind. De anesthesist werd verweten dat hij de controle van de apparatuur stelselmatig aan anderen overliet. Hij werd veroordeeld tot een voorwaardelijke gevangenisstraf van zes maanden. De instelling werd veroordeeld tot een boete van ƒ 25.000 omdat niet voldoende vorm en inhoud was gegeven aan de organisatie en werkwijze van de technische dienst. Het anesthesieapparaat was wel uit de administratie verdwenen, maar werd nog steeds gebruikt. Strafrechters hanteren in medische zaken de professionele standaard en de geldende medische inzichten als uitgangspunt (Van Eijck en Noorduyn, 2012).

Een arts-assistent en een verpleegkundige die strafrechtelijk werden vervolgd wegens het overlijden van een driejarige patiënte, nadat op de OK voor intraveneuze toediening bedoelde vincristine intrathecaal was toegediend, zijn uiteindelijk vrijgesproken van dood door aanmerkelijke schuld. Het aan de medewerkers te maken schuldverwijt valt in het niet bij de verontrustende keten van onachtzaamheden en ernstige nalatigheden aan de zijde van de ziekenhuisorganisatie. Deze bestonden onder meer uit het niet-opvolgen van landelijke richtlijnen, het ontbreken van kenbare protocollen en waarschuwingen, en het ontbreken van behoorlijke supervisie.[4] Een verpleegkundige die met behulp van een doucheslang een patiënte van haar ontlasting wilde ontdoen, werd veroordeeld ter zake van dood door schuld in de uitoefening van enig beroep (art. 307 jo 309 Sr) wegens het gebruik van een buitenprotocollaire methode.[5] Verder kan aansprakelijkheid in verband met richtlijnen een rol spelen in bestuursrechtelijke procedures. Aansprakelijkheidskwesties doen zich echter het meeste voor in het civiele recht en het tuchtrecht.

4.4.2 Aansprakelijkheid voor de deugdelijkheid van richtlijnen

Een belangrijk aspect is de deugdelijkheid van richtlijnen. Daarbij is onderscheid te maken tussen de totstandkoming, de inhoud en de vorm ervan. Aansprakelijkheid van opstellers en vormgevers van richtlijnen zal in het algemeen niet gauw aan de orde zijn. Zij dienen te werk te gaan volgens de vastgestelde procedure en moeten mankementen daarin trachten te verhelpen. Zij dienen hun werk in het kader van de ontwikkeling, onderbouwing en formulering van de richtlijnen met de hen ter beschikking staande deskundigheid en zorgvuldigheid uit te voeren. Ze doen dit ook in opdracht van een 'houder', waarmee de

---

3   Arrondissementsrechtbank Leeuwarden, 23 december 1987, TvG 1988/23.
4   Medisch Contact, 8 januari 2003.
5   Rechtbank Den Haag, 20 juli 2011, LJN: BQ9929, NJFS 2011, 210.

'houder' aansprakelijk kan worden gesteld. Verder is er de verantwoordelijkheid voor het vaststellen en/of autoriseren van de richtlijn. De daarvoor verantwoordelijke personen of instanties komen eerder voor aansprakelijkheid in aanmerking. Zo werd het NHG aangesproken op zijn advies over osteoporose.

Aansprakelijkheid voor de deugdelijkheid van richtlijnen kan gedifferentieerd liggen. De instantie die de richtlijn ontwikkelt, is al genoemd. De autorisatieprocedure houdt in feite een kwaliteitsbeoordeling van de richtlijn in aan de hand van tevoren kenbare criteria. Hoogstens zouden degenen die met de autorisatie zijn belast, aansprakelijk gesteld kunnen worden als zou blijken (met voldoende bewijs aannemelijk wordt gemaakt) dat zij hierbij ernstige steken hebben laten vallen.

4.4.3 Aansprakelijkheid voor het al dan niet toepassen van richtlijnen

Zoals eerder aangegeven dient een richtlijn in beginsel te worden gevolgd; indien de hulpverlener ervan afwijkt, moet hij dat kunnen verantwoorden. Ook het niet-volgen van (lokale) richtlijnen (binnen instellingen) kan tot aansprakelijkheid leiden.

Een voorbeeld van een tuchtzaak over het (niet-)volgen van een richtlijn betreft het volgende. In een uitspraak van het CTG op 11 november 2008 werd een klacht tegen een verpleegkundige wegens het schenden van een in het ziekenhuis geldend protocol ongegrond bevonden. De verpleegkundige had na het inbrengen van een maagsonde de positie van de sonde gecontroleerd met behulp van de zogenoemde luchtmethode in plaats van de in het protocol voorgeschreven watermethode. Achteraf bleek de sonde in de luchtpijp ingebracht. Het verweer van de verpleegkundige dat de in het protocol beschreven watermethode gedateerd was en dat haar de luchtmethode als te hanteren methode was aangeleerd, werd zowel door het RTC als door het CTG gehonoreerd.[6] Wat betreft de civiele rechtspraak is vooral het zogenoemde Trombose-arrest van belang. In dat arrest[7] heeft de Hoge Raad zich uitgelaten over de betekenis van schending van een protocol voor de aansprakelijkheidsvraag: van een ziekenhuis mag verwacht worden dat het zich in beginsel houdt aan de door hemzelf opgestelde voorschriften met betrekking tot verantwoord medisch handelen. Afwijking van die voorschriften is slechts aanvaardbaar indien dat in het belang van een goede patiëntenzorg wenselijk is. Om een richtlijn te kunnen toepassen, moet zij bij de gebruikers bekend zijn. Aansprakelijkheidsvragen op dit vlak beginnen derhalve bij de verspreiding of implementatie ervan. Wat hiervóór is gezegd over het opstellen van een richtlijn, geldt naar onze mening onverkort voor de verspreiding ervan. Als richtlijnen een juridische status hebben, waar zorgverleners op kunnen worden 'afgerekend', zijn degene die het initiatief heeft genomen en degene die de richtlijn autoriseert dan wel laat autoriseren er verantwoordelijk voor de richtlijn zodanig bekend te maken dat de potentiële gebruiker (de individuele zorgverlener; leden en niet-leden (!) van de desbetreffende beroepsvereniging) zich er niet op kan beroepen dat hij of zij de richtlijn niet kent. Beschikbaarheid van elke medisch-specialistische richtlijn op

---

6   CTG nr. 2007/328, zie ▶ www.tuchtcollege-gezondheidszorg.nl.
7   HR 2 maart 2001, NJ 2001/649 (m.nt. F.C.B. van Wijmen en J.B.M. Vranken).

internet en het nadrukkelijk wijzen op die beschikbaarheid maakt de kans op succes van zo'n beroep onwaarschijnlijk.

Een veelgehoorde klacht is dat richtlijnen onvoldoende worden gebruikt. Kan degene die voor verspreiding respectievelijk implementatie van de richtlijn verantwoordelijk is hiervoor aansprakelijk worden gesteld? Dit is niet waarschijnlijk. Dan moet zich daarbij een ernstige en verwijtbare tekortkoming hebben voorgedaan. Wel is in de sfeer van de verspreiding, implementatie en/of organisatie aansprakelijkheid denkbaar voor het in gebreke blijven door instanties en personen als het instellingsmanagement, de medische staf (het stafbestuur), de maatschap, het afdelingshoofd. Deze kunnen nalatig zijn in het bewerkstelligen dat (de goede) richtlijnen beschikbaar en toegankelijk zijn, en dat er in redelijkheid ook gebruik van wordt gemaakt. In dit verband is het heel wel denkbaar dat het bestuur van de zorginstelling in dergelijke gevallen zal worden aangesproken op het niet-actueel zijn van de richtlijn. De individuele hulpverlener is aansprakelijk voor het wel of juist niet gebruiken van richtlijnen. Biesaart en Gevers (1999, p. 27) stellen dat uit het niet-bindende karakter van richtlijnen volgt dat 'het niet volgen van een richtlijn door de arts niet zonder meer tot aansprakelijkheid leidt'. De arts moet een zekere bewegingsvrijheid hebben en zijn aanpak op de individuele patiënt kunnen richten. 'Uit jurisprudentie blijkt dat de rechter geen strikte gehoorzaamheid van de arts eist, maar wel verwacht dat voor het afwijken van richtlijnen goede redenen bestaan en dat de arts hierover overleg pleegt met de patiënt.' Onderscheid moet, zoals al eerder is gesteld, worden gemaakt tussen aansprakelijkheid voor het al of niet gebruiken en het al of niet (slaafs) volgen van richtlijnen. Hier gaat het over het tweede soort aansprakelijkheid. Dat betekent dat een hulpverlener ook aansprakelijk kan worden gesteld voor het feit dat een protocol gedachteloos gevolgd werd en niet onderzocht werd of de richtlijn van toepassing was op het individu. Ook dat is eerder voorgekomen.

In 2005 heeft de Hoge Raad zich uitgesproken over een situatie waarin het volgen van een protocol, terwijl daarvan had moeten worden afgeweken, aanleiding had gegeven tot schade bij de patiënt.[8] In dit geval was overeenkomstig het geldende protocol Augmentin toegediend aan een patiënte van wie bekend was dat zij overgevoelig was voor penicilline. Augmentin behoort tot de penicillines. De Hoge Raad oordeelde dat een protocol een richtlijn is die in beginsel in acht moet worden genomen, maar waarvan soms kan en in bepaalde gevallen ook moet worden afgeweken, waarbij als maatstaf heeft te gelden dat aan de patiënt de zorg behoort te worden verleend die in de omstandigheden van het geval van een redelijk bekwaam arts mag worden verlangd. Biesaart en Gevers bespreken daarnaast de aansprakelijkheid in het kader van de toepassing van veiligheidsvoorschriften. 'Net als buiten het medisch aansprakelijkheidsrecht leidt het overtreden van dergelijke richtlijnen in principe tot aansprakelijkheid (als het gevaar zich heeft verwezenlijkt).' Het gaat hier echter niet om richtlijnen, maar om voorschriften (zie ◻ figuur 4.1). In het waterkruikarrest heeft de Hoge Raad bepaald dat 'de schending van een veiligheidsnorm aansprakelijkheid oplevert, tenzij daarvoor een goede motivatie gegeven' is.[9] In deze casus had een kraamverzorgster tegen de voorschriften in een warmwaterkruik gebruikt bij de verzorging van een pasgeborene. In het voorschrift stond dat alleen met olie gevulde kruiken

---

8   HR 1 april 2005, NJ 2006/377 (m.nt. H.J. Snijders en F.C.B. van Wijmen).
9   HR 2 maart 2001, NJ 2001/649 (m.nt. F.C.B. van Wijmen en J.B.M. Vranken).

gebruikt mochten worden, vanwege het gevaar van lekkage bij met water gevulde kruiken. In dit geval trad inderdaad lekkage op, waardoor het kind ernstige brandwonden opliep. Het risico waartegen het voorschrift moest beschermen (lekkende met water gevulde kruiken), had zich voorgedaan. Omdat een goede reden voor het niet-gebruiken van de met olie gevulde kruiken niet aanwezig was, was daarmee de aansprakelijkheid een gegeven.

4.5 Richtlijnen als toetsingsmaatstaf

4.5.1 Algemeen

Richtlijnen kunnen op twee manieren worden gebruikt: ze zijn vooraf het richtsnoer voor het professioneel handelen, maar kunnen ook achteraf dienen voor verantwoording en beoordeling van dat handelen. Een onderdeel van professioneel handelen is het geven van rekenschap. Het idee van je kunnen verantwoorden, ook wel accountability genoemd, gaat ook schuil achter de notie van het 'goed hulpverlenerschap'. De professionals hebben het voortraject in belangrijke mate zelf in de hand. Dat geldt echter niet voor de toetsing achteraf, tenzij het gaat om *peer review*. Toetsing aan de hand van richtlijnen vindt ook door anderen plaats: zoals het instellingsmanagement, zorgverzekeraars en klachtencommissies. Dit is geen limitatieve opsomming. Hieronder wordt specifiek aandacht besteed aan het gebruik van richtlijnen door de Inspectie voor de Gezondheidszorg respectievelijk de rechter.

Het afleggen van rekenschap en het toetsen/beoordelen zijn elkaars spiegelbeeld. Toetsing kan spontaan en ad hoc, maar ook gestructureerd plaatsvinden. Zij kan worden georganiseerd door en binnen de beroepsgroep (visitatie), in de context van de instelling, maar er kan ook van buitenaf worden getoetst. De toetsing kan zich richten op de doeltreffendheid van het professioneel handelen of op de doelmatigheid; de beoordeling kan plaatsvinden vanuit de optiek van de patiënt/consument, maar ook vanuit het perspectief van de zorgverzekeraar. Zij kan zich richten op de methodologische merites, maar het kan ook zijn dat de juridische of ethische maatlat er langs wordt gelegd.

4.5.2 Inspectie voor de Gezondheidszorg

De Inspectie voor de Gezondheidszorg (IGZ) is belast met het toezicht op de naleving van wettelijke voorschriften op het gebied van de gezondheidszorg. De kwaliteitswetgeving en de daaruit voortvloeiende regels en normen op het gebied van kwaliteit en veiligheid vormen daarvan een belangrijk onderdeel. In feite is het toezicht van de inspectie eerst en vooral toezicht op de kwaliteit van de zorg verleend door instellingen en individuele beroepsbeoefenaren.

Bij de beoordeling van de kwaliteit vormen richtlijnen die door het veld ontwikkeld zijn om invulling te geven aan algemene begrippen als 'verantwoorde zorg' en 'goed hulpverlenerschap' (zie ▶ par. 4.1) ook voor de inspectie belangrijke toetsstenen. In beginsel zal zij zich bij haar toezichthoudende taak door zulke normen laten leiden. Maar als de nodige concrete normen ontbreken, kan de inspectie die bij wijze van uitzondering ook zelf formuleren (zie ook ► par. 4.3.1). Het is echter duidelijk dat het de voorkeur verdient als de desbetreffende normen door 'het veld' worden ontwikkeld.

4.5.3 Rechter

De rechter maakt in toenemende mate gebruik van richtlijnen bij de toetsing van de deskundigheid en zorgvuldigheid van het handelen van professionals. Richtlijnen zijn te beschouwen als een specifieke vormgeving van het deskundigenoordeel. Als ze zorgvuldig tot stand zijn gekomen, mag worden aangenomen dat ze zeker niet onderdoen voor het deskundigenbericht dat de rechter in het kader van zijn oordeelsvorming over professioneel-inhoudelijke overwegingen pleegt te vragen. Er zijn hiertussen verschillen. Het voordeel van de laatstgenoemde vorm van expertisepeiling is dat de rechter naar aanleiding van het geval gerichte vragen kan stellen. Bij richtlijnen moet de rechter afgaan op de wijze waarop de richtlijn naar zeggen van partijen is toegepast en zal hij of zij ook zelf weer (professioneel-inhoudelijke) argumenten moeten wegen voor het eventueel afwijken van de richtlijn. Het voordeel van de richtlijn is dat zij, in principe, wetenschappelijk is onderbouwd en op een goed draagvlak binnen de beroepsgroep kan rekenen. Een beperking van een richtlijn is dat die vaak niet zonder meer toepasbaar is op de situatie die in het geding is.

4.6 Juridisering

Wie van mening is dat richtlijnen de medische beroepsuitoefening in negatieve zin juridiseren, sluit naar onze mening de ogen voor wat in de huidige maatschappelijke context van de zorgverlener wordt verwacht. De professionaliteit van de zorgverlener brengt immers met zich mee dat hij of zij zo veel mogelijk evidence-based handelt, volgens de laatste stand van de wetenschap, rekening houdend met ervaringen binnen de beroepsgroep. Richtlijnen vormen hiervoor een belangrijk hulpmiddel. In de relatie met de patiënt kan de richtlijn de zorgverlener helpen om inzichtelijk te maken dat hij of zij verantwoorde zorg levert. Onterechte wensen en verlangens van patiënten kunnen zodoende worden afgeweerd. Behalve hulpverleners kunnen ook patiënten worden geholpen om juiste keuzes te maken. Zo gezien strekt de richtlijn zowel de zorgverlener als de patiënt tot voordeel.

Literatuur

Biesaart MCIH, Gevers JKM. Richtlijnen medisch handelen in juridisch perspectief. Amsterdam: AMC/Universiteit van Amsterdam, 1999.

Eijck B van en Noorduyn C. Kroniek rechtspraak strafrecht, Tijdschr Gezondheidsrecht 2012;36:329–38.

Gevers JKM, Ploem MC. Wettelijke vormgeving van de regiefunctie betreffende kwaliteit van zorg: zijn we op de goede weg? Tijdschr Gezondheidsrecht 2012;36:648–58.

Legemaate J. Goed recht. De betekenis van het recht voor de praktijk van de hulpverlening. Utrecht: Vereniging voor Gezondheidsrecht, 1994.

Legemaate J. Verantwoordingsplicht en aansprakelijkheid in de gezondheidszorg (2e druk). Deventer: Tjeenk Willink, 1997.

Legemaate J. Tijdschr Gezondheidsrecht 2012;36:114–20.

Leenen HJJ, Dute J, Kastelein WR. Handboek Gezondheidsrecht Deel II. 5e druk. Houten/Diegem: Bohn Stafleu Van Loghum, 2008.

Meer J van der, Barneveld TA van, Goudswaard L, et al. Code ter voorkoming van oneigenlijke beïnvloeding door belangenverstrengeling, KNAW, 2012.

Deel 2 Voorbereiding

Hoofdstuk 5 **Patiëntenparticipatie in richtlijnontwikkeling – 41**
M.H.P. Bögels, C.E. Hoogstraten, H. van Veenendaal en M.M. Versluijs

Hoofdstuk 6 **Richtlijnonderwerpen, prioritering, knelpuntenanalyse en uitgangsvragen – 55**
M.M.J. Ploegmakers en Tj. Wiersma

Hoofdstuk 7 **Projectmanagement – 67**
P.J. van der Wees, M. Kamphuis en R.J. Borgonjen

Hoofdstuk 8 **Belangenverstrengeling – 79**
Tj. Wiersma, L. Wigersma en J.J.E. van Everdingen

Inleiding

De voorbereidingsfase is cruciaal voor het inrichten van een succesvol richtlijnontwikkeltraject. De ervaring leert dat een zorgvuldige voorbereiding veel problemen die zich verderop in het traject kunnen voordoen, kan voorkomen. Het is de fase waarin men alles wat een succesvolle ontwikkeling en implementatie van de richtlijn bevordert dan wel in de weg staat, onder de loep neemt en aanpakt.

De eerste vraag die men zich zou moeten stellen als men een richtlijn wil ontwikkelen luidt: is het te verwachten dat een richtlijn bijdraagt aan verbetering van de kwaliteit van de zorg en komt dit overeen met wat zorgaanbieders en zorgvragers verlangen? Dat lijkt een open deur, maar dat is het niet. Meer dan eens blijkt dat een richtlijn haarscherp in kaart brengt welke controversen er zijn tussen betrokken partijen, maar dat die inventarisatie en benoeming geenszins bijdraagt aan de oplossing van het probleem. Integendeel: het probleem wordt alleen maar pregnanter en de richtlijnontwikkeling wordt een politiek steekspel. De richtlijn voor de ziekte van Lyme is daar een mooi voorbeeld van. Van tevoren moet worden nagegaan of een richtlijn de bestaande controversen kan oplossen. Als men heeft bepaald dat een richtlijn de aangewezen oplossing is en alle stoplichten op groen staan, gaat de zaak als het ware draaien en liggen de vervolgstappen in het richtlijnontwikkeltraject min of meer vast. Het patiëntperspectief in richtlijnontwikkeling is een extra aandachtspunt.

De eerste vervolgstap is de afbakening en van het onderwerp. Dit komt in een apart hoofdstuk aan de orde. Een belangrijk element daarbij is dat de doelstelling en reikwijdte van de richtlijn duidelijk en helder zijn beschreven voor de betrokken doelgroepen. De afbakening verloopt aan de hand van een knelpuntenanalyse. De uitkomst hiervan vormt vervolgens de basis voor het opstellen van uitgangsvragen. Met het oog op het te verrichten literatuuronderzoek probeert men te achterhalen of elders in de wereld niet hetzelfde gebeurt en wordt bekeken of er internationale samenwerking mogelijk is.

Richtlijnontwikkeling is enerzijds een wetenschappelijke exercitie om de 'best available evidence' boven tafel te krijgen. Anderzijds is het ook een groepsproces, waarin elementen zitten van samenwerking en onderhandeling. Voor beide activiteiten gelden spelregels en het is zaak deze zorgvuldig te hanteren en alle obstakels te identificeren die een vruchtbare groepsdynamiek bemoeilijken. Dat vereist een gebalanceerde samenstelling van de richtlijnwerkgroep (met bijzondere aandacht voor de patiënteninbreng) en een gedreven voorzitter die goed weet om te gaan met de taak en verantwoordelijkheid die op zijn of haar schouders rust. Hierbij dient men ook oog te hebben voor belangenverstrengeling van werkgroepleden en deze expliciet te benoemen.

J.J.E. van Everdingen

Patiëntenparticipatie in richtlijnontwikkeling

M.H.P. Bögels, C.E. Hoogstraten, H. van Veenendaal en M.M. Versluijs

Kernboodschappen
- Patiëntenparticipatie, inclusief de betrokkenheid van naasten/familieleden, is tegenwoordig een vast onderdeel van richtlijnontwikkeling. Daarmee wordt geborgd dat er een goede aansluiting is met de zorgvragen van patiënten.
- Het is van belang actieve betrokkenheid van de patiënt in keuzes en uitvoering van zorg te stimuleren.
- Patiëntenparticipatie is gericht op het inbrengen van geaggregeerde ervaringsdeskundigheid in alle fasen van richtlijnontwikkeling.
- Er zijn verschillende methoden van patiëntenparticipatie: de keuze hangt af van de doelstelling en het gewenste niveau van participatie.

5.1   Inleiding

Een patiënt heeft een ander perspectief op de zorg dan een zorgverlener. In het boek *Dokter is ziek* (Ten Haaft, 2010) wordt duidelijk dat zelfs zieke zorgverleners het vaak onverwacht moeilijk vinden om voor zichzelf op te komen. Ook deze bijzondere patiënten voelen zich soms eenzaam en verloren in de zorg en benaderd als een 'geval', in plaats van als mens met eigen emoties en verlangens. Inmiddels is meermalen aangetoond dat patiënten en zorgverleners verschillend denken over goede hulpverlening en behandelmogelijkheden verschillend waarderen (Van Schaik, 2004).

Goede zorg sluit aan op de zorgbehoefte en is ingericht vanuit het patiëntperspectief. Patiëntenparticipatie bij het definiëren van goede zorg (kwaliteitsstandaarden), bij het beoordelen van de kwaliteit van de geleverde zorg (kwaliteitsindicatoren) en bij zorgverbetering in de praktijk is dan ook een conditio sine qua non.

Onder patiëntenparticipatie bij kwaliteitsbeleid verstaan wij het inbrengen van geaggregeerde ervaringsdeskundigheid, door patiënten zelf of door de beroepskracht van een patiëntenorganisatie, maar altijd gelegitimeerd vanuit een patiëntencollectief c.q. patiëntenorganisatie.

Met ervaringsdeskundigheid wordt in de regel iets anders bedoeld dan met patiëntervaring. Ervaringsdeskundigheid bestaat uit geaggregeerde ervaringen en de vertaling van deze ervaringen naar bijvoorbeeld kwaliteitscriteria voor goede zorg (ervaringskennis). Ervaringskennis is een belangrijke aanvulling op andere bronnen van kennis, zoals wetenschappelijke kennis en de praktijkkennis van zorgverleners. In Nederland geven patiëntenorganisaties steeds beter invulling aan hun rol als partij in de zorg door het inbrengen van kwaliteitscriteria vanuit patiëntperspectief in de ontwikkeling van richtlijnen en zorgstandaarden (definiëren gewenste kwaliteit), bij het realiseren van transparantie via meetinstrumenten als indicatoren, patiëntenwijzers, CQ-index en PROM's (*patient-reported outcome measures*) (zichtbaar maken van geleverde kwaliteit) en bij zorgverbetering in de praktijk (zie ook ▶ H. 26).

Het Zorginstituut Nederland heeft recentelijk het toetsingskader voor kwaliteitsstandaarden (zoals richtlijnen) uitgebracht. Hierin wordt gesteld dat een kwaliteitsstandaard bij voorkeur zo is ingericht dat hij aansluit op de zorgvraag waarop hij van toepassing is of op een onderdeel daarvan, en dus is opgesteld vanuit het patiëntperspectief. Ook is uitgangspunt dat patiëntenorganisaties (naast zorgverleners en zorgverzekeraars) partner zijn in de ontwikkeling en het onderhoud van kwaliteitsstandaarden.

Het toetsingskader van het Zorginstituut Nederland sluit aan op de 'Richtlijn voor richtlijnen' (2012) van de Regieraad Kwaliteit van Zorg. Richtlijnen dienen op evidence-based wijze ontwikkeld te worden, wat betekent dat drie complementaire bronnen van kennis moeten worden geïntegreerd: wetenschappelijke kennis, de expertise van zorgverleners, en de kennis, ervaringen en voorkeuren van zorgvragers.

In dit hoofdstuk geven wij eerst meer betekenis aan het begrip 'patiëntenparticipatie'. Hierna gaan wij in op doelstellingen van patiëntenparticipatie bij richtlijnontwikkeling en de implementatie van een richtlijn. Vervolgens bespreken we per stap de voorwaarden en bevorderende factoren voor goede patiëntenparticipatie in richtlijnontwikkeling. Hierbij geven wij concrete aanbevelingen voor richtlijnontwikkelaars (i.c. instituten, beroeps-verenigingen en patiëntenorganisaties) voor de invulling van patiëntenparticipatie in het traject van richtlijnontwikkeling. Wij sluiten het hoofdstuk af met enkele thema's voor de toekomst.

5.2 Wat houdt patiëntenparticipatie in?

Er bestaan verschillende definities van patiëntenparticipatie. Hier hanteren we de volgende definitie:

» Het inbrengen van de specifieke ervaringsdeskundigheid van patiënten naast de kennis van zorgverleners, met als doel een gelijkwaardige invloed te hebben op de ontwikkeling en de uitvoering van een project/activiteit. «

Voor deze werkdefinitie is gekozen omdat deze in het verlengde ligt van de definitie van evidence-based medicine.

Patiënten(organisaties) kunnen in verschillende mate betrokken zijn bij projecten/activiteiten en hebben, al naargelang de intensiteit of het niveau van betrokkenheid, minder of meer invloed op ontwikkelingen en beslissingen. In een zogenoemde internationaal gebruikte participatieladder worden de verschillende niveaus van participatie beschreven. In de praktijk wordt vaak pas vanaf niveau 3 van echte participatie gesproken, de niveaus 1 en 2 betreffen meer het interpreteren van het patiëntperspectief door zorgverleners, daar wordt dan wel het patiëntperspectief 'meegenomen', maar niet daadwerkelijk geparticipeerd. In het kader hieronder zijn de niveaus van de participatieladder toegepast op richtlijnontwikkeling (Butler, 2002).

Niveaus van participatie in richtlijnontwikkeling
1. Positieve attitude voor patiëntperspectief. Er is steun bij professionals om wensen en behoeften van patiënten serieus te nemen en hen van relevante informatie te voorzien.
2. Consulteren van patiënten(organisaties) over bijvoorbeeld knelpunten die men ervaart of criteria voor goede zorg vanuit patiëntperspectief.
3. Advisering door patiënten: raadplegen van patiënten(organisaties). Patiënten geven commentaar op de uitgangsvragen of de conceptrichtlijn en geven daarbij suggesties aan (individueel of in groepsverband).
4. Partnerships (gelijkwaardige samenwerking). Patiëntenvertegenwoordigers en zorgverleners hebben een gelijkwaardige inbreng en gedeelde besluitvorming in de richtlijnwerkgroep.
5. Regie in handen van patiëntenvertegenwoordigers. Het patiëntperspectief is sturend met betrekking tot de thema's en doelen van een richtlijn.

5.3   Meerwaarde van patiëntenparticipatie bij richtlijnontwikkeling

Patiëntenparticipatie bij richtlijnontwikkeling sluit aan bij het gegeven dat zorg (en zeker chronische zorg) in belangrijke mate een coproductie is tussen zorgaanbieder en patiënt (leefstijl, zelfmanagement), waarbij in de uitvoering patiënt en behandelaar voor keuzes staan die impact hebben op de gezondheid en de kwaliteit van leven. Om in de dagelijkse praktijk invulling te kunnen geven aan gedeelde besluitvorming is het van belang dat richtlijnen inzicht geven in behandel- en zelfmanagementmogelijkheden en hun consequenties.

De gedachte is dat patiëntgerichte richtlijnen, oftewel richtlijnen die aansluiten op de behoefte van hulpvragers en hun omgeving, leiden tot betere, meer patiëntgerichte zorg en een versterking van de regie en het zelfmanagement van patiënten en naasten.

Patiëntenparticipatie bij richtlijnontwikkeling betekent dan ook het benutten van de ervaringsdeskundigheid van patiënten met als doel de kwaliteit (patiëntgerichtheid) en de implementeerbaarheid van richtlijnen te verbeteren.

Deze algemene doelstelling kan worden opgesplitst in een aantal specifieke subdoelen, die we hierna bespreken:

- meer patiëntgerichte zorgverlening (microniveau);
- meer regie en beter zelfmanagement van de patiënt (microniveau);
- betere organisatie van zorg (mesoniveau);
- meer congruentie tussen belangenorganisaties van zorgvragers en zorgverleners (macroniveau);
- beter zicht op onderzoeksvragen vanuit patiëntperspectief (macroniveau).

5.3.1   Meer patiëntgerichte zorgverlening

Patiëntenvertegenwoordigers die betrokken zijn bij richtlijnontwikkeling brengen hun ervaringen en behoeften/voorkeuren in. Zo brengen zij knelpunten in die door patiënten worden beleefd en doen aanbevelingen over onderwerpen zoals:

- communicatie en gedeelde besluitvorming met de zorgverlener;
- bijwerkingen van behandelingen en het verbeteren van therapietrouw en patiëntveiligheid;
- problemen met medicijngebruik;
- gevolgen van de behandeling en ondersteuningsbehoeften op het gebied van wonen, werk en relaties;
- mogelijkheden voor zelfmanagement, zelfhulp en contact met ervaringsdeskundigen;
- zingevingsvraagstukken;
- ondersteuningsbehoeften van de omgeving.

Door toevoeging van waarden en voorkeuren van patiënten kunnen zorgverleners beter inspelen op verschillen tussen patiënten. Zorgverleners wordt een leidraad geboden het patiëntperspectief mee te nemen in het overleg met de patiënt en de medische informatie te integreren met individuele waarden om te komen tot gezamenlijke doelformulering en beleidsbepaling. Zo kunnen ze beter sturen op voor de patiënt relevante uitkomsten, zowel op microniveau (via het gedeeld besluitvormingsproces met gebruik van keuzehulpen en het Individueel Zorgplan), als op meso- (patiëntgerichte zorgverbetering) en macroniveau (benchmarking, transparante kwaliteit van zorgaanbieders).

Een betere aansluiting tussen zorgvraag en zorgaanbod, binnen de wetenschappelijke kaders die de richtlijn stelt, is een derde doelstelling van patiëntenparticipatie bij richtlijnontwikkeling. Op basis van resultaten van wetenschappelijk onderzoek alleen kan geen indicatiestelling plaatsvinden. De mogelijkheden, voorkeuren en ervaringen van patiënten spelen in de gezamenlijke besluitvorming over behandel- en zelfmanagementopties een cruciale rol. In patiëntgerichte richtlijnen is het patiëntperspectief meegewogen bij het formuleren van knelpunten, uitgangsvragen, aanbevelingen en kwaliteitsindicatoren. Richtlijnen die op deze wijze tot stand zijn gekomen bieden ruimte voor gezamenlijke besluitvorming in de zorgverlening.

5.3.2 Meer regie en beter zelfmanagement van de patiënt

Patiëntgerichte richtlijnen kunnen bijdragen aan beter zelfmanagement en regie van de patiënt, richtlijnen moeten dan wel voor patiënten relevante informatie bevatten, zoals helder gedefinieerde beslismomenten, diagnose-, behandel- en zelfmanagementopties met bijbehorende succespercentages, risico's en kosten (zowel materieel als immaterieel), en vanuit patiëntperspectief zijn getoetst (Geelen, 2001). Voorwaarde voor meer regie en beter zelfmanagement is dat patiënten toegang hebben tot (patiëntversies van) richtlijnen of afgeleide producten zoals keuzehulpen om samen met de behandelaar te kunnen kiezen voor behandel- en/of zelfmanagementopties (Van der Weijden, 2012). Een patiëntversie van een richtlijn kan verschillende doelen dienen; het kan (een samenvatting van) de inhoud van de richtlijn in lekentaal bieden (kennisoverdracht), of het kan meer in de vorm van een keuzehulp worden gegoten (beslissingsondersteuning).

Patiëntversies van richtlijnen worden ook wel in de vorm van checklists opgesteld, deze bieden de patiënt relevante vragen voor het overleg met de zorgverlener. In patiëntversies van richtlijnen kan ook geaggregeerde ervaringsdeskundigheid een plaats krijgen, zoals aanwijzingen/handreikingen voor hoe om te gaan met arbeid en deelname aan het verkeer bij patiënten met diabetes (Burda, 2012).

5.3.3 Betere organisatie van de zorg

Participatie bij richtlijnontwikkeling kan dienen om de zorg anders te organiseren. Ondersteuning van zelfmanagement vraagt een andere (organisatie van) zorg dan een primaire focus op behandelopties. Bovendien kunnen patiënten op basis van hun ervaringen aanbevelingen doen over de setting waarin ze geholpen willen worden, over de wachttijd die zij acceptabel vinden, over de afstemming van het zorgaanbod dat zij wensen of over de inrichting van de organisatie.

5.3.4   Meer congruentie tussen belangenorganisaties van patiënten en zorgverleners

Participatie bij richtlijnontwikkeling draagt bij aan de ontwikkeling van een gezamenlijke visie op kwaliteit van zorg en aan een betere afstemming tussen patiënten- en familieorganisaties en beroepsgroepen. Gezamenlijke richtlijnontwikkeling is een voorwaarde voor eenduidige patiënteninformatie en een goede basis om gezamenlijk de kwaliteit van het aanbod te verbeteren, bijvoorbeeld in verbeterprojecten in instellingen.

Deze doelstelling vraagt om een zorgvuldige en democratische besluitvorming in de richtlijnwerkgroep, om een deskundige vertegenwoordiging vanuit patiëntenorganisaties en betrokkenheid vanaf de start, waarbij het patiëntperspectief is uitgewerkt in uitgangsvragen.

5.3.5   Beter zicht op onderzoeksvragen vanuit patiëntperspectief

Richtlijnontwikkelaars kunnen met hun aanbevelingen lacunes in de wetenschap blootleggen (zie ook ► H. 8). Deze kunnen ook liggen op het gebied van onderwerpen die nauw aansluiten bij het patiëntperspectief, waar relatief weinig onderzoek naar is gedaan.

5.4   Patiëntenparticipatie in de verschillende fasen van richtlijnontwikkeling

Uitgangspunt is dat patiëntenorganisaties in alle fasen van het proces van richtlijnontwikkeling participeren en dat de wijze van participatie met betrokken partijen wordt geëxpliciteerd. Om dit goed vorm te geven noemen wij hier randvoorwaarden en kritieke succesfactoren per fase.

- voorbereiding: (mede) opstellen van het projectplan;
- knelpuntenanalyse, afbakenen onderwerp en opstellen uitgangsvragen;
- ontwikkeling conceptrichtlijn: literatuuronderzoek en formuleren van aanbevelingen en kwaliteitsindicatoren;
- externe consultatie;
- disseminatie, implementatie, indicatorenontwikkeling en andere producten (patiëntversie, keuzehulp, enz.);
- evaluatie (ook hier de kwaliteitscyclus rondmaken en patiënten hebben zeker een rol, CQ-index, PROM's, enz.).

5.4.1   Stap 1: Voorbereiding

- **Initiatief**

In deze fase gaat het om betrokkenheid van patiëntenorganisaties bij het opstellen van het projectplan of de aanvraag, vooral bij de vraag hoe het patiëntperspectief ingebracht wordt in de richtlijn.

Patiëntenvertegenwoordigers in richtlijnwerkgroepen vertegenwoordigen een collectief patiëntperspectief (kwaliteitscriteria, Kwaliteit in Zicht, 2011). Dit betekent dat er bij voorkeur een patiëntenorganisatie aanwezig is waarvan perspectief en beleid door de patiëntenvertegenwoordiger wordt vertolkt en waarmee terugkoppeling plaatsvindt.

Als er geen specifieke patiëntenorganisatie is, kan een koepelorganisatie (bijvoorbeeld de NPCF, CG-raad) betrokken worden. De collectieve ervaringsdeskundigheid wordt dan door de koepelorganisatie via enquêtes of focusgroepen verzameld, gebruikmakend van generieke kwaliteitscriteria. Als er geen bestaande patiëntenorganisaties zijn, kunnen extra tijd en middelen nodig zijn om de betrokkenheid goed te organiseren.

Als het om een groot aantal patiëntenorganisaties gaat, kan overwogen worden dat één of twee patiëntenorganisaties of koepels het patiëntperspectief vertegenwoordigen.

Wanneer de betrokken patiëntenorganisatie weinig ervaring heeft met richtlijnontwikkeling kan de training en handleiding 'Richtlijnontwikkeling voor patiëntenvertegenwoordigers' van belang zijn. Daarnaast kunnen patiëntenvertegenwoordigers ondersteund worden door NPCF, PGO-support of hun eigen koepel.

■ **Uitwerken projectplan en begroting**

In het projectplan wordt ten aanzien van patiëntperspectief en patiëntenparticipatie uitwerking gegeven aan:

- Het participatieproces, waarbij gezamenlijk wordt gekozen voor een bepaald niveau van participatie en voor een aanpak die aansluit bij de doelstelling van de richtlijn en de al beschikbare ervaringskennis (kwaliteitscriteria). Verschillende methoden of een combinatie daarvan (interviews, focusgroepen, deelname door patiënten en/of patiëntenvertegenwoordiger, consultatierondes) worden ingezet om een effectieve inbreng van patiënten in het gehele proces te kunnen realiseren. Bij de uitwerking van het proces en de planning zijn capaciteit en belastbaarheid van patiëntenorganisaties/patiëntenvertegenwoordigers van belang. Patiëntenorganisaties hebben soms meer tijd nodig dan organisaties van zorgverleners om geschikte afgevaardigden te vinden, hun standpunt te bepalen, hun achterban te raadplegen enzovoort, omdat zij niet in alle gevallen kunnen terugvallen op een bureauorganisatie.
- De projectstructuur, zodat werkgroepleden weten wat er van hen wordt verwacht, hoe er wordt samengewerkt.
- Instructie van de voorzitter om patiënteninbreng in het proces te faciliteren.
- Ondersteuning en training van de patiëntenvertegenwoordigers (Diaz del Campo et al, 2011).
- Literatuuronderzoek naar patiëntperspectief.
- Een knelpuntenanalyse vanuit patiëntperspectief.
- Het opstellen van kwaliteitscriteria (zie hierna) vanuit patiëntperspectief en het definiëren van relevante uitkomstindicatoren voor de patiënt.
- Het ontwikkelen en verspreiden van een patiëntversie van de richtlijn.
- Een begroting, waarin bovenstaande is verwerkt, evenals vacatiegelden en reiskosten per bijeenkomst voor minimaal twee patiëntenvertegenwoordigers (per patiëntenvereniging).

▪ **Keuze voorzitter en samenstellen werkgroep**

Van de voorzitter wordt verwacht dat deze bereid en in staat is het perspectief van patiënten mee te nemen en tijdens bijeenkomsten de patiëntenvertegenwoordigers voldoende mogelijkheid te bieden om actief deel te nemen in het proces. Voor de patiëntenvertegenwoordiging is participatie van minimaal twee patiëntenvertegenwoordigers van belang, zodat zij gezamenlijk kunnen optrekken, taken kunnen verdelen en elkaar kunnen vervangen als dat nodig is. De betrokken patiëntenorganisatie maakt met de patiëntenvertegenwoordigers afspraken over het realiseren van afstemming en draagvlak met de vereniging of de groep patiënten die zij vertegenwoordigen. Van de patiëntenorganisatie wordt verwacht dat zij zorg draagt voor begeleiding van de patiëntenvertegenwoordiger, bijvoorbeeld door een mentorschap. PGO-support biedt trainingen voor patiëntenvertegenwoordigers in richtlijnontwikkeling, alle PGO-organisaties kunnen hier gebruik van maken.

Voorafgaand aan of tijdens de eerste bijeenkomst bespreekt de projectleider de voor het patiëntperspectief relevante onderdelen van het projectplan met de voorzitter en de patiëntenvertegenwoordigers in de werkgroep. Een element van overleg is de mogelijkheid van een contactpersoon, een mentor of coach binnen de richtlijnwerkgroep.

Ten slotte is het belangrijk dat alle werkgroepleden het belang van patiëntenparticipatie onderschrijven. Wanneer niet iedereen in de werkgroep de overtuiging van het nut van patiëntenparticipatie deelt, komt de patiënteninbreng onherroepelijk in de knel.

5.4.2 Stap 2: Knelpuntenanalyse, afbakenen onderwerp, opstellen uitgangsvragen (zie ▣ Figuur 5.1)

De knelpuntenanalyse kan worden uitgevoerd door de richtlijnontwikkelaar of door derden in opdracht van de patiëntenorganisatie, maar altijd in onderling overleg. Daarbij gaat het om het bij elkaar brengen van:
− bestaande kwaliteitscriteria vanuit patiëntperspectief;
− literatuuronderzoek naar knelpunten die patiënten of hun naasten ervaren;
− aanvullende inventarisatie van knelpunten vanuit patiëntperspectief; daarbij kan gebruik worden gemaakt van bestaande gegevensbronnen zoals fora, communities en (telefonische) hulpdiensten.

▪ **Kwaliteitscriteria**

Voor veel aandoeningen zijn aandoeningspecifieke kwaliteitscriteria ontwikkeld door de desbetreffende patiëntenorganisatie. Daarnaast is een generieke set kwaliteitscriteria beschikbaar met kwaliteitscriteria die voor alle patiënten met een chronische ziekte van belang zijn (Kwaliteit in Zicht, 2011). Deze kwaliteitscriteria kunnen worden gebruikt bij het signaleren van knelpunten, het opstellen van de uitgangsvragen en het formuleren van de aanbevelingen. Kwaliteitscriteria vanuit patiëntperspectief zijn de door een grote groep patiënten gedragen belangrijke elementen ten aanzien van de behandeling van een bepaalde aandoening. De criteria betreffen onder andere de kwaliteit van de

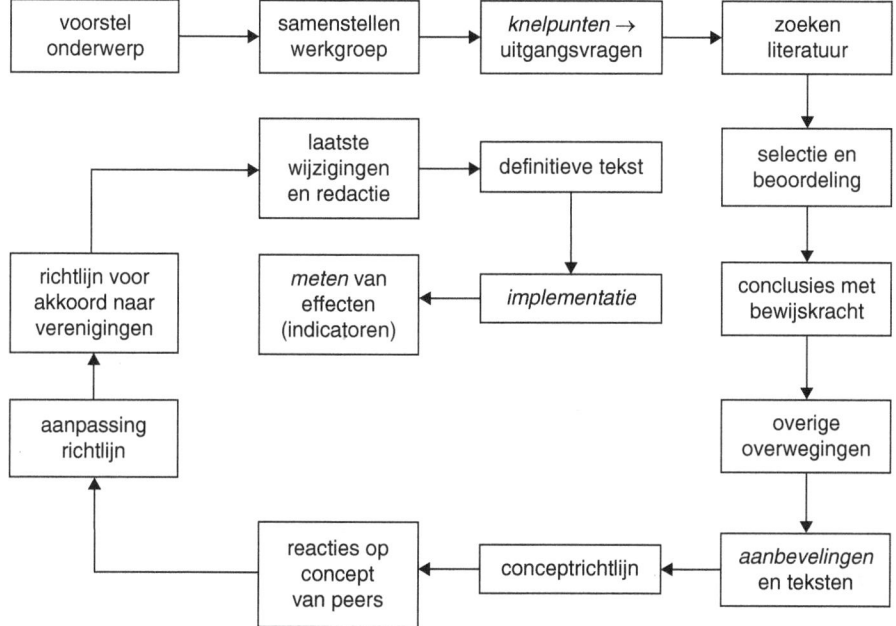

Figuur 5.1 Fasen (cursief) in het richtlijnontwikkelingsproces waarop patiënten aanzienlijke invloed willen hebben.

behandeling, de organisatie van zorg en de informatieoverdracht. In het kader hierna staan voorbeelden.

Voorbeelden van kwaliteitscriteria

— Zorgverleners ondersteunen en stimuleren het zelfmanagement van de patiënt, zodat de patiënt (desgewenst) zelf of samen met de zorgverlener(s) beslissingen kan nemen, passend bij de eigen wensen en voorkeuren (uit kwaliteitscriteria Nederlandse Federatie van Kankerpatiëntenorganisaties 2012).

— Zorgverleners screenen op meerdere momenten in het zorgproces de behoefte aan psychosociale zorg van de patiënt en zijn directe naasten. Als het nodig is, geven zorgverleners een verwijzing voor psychosociale zorg (uit kwaliteitscriteria Nederlandse Federatie van Kankerpatiëntenorganisaties 2012).

▪ **Aanvullende inventarisatie**

Zeker als er geen kwaliteitscriteria vanuit patiëntperspectief voorhanden zijn is een aanvullende inventarisatie van belang. Er zijn vele geschikte consultatiemethoden die zinvolle informatie kunnen opleveren. Beproefde methoden zijn onder andere: focusgroepinterview, spiegelgesprek, (telefonische) interviews, schriftelijke enquête of vragen en knelpunten die gemeld zijn bij een telefonische hulpdienst van de patiëntenorganisatie. Op de website van G-I-N staat een toolkader met voorbeelden van instrumenten die hiervoor gebruikt kunnen worden (zie ► www.g-i-n.net/activities/gin-public/toolkit). Als gedurende

de richtlijnontwikkeling blijkt dat extra patiënteninput nodig is kan een extra consultatieronde nodig zijn.

- **Uitvoering: aanbevelingen**
— Creëer een ontspannen en veilige sfeer in de richtlijnwerkgroep zowel voor zorgver-
  leners als voor patiënten(vertegenwoordigers).
— Maak *conflict of interest* transparant (net als bij de andere commissieleden).
— Betrek patiënten en zorgverleners actief in alle fasen van het proces (zie ❏ Figuur 5.1)
  en op het gewenste niveau van deelname.
— Zoek en beoordeel bestaande literatuur en informatiebronnen met betrekking tot de
  wensen en verwachtingen van patiënten. Identificeer de informatiebehoefte, ervaringen en voorkeuren van patiënten.
— Gebruik en bediscussieer samen met de patiënten(vertegenwoordiger) al het behan-
  delingsbewijs dat gepresenteerd wordt door professionals, beslis hoe over voor- en
  nadelen gecommuniceerd moet worden, wat het niveau van het bewijs is (zou moeten zijn), bepaal alternatieven en de mogelijke resultaten.
— Evalueer het participatieproces, tussentijds en aan het eind.

5.4.3 Stap 3: Ontwikkeling conceptrichtlijn: literatuuronderzoek en formuleren van aanbevelingen

De methodiek van evidence-based richtlijnontwikkeling (Werkgroep Richtlijn voor richtlijnen, 2012) is uitgangspunt voor de richtlijnontwikkeling. Hieronder zijn aandachtspunten benoemd voor het goed vormgeven van het patiëntperspectief in de richtlijn.

- **Literatuuronderzoek**
Hierbij gaat het om in het in kaart brengen van ervaringen en voorkeuren van patiënten
met betrekking tot de geformuleerde uitgangsvragen, met behulp van specifieke zoekstrategieën ten aanzien van patiëntperspectief.

- **Formuleren van aanbevelingen**
Bij het formuleren van de aanbevelingen is het van belang de resultaten van wetenschappelijk onderzoek te wegen ten opzichte van voorkeuren en ervaringen van professionals
en patiënten (zie GRADE, ▶ H. 11). Behoeften en ervaringen van patiënten zijn meestal
niet wetenschappelijk vastgelegd en onderbouwd, patiëntenvertegenwoordigers kennen
echter de behoeften en ervaringen van hun achterban. Zorg ervoor dat de patiëntenvertegenwoordiger invloed heeft op het schrijven van de aanbevelingen. Zo nodig kan voor
het formuleren van aanbevelingen een tussentijdse consultatieronde worden ingezet. Als
de input vanuit patiëntperspectief niet in de aanbevelingen terechtkomt, vraagt dit om
onderbouwing.
    Onderwerpen die in het kader van patiëntperspectief van belang zijn:
— kwaliteitscriteria vanuit patiëntperspectief voor de desbetreffende aandoening;

- resultaten van de knelpuntenanalyse vanuit patiëntperspectief en resultaten van eventuele tussentijdse consultatierondes;
- eigen rol (zelfmanagement) in de uitvoering van zorg en wat daarvoor nodig is (informatie, coördinatie, enz.);
- behoeften, verwachtingen, voorkeuren en ervaringen van de patiënt;
- haalbaarheid eigen rol/zelfmanagement;
- te verwachten tevredenheid over de uitkomst van de interventie;
- toegankelijkheid tot de zorginterventie;
- wet- en regelgeving die betrekking heeft op de patiënt;
- haalbaarheid (implementatie).

5.4.4 Stap 4: Externe consultatie

- **Commentaarronde**

In de commentaarronde wordt de conceptrichtlijn via de betrokken patiëntenorganisatie voorgelegd aan de achterban (via een panel, website of anderszins), met als doel de richtlijn waar nodig aan te scherpen en het draagvlak onder patiënten te vergroten. Daarbij kan een vereenvoudigde versie van de richtlijn worden meegenomen, bijvoorbeeld de samenvatting van de richtlijn en/of de knelpunten, uitgangsvragen en aanbevelingen.

5.4.5 Stap 5: Disseminatie, implementatie en indicatorenontwikkeling

Ook bij het ontwikkelen van indicatoren en de implementatie van de richtlijn is betrokkenheid van patiëntenorganisaties noodzakelijk.

Empowerment van de vraagzijde kan een belangrijke impuls voor de implementatie van de richtlijn zijn. Om te komen tot versterking van de vraagzijde c.q. tot praktiserende patiënten is het van belang dat er (afgeleide) producten komen die de toepassing van de richtlijn door patiënten bevorderen. Daarbij gaat het om producten als patiëntversies van de richtlijn, keuzeondersteunend voorlichtings- en educatiemateriaal (zoals keuzehulpen), en andere producten die zelfmanagement en gedeelde besluitvorming door de zorgprofessional en de zorggebruiker in het zorgproces bevorderen. Deze afgeleide producten geven de zorgvrager inzicht in wat hij van de zorg mag verwachten en wat zijn eigen rol in het zorgproces is.

De snelle ontwikkelingen op het gebied van *mobile health, patient-doctor communities* en datamining zullen op dit gebied nieuwe mogelijkheden bieden. Zo kan er een taakverschuiving plaatsvinden waarbij de patiënt meer en meer de regie over leven met een aandoening kan voeren (Vos, 2012; Werkgroep Richtlijn voor richtlijnen, 2012).

- **Vaststellen indicatoren**

Patiëntenparticipatie is niet alleen belangrijk voor het tot stand brengen van richtlijnen, maar ook omdat uit richtlijnen producten worden afgeleid die de overeengekomen 'goede zorg' transparant maken. Uit kwaliteitsstandaarden worden indicatoren ontwikkeld, onder andere belangrijk voor keuze-informatie en zorginkoop.

Bij het ontwikkelen van indicatoren kan eenzelfde aanpak gevolgd worden (patiëntenvertegenwoordigers in werkgroep, focusgroep, consultatie achterban), waarbij het de voorkeur heeft gebruik te maken van bestaande indicatoren als CQ-index en/of PROM's.

5.5   Voor de toekomst

Voor de komende jaren lijkt het van belang dat de opgedane ervaringen worden bestendigd en dat er naast behoeftegerichte en meer vraaggestuurde ontwikkeling en beheer van richtlijnen stevig wordt ingezet op implementatie via de vraagzijde. Twee zaken hebben hierbij prioriteit:

- Er dienen criteria te worden ontwikkeld waaraan de patiëntgerichtheid van richtlijnaanbevelingen kan worden getoetst, voordat een richtlijn wordt gepubliceerd. Vaak is het perspectief van patiënten niet of onvoldoende in richtlijnaanbevelingen geïntegreerd. Deze integratie wordt wellicht bemoeilijkt doordat het wetenschappelijk onderzoek naar effectiviteit van de interventies een (te) primaire plaats heeft en het toevoegen van ervaringskennis, al dan niet empirisch onderbouwd, als een afbreuk aan dit wetenschappelijk bewijs wordt gezien in plaats van als een complementaire bron van kennis. Dit heeft ook te maken met het gegeven dat er voor wetenschappelijk onderzoek goede beoordelingssystemen bestaan en voor kennis uit de praktijk (van zorgverleners en patiënten) veel minder.
- Er dienen implementatiestrategieën te worden ontwikkeld gericht op het versterken van de vraagzijde, zodat patiënten meer regie kunnen voeren en invulling kunnen geven aan adequaat zelfmanagement. Belangrijke elementen hierin zijn zelfmanagement, gedeelde besluitvorming, het 'Individuele Zorgplan' en *mobile health apps.*

Keuzeondersteunende instrumenten ondersteunen patiënt én behandelaar bij gedeelde besluitvorming door inzicht te geven in behandelopties en consequenties voor overleven en kwaliteit van leven en hen te helpen participeren in de besluitvorming over de best passende behandeling.

Gedeelde besluitvorming beoogt overeenstemming te bereiken over gepaste zorg, met een passende taakverdeling tussen behandelaar, zorgvrager en zijn eventuele mantelzorgers.

Gemaakte afspraken kunnen in het 'Individuele Zorgplan' worden vastgelegd. Dit zorgplan bevordert de vertaling van de algemene normen voor goede zorg in de richtlijn naar individuele doelen, behoeften en de situatie van de zorgvrager en ondersteunt tegelijkertijd ook weer de gezamenlijke besluitvorming.

Van op richtlijnen gebaseerde *mobile health apps* ten slotte verwachten wij dat zij mensen in staat gaan stellen om – op basis van zelfmonitoring, wetenschappelijke informatie op maat en het bundelen en ontsluiten van ervaringskennis – meer en meer zelf aan het roer te staan als het gaat om het managen van de eigen gezondheid en kwaliteit van leven.

Literatuur

Boevink W. Ervaring, ervaringskennis, ervaringsdeskundigheid. Deviant 2000;26:4–9.

Boivin A, Currie K, Fervers B, Gracia J, James M, Marshall C, Sakala C, Sanger S, Strid J, Thomas V, Weijden T van der, Grol R, Burgers J; G-I-N PUBLIC. Patient and public involvement in clinical guidelines: international experiences and future perspectives. Qual Saf Health Care 2010;19:e22.

Burda MH, Horst F van der, Akker M van den, Stork AD, Weijden T van der, Attekum T van, et al. Supporting people with diabetes mellitus in applying for and participating effectively in paid work: Validation of successful diabetes-related behaviors by experiential experts and professional care providers. J Occup Environ Med 2012;54:1491–9.

CBO, NPCF. Blauwdruk patiëntenparticipatie in richtlijnontwikkeling: Leidraad voor richtlijnmakers. Utrecht: CBO, 2010.

Díaz Del Campo P, Gracia J, Blasco JA, Andradas E. A strategy for patient involvement in clinical practice guidelines: methodological approaches. BMJ Qual Saf 2011;20:779–84.

Geelen, K. Wetenschappelijke GGz: einde van cliënteninbreng? Deviant 2001;8:4–7.

Haaft G ten. Dokter is ziek - Als patiënt zie je hoe zorg beter kan. 1e druk. Amsterdam: Uitgeverij Contact, 2010. ISBN 9789025434472.

Kwaliteit in Zicht, Kwaliteitscriteria algemeen voor mensen met een chronische aandoening. Kwaliteit in zicht, 2011.

Légaré F, Boivin A, Weijden T van der, Pakenham C, Burgers J, Légaré J, et al. Patient and public involvement in clinical practice guidelines: a knowledge synthesis of existing programs. Med Decis Making 2011;31:E45–74.

Schaik DJF van, Klijn AFJ, et al. Patients' preferences in the treatment of depressive disorder in primary care. Gen Hosp Psychiatry 2004;26:18.

Werkgroep Richtlijn voor richtlijnen. Richtlijn voor richtlijnen. 3e editie. Den Haag: Regieraad Kwaliteit van Zorg, 2012.

Weijden T van der, Veenendaal H van, Drenthen T, Versluijs M, Stalmeier P, Koelewijn-van Loon M, et al. Shared decision making in the Netherlands, is the time ripe for nationwide, structural implementation? Z Evid Fortbild Qual Gesundhwes 2011;105:283–8.

Weijden T van der, Boivin A, Burgers J, Schünemann HJ, Elwyn G. Clinical practice guidelines and patient decision aids. An inevitable relationship. J Clin Epid 2012;65:584–9.

Richtlijnonderwerpen, prioritering, knelpuntenanalyse en uitgangsvragen

M.M.J. Ploegmakers en Tj. Wiersma

Kernboodschappen

- Het primaire doel van richtlijnontwikkeling is verbetering van het keuzeproces van zorgverlener en patiënt in de dagelijkse praktijk.
- Potentiële onderwerpen voor richtlijnontwikkeling moeten dan ook worden beoordeeld aan de hand van de vraag of te verwachten valt dat een richtlijn de praktijk zal doen verbeteren.
- De overkoepelende vraag van praktijkverbetering kan worden gewogen aan de hand van een relatief beperkt aantal criteria, waarvan de behoefte aan een richtlijn bij professionals de belangrijkste is.
- Door coördinatie van de programma's van richtlijnorganisaties en synchrone ontwikkeling van richtlijnen voor de eigen beroepsgroep met onderlinge afstemming in netwerkverband, kan veel dubbelwerk worden voorkomen.
- Bij revisies van richtlijnen dient ook de vraag te worden beoordeeld of de beoogde praktijkverbetering niet reeds gerealiseerd is, zodat de richtlijn kan komen te vervallen.
- Na initiële onderwerpskeus kan de inhoud van de beoogde richtlijn nader worden gespecificeerd door middel van een knelpuntenanalyse en het prioriteren van knelpunten.

6.1   Inleiding

Ieder richtlijnenprogramma heeft te maken met beperkingen in menskracht en middelen. Dat betekent dat niet voor alle klachten en aandoeningen naar believen richtlijnen kunnen worden gemaakt. Prioritering in de onderwerpskeus is noodzakelijk. Ook landelijk gezien kan er aanmerkelijk aan efficiëntie worden gewonnen als de richtlijnenprogramma's van de diverse beroepsgroepen niet langer ongecoördineerd verlopen, maar onderling op elkaar worden afgestemd. Daardoor wordt voorkomen dat het proces van vergaren, rubriceren en vertalen van bewijs in aanbevelingen min of meer keer op keer wordt herhaald. Dat betekent dat er ook afstemming in de prioritering noodzakelijk is. In dit hoofdstuk wordt ingegaan op de vraag hoe men het prioriteringsproces gestalte kan geven.

In het verlengde van prioriteren van onderwerpen voor richtlijnen en deels daaraan voorafgaand ligt het benoemen van knelpunten en het vaststellen van uitgangsvragen die moeten worden beantwoord bij het opstellen van de richtlijn. Idealiter is het traject van inventarisatie van onderwerpen, prioritering, het inventariseren van knelpunten en het opstellen van uitgangsvragen een trechtervormig proces waarbij de te behandelen materie steeds verder wordt ingeperkt. Ook de manieren waarop men de knelpuntenanalyse en het formuleren van uitgangsvragen het beste kan aanpakken, zullen in dit hoofdstuk worden behandeld.

6.2   Benoemen van potentiële richtlijnonderwerpen

Een inventarisatie van onderwerpen die in aanmerking zouden kunnen komen voor richtlijnontwikkeling kan een lange wensenlijst opleveren. Er bestaat voor monodisciplinaire richtlijnenprogramma's geen duidelijk omschreven methode die aangeeft hoe men zulks het beste kan aanpakken. Er zijn wetenschappelijke verenigingen zoals het Nederlands Huisartsen Genootschap, de Nederlandse Vereniging voor Obstetrie en Gynaecologie en de Nederlandse Vereniging voor Dermatologie en Venereologie die hun kwaliteitsbeleid voor een belangrijk deel baseren op richtlijnen en daarvoor de meest voorkomende aandoeningen van het vakgebied in richtlijnen vervatten. Daar waar dat niet het geval was, wordt over het algemeen aangenomen dat ervaren hulpverleners die behoren tot de beoogde gebruikers van de richtlijn, goed in staat zijn aan te geven op welke terreinen zich veelvuldig belangrijke dilemma's voordoen waarvoor een goed gefundeerde aanbeveling welkom is. De meeste organisaties die richtlijnen maken hebben dan ook commissies met ervaren professionals die potentiële onderwerpen inventariseren en daarin een ordening aanbrengen. Men kan ook de mogelijkheid creëren van het aandragen van onderwerpen door leden van de beroepsgroep in het veld. Met enige regelmaat zal een nieuwe ontwikkeling, bijvoorbeeld het op de markt komen van een nieuw geneesmiddel, leiden tot het verzoek om plaatsbepaling in de vorm van een richtlijn. Een belangrijke aanwijzing dat er onduidelijkheid bestaat over de optimale zorg is de aanwezigheid van grote praktijkvariatie: sterk uiteenlopend handelen bij dezelfde problematiek. Dit kan ook leiden tot een verzoek van patiëntenzijde om een richtlijn voor dit onderwerp.

Uitkomst van de inventarisatie is een zogenoemde groslijst die doorgaans te groot is om alle onderwerpen in ontwikkeling te nemen en waaruit gekozen zal moeten worden.

6.3 Prioriteren van onderwerpen voor richtlijnontwikkeling

Niet voor ieder onderwerp is een richtlijn even dringend nodig. Zo kan het zijn dat een aandoening of probleem zich in de praktijk frequent voordoet, maar er op de keper beschouwd weinig onduidelijkheid over het juiste handelen is en de feitelijke afhandeling ervan zonder veel problemen verloopt. Aan het primaire doel van richtlijnontwikkeling, verbetering van het keuzeproces van zorgverlener en patiënt in de praktijk (Werkgroep Richtlijn voor richtlijnen, Regieraad Kwaliteit van Zorg, 2012), kan dan maar in beperkte mate worden voldaan. De ontwikkeling van een richtlijn in een dergelijke situatie zal dan overwegend resulteren in een beschrijving van de feitelijke praktijk. Richtlijnontwikkeling is in een dergelijke situatie weinig zinvol en ontaardt dan in een doel op zich. Een van de belangrijkste uitgangspunten bij de prioritering van onderwerpen voor richtlijnontwikkeling moet dan ook het vermoeden zijn dat de richtlijn zal bijdragen aan verbetering van het gangbare handelen.

Een punt dat eveneens aandacht verdient is de beschikbaarheid van bewijs. Het streven is immers om aanbevelingen in richtlijnen te baseren op het beschikbare geaggregeerde bewijs dat ontleend is aan onderzoek, uitgevoerd in de populatie waarvoor de richtlijn bedoeld is. Een zekere mate van onderbouwing van de aanbevelingen is onontbeerlijk, wil de richtlijn enige zeggingskracht hebben. Een richtlijn voor een onderwerp waarover vrijwel geen onderzoek gedaan is, is feitelijk niet meer dan een consensusstatement van de betrokken werkgroep. Een dergelijke richtlijn kan niet rekenen op navolging en is in het algemeen weinig zinvol. Soms is het in een dergelijke situatie zinvol toch een richtlijn te formuleren, vooral als de wens bestaat discutabel handelen dat niet berust op bewijs af te schaffen, of als de praktijkvariatie groot is, een situatie die vaker voorkomt als er weinig evidence beschikbaar is.

Een derde overweging betreft de vraag of een richtlijn wel het meest geschikte instrument is om het gesignaleerde knelpunt op te lossen. Richtlijnontwikkeling is doorgaans een langdurig proces en daarom minder geschikt voor een snelle standpuntbepaling over een nieuwe ontwikkeling. Ook is richtlijnontwikkeling minder geschikt als het probleem een domeinstrijd tussen twee beroepsgroepen betreft.

Bij inventarisatie van criteria voor onderwerpskeuze voor richtlijnontwikkeling bij diverse toonaangevende richtlijnorganisaties waaronder het National Institute for Clinical Excellence (NICE) en het Scottish Intercollegiate Guidelines Network (SIGN) blijkt dat deze enigszins uiteenlopen, maar anderzijds een sterke overlap vertonen. Uit een literatuuronderzoek naar de materie is gebleken dat de gehanteerde criteria in een tiental domeinen kunnen worden ondergebracht (Reveiz, 2010). Enkele Nederlandse organisaties hanteren nog aanvullende criteria zoals de meetbaarheid van de beoogde veranderingen en of het onderwerp wel voldoende met het handelingsterrein van de desbetreffende beroepsgroep te maken heeft. Een Nederlandse inventarisatie kwam aldus tot twaalf criteria (zie ◘ tabel 6.1) (Rapport Prioriteren onderwerpen voor richtlijnontwikkeling in Nederland, Regieraad Kwaliteit van Zorg, 2012).

Bijkans geen enkele organisatie stelt kwantitatieve eisen aan de in ◘ tabel 6.1 opgesomde criteria, zodat het in de praktijk gaat om een kwalitatieve afweging op basis van uiteenlopende dimensies. Daarbij is het zo dat aan de afzonderlijke criteria een uiteenlopend gewicht kan worden toegekend. Bij navraag onder een groot aantal Nederlandse

◘ **Tabel 6.1**   Overzicht van criteria voor richtlijnontwikkeling en definities

1 Variatie in zorg	De mate waarin ongewenste heterogeniteit bestaat in de geboden zorg tussen regio's, ziekenhuizen of behandelaars. Ongewenste praktijkvariatie betreft variatie die een negatief effect heeft op de kwaliteit van zorg en/of de kosten daarvan.
2 Kosten van het onderwerp	De kosten voor het gezondheidszorgbudget betreffende het onderwerp/gezondheidsprobleem.
3 Voldoende wetenschappelijke input voorhanden	De mate waarin het proces van richtlijnontwikkeling effectief kan zijn. Is er voldoende (nieuwe) evidence van voldoende kwaliteit voorhanden?
4 Omvang van het onderwerp	Het vóórkomen van het onderwerp/de ziekte (prevalentie).
5 Patiëntveiligheid	De mate waarin een aandoening wordt geassocieerd met een hoog voorkomen van bijwerkingen, ongewenste effecten en/of onveilige situaties waarbij een richtlijn een preventief effect kan hebben.
6 Sociale effecten en gelijkheid	De mate waarin een richtlijn voor het onderwerp kan bijdragen aan nivellering van gezondheidsverschillen tussen sociaal-economische/etnische groepen in Nederland.
7 Ernst van het onderwerp	De mate waarin het onderwerp schade veroorzaakt bij het individu, in de vorm van ziekte, invaliditeit, sterfte, arbeidsongeschiktheid, verzuim of anderszins verlies van kwaliteit van leven.
8 Behoefte aan een richtlijn bij professionals	De behoefte aan een richtlijn voor het onderwerp die bestaat bij professionals binnen de gezondheidszorg omdat het onduidelijk is wat de beste manier is om met het onderwerp om te gaan.
9 Bevordering kwaliteit van zorg	De mate waarin een richtlijn voor het onderwerp kan bijdragen aan een verbetering van de kwaliteit van zorg.
10 Behoefte aan een richtlijn bij patiënt	De behoefte aan een richtlijn vanuit de patiënt.
11 Maatschappelijke noodzaak	In hoeverre bestaat er een behoefte in de maatschappij aan een richtlijn voor het onderwerp? Zijn er specifieke interventies voor preventie, vroege diagnose en behandeling die een bewezen effect hebben op uitkomstmaten die relevant zijn voor de maatschappij?
12 Haalbaarheid implementatie van de richtlijn	De haalbaarheid van de ontwikkeling en implementatie van een richtlijn voor het desbetreffende onderwerp gezien de context van de gezondheidszorg, politiek en maatschappij. Is er bereidheid bij de betrokken partijen om het probleem op te pakken en de richtlijn op te nemen in beleid?

richtlijnorganisaties naar het belang van de criteria uit de tabel waaraan ze gewicht mochten toekennen op een schaal van 0 tot 5 bleek het criterium 'Behoefte aan een richtlijn bij professionals' het hoogst te scoren (zie ◘ figuur 6.1). Dat is verklaarbaar vanuit het gegeven dat richtlijnen traditioneel bedoeld zijn om duidelijkheid te geven omtrent het optimale handelen van deze groeperingen. Criteria als maatschappelijke noodzaak en sociale effecten en ongelijkheid in gezondheid onder uiteenlopende sociaal-economische klassen scoorden daarentegen laag. Klaarblijkelijk worden richtlijnen door de meeste respondenten weinig geschikt geacht om dergelijk problemen tot een oplossing te brengen.

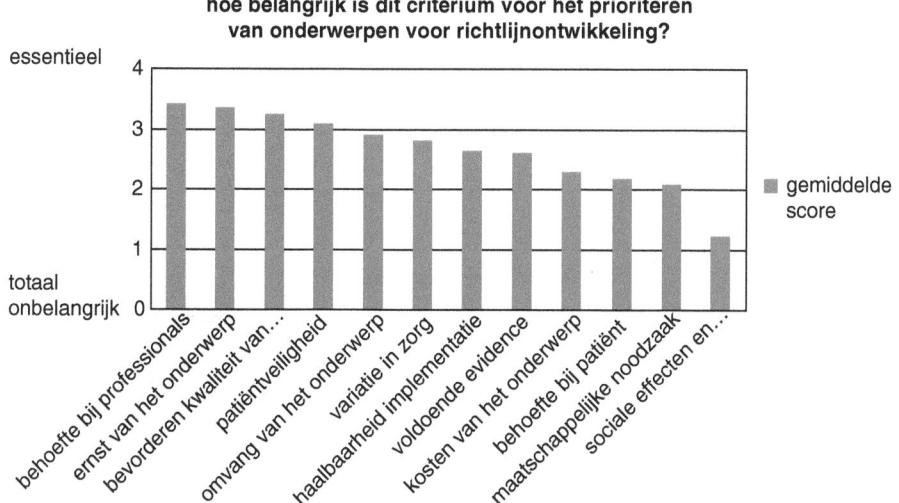

Figuur 6.1   Toegekende gewichten aan de twaalf criteria voor richtlijnontwikkeling.

De deelnemende patiëntenorganisaties kenden overigens het meeste gewicht toe aan patiëntveiligheid. Hoewel niet zonder meer kan worden aangenomen dat de toegekende gewichten constant zijn in de loop der tijd, bestaat het vermoeden dat ze onder invloed van maatschappelijke ontwikkelingen hooguit aan langzame veranderingen onderhevig zijn.

Omdat het menselijk brein doorgaans niet in staat is meer dan drie aspecten van een probleem gelijktijdig tegen elkaar af te wegen, is de vraag legitiem hoe een afweging van potentiële onderwerpen op de in de tabel genoemde criteria georganiseerd moet worden. Een pragmatische oplossing is hun aantal te beperken door de minder gewichtige buiten beschouwing te laten. Reductie in aantal valt ook te bereiken door het weglaten van criteria die sterk met andere samenhangen. Zo mag worden aangenomen dat er een belangrijke samenhang is tussen 'Behoefte aan een richtlijn bij professionals' en 'Variatie in zorg' en hangen kosten samen met zowel de omvang als de ernst van het onderwerp. Maar ook met deze maatregelen zal het vaak niet haalbaar zijn de criteria tot een in één oogopslag te beoordelen aantal te beperken.

In de praktijk is het derhalve raadzaam de onderwerpen op de bij inventarisatie opgestelde groslijst door een groep professionals aangevuld met vertegenwoordigers van patiënten – vaak de leden van een prioriteringscommissie – te laten scoren aan de hand van een relatief beperkt aantal criteria en op basis van de toegekende scores een rangorde te berekenen. De hoogst genomineerde onderwerpen hebben dan prioriteit, waarbij de keus van het aantal wordt bepaald door menskracht en middelen. In geval het subjectieve karakter van de procedure – er is immers weinig zicht op de overwegingen die de afzonderlijke deelnemers tot hun scores hebben gebracht – te bezwaarlijk wordt geacht, kan men de opgestelde lijst nog aan een bespreking onderwerpen. Dit biedt de gelegenheid aan de leden van de prioriteringscommissie de eigen scores toe te lichten en te motiveren en de commissie de aanvankelijke rangorde bij te stellen.

◼ **Tabel 6.2** Aspecten van belang op beoordeling van de noodzaak van revisie	
Omstandigheden die de validiteit van de richtlijn ondermijnen	nieuwe evidence
	nieuwe ontwikkelingen of interventies
	gewijzigde voorkeuren van patiënten
	veranderingen in middelen/kosten
	nieuwe wet- en regelgeving
	ervaringen van hulpverleners
Andere aspecten	nieuw bewijs voor bestaande aanbevelingen
	onduidelijke aanbevelingen/problemen met de implementatie
	nieuw thema/uitbreiding scope

6.4   Prioriteren van revisies van richtlijnen

Afzonderlijke aandacht verdient de prioritering van revisies van reeds bestaande richtlijnen. Bij reeds ontwikkelde richtlijnen die vanwege hun leeftijd aan revisie toe zijn, dient allereerst de algemene vraag te worden gesteld of deze richtlijnen wel gehandhaafd moeten blijven. Bij de afweging ter zake moet beoordeeld worden of het motief van eertijds om de richtlijn te ontwikkelen nog steeds opgeld doet of dat het probleem inmiddels geheel is opgelost. Als blijkt dat er zich in de feitelijke praktijk inmiddels geen relevante problemen meer voordoen, kan het raadzaam zijn een richtlijn te laten vervallen, zeker als daarmee de mogelijkheid ontstaat de aandacht te verleggen naar de ontwikkeling van een richtlijn voor een relevanter probleem. In de praktijk blijkt dat voor de meeste organisaties geen gemakkelijke keuze, omdat richtlijnen vaak ook worden gezien als *body of knowledge* van de beroepsgroep die moet worden onderhouden terwijl de behoefte om knelpunten te kanaliseren op de achtergrond is geraakt. In het verlengde hiervan zijn ook steeds meer richtlijnmakers de mening toegedaan dat het onderhoud van richtlijnen jaarlijks moet geschieden. Volgens dat concept kunnen dan ook kleine wijzigingen worden aangebracht (die dan ook weer de route van autorisatie en verspreiding volgen). Dat wordt gemakkelijker als richtlijnen een modulaire opbouw hebben. De richtlijnendatabase die momenteel wordt ontwikkeld voor (in eerste instantie) medisch-specialistische richtlijnen zal modulair onderhoud faciliteren omdat flexibel onderdelen van de richtlijn kunnen worden aangepast.

Als men tot de conclusie is gekomen dat het laten vervallen van een bestaande richtlijn geen optie is, is het vooral zaak een oordeel te vellen over de mate van veroudering. Nieuwe onderzoeksresultaten die een bestaande aanbeveling ondergraven of nieuwe waardevolle interventies die in de richtlijn nog geen aandacht hebben gekregen, zijn hierbij van groot gewicht, daar dit ogenblikkelijk betekent dat de bestaande richtlijn niet langer houdbaar is (Werkgroep Richtlijn voor richtlijnen, Regieraad Kwaliteit van Zorg, 2012). Minder belangrijke aspecten die kunnen worden meegenomen zijn de aanwezigheid van nieuw bewijs voor reeds bestaande aanbevelingen, onduidelijkheid omtrent een aanbeveling of de wens tot uitbreiding van de scope van de richtlijn. Een volledig overzicht van criteria die bij de overwegingen kunnen worden betrokken is te vinden in ◼ tabel 6.2.

Wat betreft het bereiken van een eindoordeel kan een vergelijkbare werkwijze worden gevolgd als zo-even beschreven bij het prioriteren van nieuwe onderwerpen voor richtlijnontwikkeling: scoren van de richtlijnen in kwestie op genoemde aspecten en al dan niet na bespreking het opstellen van een ranglijst naar revisiebehoeftigheid.

6.5   Prioriteren en samenwerking met andere beroepsgroepen

Lange tijd was het gebruikelijk dat iedere professionele vereniging zijn eigen richtlijnenprogramma verzorgde zonder veel acht te slaan op de activiteiten van aanpalende beroepsgroepen. De laatste jaren is dat aan het veranderen. Mede vanuit de toenemend gevoelde noodzaak samen te werken en kosten te besparen is er inmiddels meer aandacht voor onderlinge afstemming van programma's en samenwerking.

In beginsel kan bij gezamenlijke prioritering dezelfde systematiek gevolgd worden als hierboven beschreven. Er kan daarbij worden gekozen voor het instellen van een multidisciplinaire prioriteringscommissie, samengesteld uit leden die vanuit hun expertise in staat zijn over de grenzen van de eigen professie heen te kijken, en hen te belasten met het prioriteren van richtlijnen voor multidisciplinaire onderwerpen. De eerste veelbelovende stappen zijn recentelijk op dit gebied gezet door vervaardiging van een top-100 van richtlijnonderwerpen op basis van de input van een groot aantal richtlijnorganisaties. Een alternatief is om ook andere belanghebbende partijen na opstelling van de eigen ranglijst te benaderen en beoogde richtlijntrajecten te vertragen of te versnellen al naargelang de interesse in deelname of gelijktijdige ontwikkeling van een analoge richtlijn voor hetzelfde onderwerp door de aanpalende beroepsgroep. Op die manier is het mogelijk taken te verdelen en de richtlijnen inhoudelijk op elkaar af te stemmen. Of één gezamenlijke richtlijn dan wel een set van onderling samenhangende richtlijnen (netwerkrichtlijnen) de voorkeur heeft, moet van geval tot geval worden bekeken en is met name afhankelijk van de vraag of er een duidelijke taakverdeling is tussen de betrokken partijen, bijvoorbeeld omdat slechts een ervan beschikt over specifieke diagnostische faciliteiten of therapeutische mogelijkheden (Wiersma, 2012).

6.6   Knelpuntenanalyse

Terwijl men met recht kan stellen dat een gedegen knelpuntenanalyse idealiter vooraf moet gaan aan prioritering van onderwerpen, blijkt zulks in de praktijk in de regel niet haalbaar, zodat de prioritering geschiedt op basis van bij de leden van de prioriteringscommissie reeds bekende knelpunten, waarbij de mogelijkheid van initiële onvolledigheid op de koop toe wordt genomen. Nadat het besluit is genomen een richtlijn te ontwikkelen, wordt over het algemeen een wat meer uitvoerige analyse van knelpunten wenselijk geacht, zodat die zo veel mogelijk door de richtlijn tot een oplossing kunnen worden gebracht.

Een knelpuntenanalyse is een exercitie waarbij getracht wordt een zo compleet mogelijk beeld te krijgen van de problematiek rondom een richtlijnonderwerp in de praktijk. Ook kunnen bij de knelpuntenanalyse reeds de bevorderende en belemmerende factoren voor implementatie van de toekomstige richtlijn worden geïnventariseerd. Knelpunten kunnen zowel door zorgprofessionals als door patiënten en andere stakeholders (zoals bestuurders, beleidsmakers, verzekeraars en overheid) worden ervaren. Het is dan ook wenselijk al deze partijen bij de knelpuntenanalyse te betrekken.

Zowel wat betreft de uitgebreidheid als de methodiek van de knelpunteninventarisatie zijn diverse mogelijkheden voorhanden. De uitgebreidheid van de knelpunteninventarisatie is afhankelijk van het onderwerp, de beroeps- en patiëntengroepen en beschikbare financiën. In algemene zin kan worden aanbevolen om een knelpunteninventarisatie uit te voeren die zo eenvoudig als mogelijk en zo uitgebreid als nodig is. Bij onderwerpen waarover veel eensgezindheid bestaat kan met een eenvoudiger knelpunteninventarisatie worden volstaan, terwijl voor onderwerpen waarover veel discussie bestaat of strijdige opvattingen heersen een uitgebreidere knelpunteninventarisatie op zijn plaats is. Methoden die gehanteerd kunnen worden zijn:

- literatuuronderzoek;
- analyse van routinematig verzamelde gegevens (registraties);
- individuele interviews met betrokkenen;
- groepsinterview/focusgroep met betrokkenen;
- schriftelijke enquête onder betrokkenen;
- telefonische enquête onder betrokkenen;
- digitaal discussieforum met betrokkenen;
- web-based inventarisatie.

In de praktijk wordt doorgaans met enkele van deze methoden volstaan. Het is in ieder geval gewenst alle soorten betrokken hulpverleners alsmede patiënten bij de knelpuntenanalyse te betrekken. Bij richtlijnen die mogelijk effecten hebben voor de organisatie van zorg, belangrijke financiële consequenties hebben, of waarbij nieuwe medische technologie of veiligheidsaspecten in het geding zijn, is het raadzaam ook andere partijen bij de knelpuntenanalyse te betrekken (zie ◘ tabel 6.3).

Het is van belang de benoemde knelpunten goed te documenteren zodat in een later stadium van de richtlijnontwikkeling gekeken kan worden of de aanbevelingen in de uiteindelijke richtlijn daadwerkelijk de gewenste duidelijkheid verschaffen.

Na de inventarisatie van knelpunten is ordening en prioritering noodzakelijk. Het is raadzaam om bij de knelpuntenanalyse een indeling/clustering in thema's te maken zoals preventie, diagnostiek, behandeling, voorlichting, samenwerking, organisatie van zorg, enzovoort. De indeling in thema's zal per richtlijnonderwerp verschillen. Voorts wordt geadviseerd om voor de diverse knelpunten na te gaan of bekend is of het desbetreffende knelpunt voor de gehele populatie geldt dan wel voor specifieke doelgroepen.

Indien het resultaat van de knelpuntenanalyse bestaat uit een omvangrijke en heterogene lijst met aangedragen knelpunten, zal prioritering van knelpunten moeten plaatsvinden om tot een werkbaar plan te komen. Professionals uit het veld en (vertegenwoordigers van) patiënten hebben de belangrijkste stem bij het prioriteren van knelpunten. Daarbij moeten wel de belangen van andere partijen die bij de knelpunteninventarisatie betrokken waren worden meegewogen.

Prioritering kan via een schriftelijke of digitale enquête of tijdens een fysieke bijeenkomst plaatsvinden zoals een *invitational conference*. Voordeel van de laatste variant is

▢ Tabel 6.3   Betrekken van extra partijen bij knelpuntenanalyse afhankelijk van inhoudelijke aspecten

partijen	effecten op de organisatie van zorg		financiële consequenties		veiligheidsaspecten		farmacie/hulpmiddelen/medische technologie zijn belangrijke aandachtspunten	
	groot	beperkt	groot	beperkt	zeer relevant	minder relevant	in hoge mate	in mindere mate
betrokken professionals binnen de scope van de richtlijn	+	+	+	+	+	+	+	+
patiëntenorganisatie(s)	+	+	+	+	+/-	+	+	+
zorgverzekeraars	+	-	+	-	+/-	-	+	+/-
IGZ	+	-	-	-	+	-	+/-	-
ziekenhuis-/uitvoerings-organisaties	+	-	+	-	+/-	-	+/-	-
Nefarma/(hulpmiddelen)industrie/KNMP	-	-	-	-	-	-	+	+/-
CVZ	-	-	+	-	-	-	+	-
betrokken professionals buiten de scope van de richtlijn	+	+	+/-	+	+/-	+	+/-	-

+ = betrekken - = betrekken niet nodig

dat behalve scoring ook onderlinge discussie mogelijk is om tot een goede selectie van knelpunten te komen. Het kan hierbij raadzaam zijn om de bijeenkomst eerst op te splitsen in een prioriteringsoefening door patiënten en patiëntenvertegenwoordigers, die parallel wordt gedaan aan de pritoriteringsoefening door de professionals, om tot slot de twee uitkomsten in een plenair deel van de conference naast elkaar te leggen. Hiermee wordt voorkomen dat het patiëntperspectief door 'het geweld' van de discussie onvoldoende aan bod komt.

Het resultaat van een knelpuntenanalyse en de daarop volgende prioritering is een set van problemen en onduidelijkheden waar de richtlijn antwoord op zou moeten geven, alsmede een beknopte omschrijving van de onderliggende problematiek. Dit is de definitieve afbakening van de richtlijn.

6.7   Van knelpunten naar uitgangsvragen

Uitgangsvragen zijn die vragen waarop de richtlijn een antwoord geeft in de vorm van een aanbeveling voor de praktijk. Op basis van de geprioriteerde knelpunten worden uitgangsvragen geformuleerd. Vaak zijn er meerdere uitgangsvragen per knelpunt. Uitgangsvragen dienen altijd zo concreet en specifiek mogelijk te worden geformuleerd. Een uitgangsvraag kan zijn: 'Wat is de indicatie voor tonsillectomie bij kinderen met recidiverende tonsillitis?' Waarbij de uitkomsten 'episodes van ziek zijn', 'kwaliteit van leven' en 'postoperatieve complicaties' belangrijk worden geacht. Deze vraag wordt beantwoord met een instructie voor de indicatiestelling. Om deze vraag te onderbouwen moet in de literatuur gezocht worden naar een antwoord op de vraag: 'Wat zijn de (on)gunstige effecten van (adeno)tonsillectomie vergeleken met een afwachtend beleid bij kinderen met recidiverende (acute en chronische) tonsillitis? Deze wetenschappelijke zoekvraag moet volledig volgens PICO (Patient or Problem, Intervention, Comparison, Outcome) worden opgesteld.

Het is belangrijk de uitgangsvragen onder te verdelen in vragen die zich (vermoedelijk) lenen voor beantwoording met behulp van medisch-wetenschappelijke literatuur (zogenoemde zoekvragen), vragen waarvoor wellicht eigen onderzoek noodzakelijk is en vragen die zich primair lenen voor afspraken tussen de meest betrokken partijen. Voorbeelden van vragen die in principe zijn op te lossen met behulp van literatuuronderzoek betreffen vragen inzake de etiologie van een aandoening en de meest optimale wijze van diagnostiek of behandeling. Een specifieke uitgangsvraag bevat een omschrijving van de patiëntenpopulatie, eventuele interventie en controle, en een relevant geachte uitkomstmaat, en wordt ook wel aangeduid met het eerdergenoemde acroniem PICO. Vragen waarbij dikwijls eigen oorspronkelijk onderzoek noodzakelijk is, betreffen de kosten of kosteneffectiviteit van een in het kader van de richtlijn bedachte werkwijze. Vragen die zich doorgaans beter lenen voor het maken van afspraken hebben betrekking op taakverdeling, organisatie en stroomlijning van zorg en optimalisering van onderlinge berichtgeving. Een tijdige verdeling in vragen naar geschiktheid voor oplossing middels literatuuronderzoek voorkomt dat men veel energie verdoet met het zoeken van oplossingen in de verkeerde richting.

Literatuur

Reveiz L, Tellez DR, Castillo JS, Mosquera PA, Torres M, Cuervo LG, et al. Prioritization strategies in clinical practice guidelines development: a pilot study. Health Res Policy Syst. 2010;6:7.

Regieraad Kwaliteit van Zorg. Prioriteren onderwerpen voor richtlijnontwikkeling in Nederland. Een lijst met
geprioriteerde richtlijnonderwerpen, 2012.

Regieraad Kwaliteit van Zorg. Actueel houden van richtlijnen. Modelvorming en verkenning, 2012.

Werkgroep Richtlijn voor richtlijnen. Richtlijn voor richtlijnen. 3e editie. Den Haag: Regieraad Kwaliteit van
Zorg, 2012.

Wiersma T, Breejen E den, Nelen W, Kremer J. Bundel 2 in netwerkrichtlijn. Multidisciplinaire richtlijnontwikkeling moet beter worden gestroomlijnd. Med Con 2011; 66:1406–8.

Projectmanagement

P.J. van der Wees, M. Kamphuis en R.J. Borgonjen

Kernboodschappen

- Bij de samenstelling van richtlijnwerkgroepen wordt gezocht naar een goede menging van ervaring en wetenschappelijk inzicht met betrekking tot het bewuste onderwerp. In de samenstelling van een werkgroep streeft men naar evenredige vertegenwoordiging van alle betrokken verenigingen en instanties.
- Speciale aandacht verdient de keuze van de voorzitter, die over een aantal specifieke eigenschappen en kwaliteiten dient te beschikken.
- De projectleider vormt samen met de voorzitter een hecht duo. De projectleider ondersteunt, samen met de procesbegeleider, de werkgroep, stimuleert haar leden en bewaakt de voortgang.
- In elk detail zijn de samenstelling van de werkgroep, het groepsproces en een duidelijke taakafbakening belangrijke variabelen voor de uiteindelijke zeggingskracht van de te ontwikkelen richtlijn. In die zin preluderen de samenstelling van de werkgroep en de keuze van de voorzitter al in het allereerste stadium van richtlijnontwikkeling op de implementatie van de richtlijn.

7.1   Inleiding

Richtlijnontwikkeling is een complexe aangelegenheid, bestaande uit uiteenlopende activiteiten, variërend van knelpuntenanalyse tot het bevorderen van de toepassing van de richtlijn in de praktijk. Het maken van richtlijnen omvat – naast allerlei methodologische aspecten – diverse groepsdynamische en sociale interacties, die voor de voortgang en het draagvlak belangrijk zijn. Aangezien het bij richtlijnontwikkeling soms om controversiële, complexe vraagstukken gaat waar veel partijen bij betrokken zijn, is de werkgroep per definitie heterogeen samengesteld. Om het proces zo goed mogelijk te begeleiden en te sturen, worden richtlijnen bij voorkeur ontwikkeld in een project, met bijbehorende planning en begroting.

In dit hoofdstuk gaan wij in op de samenstelling van de werkgroep en op aspecten van projectmanagement die van belang zijn voor de werkgroep tijdens de voorbereiding, ontwikkeling en afronding van de richtlijn. Vervolgens beschrijven we een aantal uitgangspunten die van belang zijn voor het groepsproces. We sluiten het hoofdstuk af met een beschrijving van de taken, rollen en verantwoordelijkheden van de werkgroepleden. Voor een beschrijving van de werkwijze van (sub)werkgroepen tijdens de ontwikkelfase wordt verwezen naar ▶ H. 9.

7.2   Management in fasen

De wijze van projectmanagement bij richtlijnontwikkeling is van invloed op het verloop van het proces en de kwaliteit van het eindresultaat. In elke fase van het richtlijntraject is efficiënt organiseren, coördineren en monitoren van belang.

7.2.1   Voorbereidingsfase

De voorbereidingsfase is cruciaal voor succesvol projectmanagement. Het is de fase waarin de elementen in kaart worden gebracht die het verdere verloop van de richtlijnontwikkeling bepalen. De projectleider is verantwoordelijk voor de voorbereidingsfase. Tijdens deze fase vindt de verdeling van taken, rollen en verantwoordelijkheden in het project plaats en wordt de (potentiële) samenstelling van werkgroep bepaald. Een belangrijke stap in deze fase is het vinden van een geschikte voorzitter. Ook worden obstakels geïdentificeerd die een rol kunnen spelen tijdens het groepsproces. Om te anticiperen op de wisselende beschikbaarheid van experts in de werkgroep kan men bijvoorbeeld afspraken maken met de achterban over de verwachtingen, zodat de verantwoordelijkheid voor de tijdige oplevering van de richtlijn mede bij hen komt te liggen. Het opstellen van samenwerkingsafspraken of een schriftelijke overeenkomst kan hierbij behulpzaam zijn. Ook het opstellen van een verklaring belangenverstrengeling (zie ▶ par. 7.4.2 en ▶ H. 8) is van belang in deze fase.

7.2.2 Ontwikkelfase

De ontwikkelfase begint met het bepalen van de scope van de richtlijn. Naast de inbreng van de werkgroep kunnen hier ook focusgroepen met de doelgroep worden gebruikt. Het Nederlands Huisartsen Genootschap heeft hiervoor een aparte adviesraad ingesteld, bestaande uit tien huisartsen met meer dan vijftien jaar praktijkervaring. Het gaat hierbij om het identificeren en prioriteren van knelpunten vanuit de praktijk en het opstellen van uitgangsvragen (zie ▸ H. 6). Verder is de ontwikkelfase vooral een interactie tussen projectleider, voorzitter, werkgroepleden en methodologische expert(s), die zich allen richten op het eindresultaat, dat willen zeggen het opleveren van een kwalitatief goede richtlijn binnen de geplande tijd. Gedurende de ontwikkeling van de richtlijn kunnen nieuwe vragen of obstakels voor de implementatie van de richtlijnaanbevelingen naar boven komen. Het risico bestaat dat de richtlijnwerkgroep deze direct wil beantwoorden of oplossen, terwijl dat waarschijnlijk omwille van tijd en geld niet gaat lukken, tenzij men hiervoor nog extra budget kan verkrijgen. Niet alle vragen en obstakels die tijdens het ontwikkeltraject geïdentificeerd worden, kunnen ook daadwerkelijk worden behandeld. De projectleider, samen met de voorzitter, moet hierop toezien en duidelijke grenzen blijven aangeven van wat wel en niet behandeld kan worden. Het is wel van belang de overgebleven knelpunten in de richtlijn te benoemen en een plaats te geven in een eventuele praktijktest of mee te nemen bij herziening van de richtlijn.

7.2.3 Afrondingsfase

In deze fase vindt een externe commentaarronde plaats, gevolgd door autorisatie van de richtlijn door de betrokken partijen. Een goed en breed uitgezette commentaarronde vergroot het draagvlak voor implementatie en biedt tips voor een betere toepassing in de praktijk. Ook is een zorgvuldige en brede commentaarronde van belang voor een soepel autorisatieproces, omdat dan geanticipeerd kan worden op barrières voor implementatie.

Het op de richtlijn verkregen commentaar wordt door de werkgroep besproken om te bepalen welke aanpassingen nodig zijn in de finale versie van de richtlijn. Het is van belang aan het begin van het traject al duidelijk af te spreken hoe de commentaarronde zal verlopen, zodat daar naderhand geen onenigheid over ontstaat.

De goedkeurings- of autorisatieprocedure kan behoorlijke vertraging opleveren. Sommige beroepsverenigingen hebben slechts een paar keer per jaar een vergadering waarin richtlijnen worden besproken en goedgekeurd. Soms spelen politieke overwegingen of belangenconflicten een rol, waardoor meer tijd nodig is om een richtlijn te accepteren. De projectleider ziet erop toe dat dit goed verloopt. Voor de autorisatieprocedure geldt hetzelfde als voor de commentaarronde: men maakt al in de beginfase met de deelnemende organisaties afspraken over de wijze en het tijdstip van autoriseren.

7.3   Samenstelling van de werkgroep

7.3.1   Keuze voorzitter

Bij de keuze van de voorzitter spelen diverse factoren een rol. De voorzitter moet voor alle betrokken partijen acceptabel zijn. De keuze wordt gemaakt door de verenigingen of instanties die een leidende rol hebben in de richtlijnontwikkeling. Als er een patiënten-organisatie bij het onderwerp van de richtlijn betrokken is, verdient het aanbeveling deze ook te betrekken bij de keuze. Het is niet noodzakelijk dat de voorzitter afkomstig is van de vereniging die het initiatief tot de voorbereiding van de ontwikkeling van de desbetref-fende richtlijn neemt. Belangrijker zijn de capaciteiten van de voorzitter en het draagvlak dat hij of zij kan creëren bij de betrokken partijen.

7.3.2   Selectie werkgroepleden

Voor het draagvlak en de uiteindelijke navolging van de richtlijn is het belangrijk dat de werkgroep een evenwichtige afspiegeling is van de bij het onderwerp betrokken disciplines en instanties. Voor een multidisciplinaire richtlijn betekent dit vertegenwoordiging van alle belanghebbende spelers in het veld waarover de richtlijn gaat. Dus bijvoorbeeld voor een chirurgisch onderwerp: dat diverse medische specialismen in de werkgroep zitting nemen, evenals huisartsen, verpleegkundigen, verpleeghuisartsen, paramedici, psycholo-gen, methodologische experts, epidemiologen, managers. Als er een patiëntenorganisatie bestaat die de gehele doelgroep representeert, wordt deze uitgenodigd om zitting te nemen in de werkgroep. Ook kan het raadzaam zijn om (afhankelijk van het onderwerp) een gezondheidseconoom en een jurist deel te laten uitmaken van de werkgroep. Wat betreft de bijzondere aspecten als man-vrouwverschillen (gender) en etniciteit, kan men ervoor kiezen om hiervoor experts te vragen of ten minste een van de werkgroepleden tijdens het proces hieraan voortdurend speciale aandacht te laten besteden. Voor een monodiscipli-naire richtlijn wordt vaak volstaan met vertegenwoordigers uit de eigen discipline, soms aangevuld met experts uit andere disciplines. Maar ook bij monodisciplinaire richtlijnen moet bij de samenstelling aandacht worden besteed aan het draagvlak. Vaak is er over een onderwerp sprake van verschillende opvattingen binnen de professie, hetgeen zich vertaalt in uiteenlopende stromingen of 'scholen'. Het is dan verstandig in de samenstelling van een werkgroep te streven naar een goede mix tussen jonge en ervaren professionals, naar een gunstige verhouding tussen man en vrouw, en setting (plattelands- versus grote stads-professional en kleine zorginstelling versus groot centrum).

De verdeling van 'zetels' in de werkgroep weerspiegelt de taakstelling van de werk-groep. De daadwerkelijke invulling van personen geschiedt door de betrokken verenigin-gen. Deze wijzen één of meer gemandateerde vertegenwoordiger(s) aan die bereid is/zijn om in de werkgroep zitting te nemen. De betrokken verenigingen bepalen op basis van inhoudelijke overwegingen (knelpuntenanalyse) in samenspraak met de projectleider en de voorzitter welke andere relevante partijen in de werkgroep vertegenwoordigd worden en hoe de balans is tussen de betrokken partijen.

Aangezien de richtlijn mede haar zeggingskracht ontleent aan de status en het gezag van de betrokken partijen en de door hen afgevaardigde personen, moet de doelgroep zich kunnen identificeren met de opstellers ervan. Als het imago van de werkgroep te veel of juist te weinig wetenschappelijk is of als de werkgroep door een bepaalde discipline wordt gedomineerd, is de kans groot dat de richtlijn niet door alle betrokkenen als een 'beroepsgroepseigen' document wordt gezien. Bij de samenstelling van de werkgroep wordt dan ook gelet op deskundigheid en representativiteit en wordt zo veel mogelijk rekening gehouden met een evenredige vertegenwoordiging van de verschillende verenigingen, 'scholen' en achtergronden. Richtlijnorganisaties willen, via de samenstelling van de werkgroep, vooral ook voorkomen dat in het veld het idee ontstaat dat de gepubliceerde richtlijnen door de richtlijnorganisatie of wetenschappelijke vereniging op kantoor, achter bureaus, worden gefabriceerd. Voor de acceptatie en uiteindelijke implementatie is een dergelijk imago funest.

Samenvattend is heterogeniteit in persoonskenmerken, expertise, professionele achtergrond, werkterrein en rolmodel cruciaal bij de samenstelling van de werkgroep. Het is raadzaam de verschillende werkgroepleden met hun functies in de richtlijn te vermelden. Een bijkomend voordeel is dat werkgroepleden door organisatoren van nascholing dan ook gemakkelijk op hun profiel geselecteerd kunnen worden. Dit bevordert de implementatie weer.

De plaatsen in de werkgroep zijn in principe persoonsgebonden; plaatsvervanging is alleen mogelijk na goedkeuring van de desbetreffende vereniging. Als een lid de werkgroep verlaat, wordt de vacante plaats ingenomen door een nieuwe vertegenwoordiger van zo veel mogelijk dezelfde signatuur. De uiteindelijke grootte van de werkgroep is mede afhankelijk van de omvang en de inhoud van het onderwerp en de geïnventariseerde knelpunten. Groepen van meer dan vijftien personen zijn in de praktijk moeilijker te hanteren en worden bij voorkeur opgedeeld in subgroepen of er wordt gewerkt met een kerngroep. Ook bij minder grote werkgroepen kan om reden van efficiëntie in subwerkgroepen worden gewerkt. Voor een taakgerichte (sub)groep is een groepsgrootte van zes tot acht personen optimaal. Soms moet echter in grotere groepen worden gewerkt om het draagvlak van het (deel)product te garanderen.

In alle fasen van richtlijnontwikkeling worden inhoudsdeskundigen en methodologische experts betrokken. Voorts dienen er experts met kennis van en ervaring met patiëntenparticipatie, schrijven en redigeren van teksten, ontwikkeling van indicatoren, en implementatie van richtlijnen in de richtlijnwerkgroep te participeren. Deze expertise kan verdeeld zijn over meerdere personen.

7.4 Management van de werkgroep

7.4.1 Groepsproces

Belangrijke kenmerken van een werkgroep zijn directe interactie, gezamenlijke waarden, doelen en normen (groepscultuur) en groepsstructuur. In een richtlijnwerkgroep is het noodzakelijk om enerzijds goed met elkaar te kunnen samenwerken, maar anderzijds elkaars bijdragen kritisch te bespreken. Fysieke bijeenkomsten, telefonische vergaderingen en uitwisselingen van stukken via internet dragen hieraan bij. Daarnaast behoren taakgerichte groepen een aantal gezamenlijke waarden te hebben, bijvoorbeeld: 'richtlijnen zijn nuttige instrumenten die discussie nodig hebben', of 'afspraken nakomen is nodig voor een goed en betrouwbaar resultaat'. Ook het gezamenlijke doel is duidelijk: het komen tot een praktisch toepasbare richtlijn. Het netwerk van relaties tussen groepsleden zorgt voor een groepsstructuur en -cultuur.

7.4.2 Anticiperen op belangen en conflicten

Een werkgroeplid dient zo veel mogelijk vrij te zijn van belangen die strijdig kunnen zijn met de taak- en doelstelling van het richtlijnproject. Hier wordt al bij de samenstelling van de werkgroep op gelet. Het is moeilijk in te schatten wanneer de belangenverstrengeling zo groot is dat de geloofwaardigheid van de inbreng van het desbetreffende werkgroeplid in het geding is. En als dat het geval is, blijkt dat vaak pas halverwege de 'rit'. Transparantie over alle mogelijke belangen en contacten is daarom al in de voorbereidingsfase een vereiste. Hiertoe wordt gebruikgemaakt van belangenverklaringen die door alle werkgroepleden moeten worden ingevuld en ondertekend (zie ▶ H. 8).

Werkgroepleden van multidisciplinaire richtlijnen zijn veelal vertegenwoordigers van verenigingen en zullen daarom de meningen en wensen van hun achterban goed voor het voetlicht brengen. Het is ook hun recht en plicht om deze zo goed mogelijk te verwoorden. Dit mag echter niet ontaarden in verstoring van het groepsproces en blikvernauwing door het blind najagen van belangen. De voorzitter en projectleider zien hierop toe en zorgen voor een goed verloop van het groepsproces.

7.4.3 Afspraken

De projectleider, de voorzitter en de werkgroepleden zijn er samen verantwoordelijk voor dat het vooraf gestelde doel van de richtlijnontwikkeling wordt bereikt. Het betreft hier overigens niet de juridische eindverantwoordelijkheid in termen van aansprakelijkheid. Zo worden auteursrechten overgedragen aan de opdrachtgever of instantie die de richtlijn laat ontwikkelen, hetgeen betekent dat anderen noch een van de auteurs gedeelten van de richtlijn opnieuw kunnen publiceren zonder schriftelijke toestemming van de auteursrechthouder. De gedeelde verantwoordelijkheid betekent dat ieder werkgroeplid een constructieve bijdrage levert aan het geheel, als deelnemer in de groepsdiscussies en als schrijver van teksten. Afspraken over de taak- en rolverdeling van werkgroepleden worden gemaakt voorafgaand aan de daadwerkelijke ontwikkeling van de richtlijn. Dat kan eventueel gepaard gaan met extra vergoedingen.

7.5   Rollen, taken en verantwoordelijkheden van de werkgroepleden

7.5.1   Algemene rollen, taken en verantwoordelijkheden

Werkgroepleden hebben formeel een bepaalde rol in de groep. Naast de rol van inhoudelijke expert en vertegenwoordiger van een bepaald vakgebied zijn er nog andere rollen, zoals projectleider, procesbegeleider, voorzitter, secretaris, methodologische expert, patiëntenvertegenwoordiger of ervaringsdeskundige. ◘ Tabel 7.1 geeft een overzicht van de verschillende rollen, taken en verantwoordelijkheden.

Richtlijnwerkgroepen kennen naast een formele structuur ook functionele en sociometrische structuren. De functionele structuur is gericht op taakverdeling. De leden hebben verschillende taken, zoals het coördineren van het literatuuronderzoek, het schrijven van een hoofdstuk of kritisch meelezen. De sociometrische structuur is opgebouwd uit de verstandhouding (chemie) tussen de leden van de groep en bepaalt de bereidheid en mogelijkheid tot samenwerken. Ook andere, informelere relaties spelen daarbij een rol, bijvoorbeeld de onderlinge verhouding op basis van maatschappelijke positie, leeftijd, wetenschappelijke faam of conflicten op wetenschappelijk terrein en persoonlijke sympathie of antipathie. Binnen die groepsstructuur en -cultuur heersen bepaalde normen. De groepsnorm betreft de regels waaraan groepsleden geacht worden zich te houden. Het moet vooraf duidelijk zijn wat er van de groep en de individuele leden wordt verwacht. De rollen, taken en verantwoordelijkheden van de werkgroepleden zijn vooraf expliciet en formeel vastgelegd.

Richtlijnwerkgroepen zijn taakgerichte groepen, dus met een duidelijke taak en doelstelling. Richtlijnwerkgroepen lijken daarin veel op 'zelfsturende teams', waarin de leden de gezamenlijke verantwoordelijkheid krijgen voor het behalen van goede resultaten. Het is van belang te streven naar een duidelijke en gezamenlijke doelstelling en verantwoordelijkheid. Alleen dan zal men bereid zijn eventueel taken van elkaar over te nemen. Planning en uitvoering zijn binnen de tevoren vastgestelde kaders van budget en middelen voor ondersteuning bepaald. Of het allemaal lukt om de richtlijnontwikkeling in de geplande tijd en met de geplande middelen te realiseren, hangt ook af van zaken als afstemming met andere projecten, de omvang van de uitgangsvragen en zo nodig de welwillendheid van werkgroepleden om ook in hun vrije tijd extra werk te leveren. De projectleider en de voorzitter zorgen ervoor dat zij goed geïnformeerd blijven over de voortgang en de kwaliteit van de aangeleverde deelproducten en dat de richtlijn binnen de tijdsplanning en het budget wordt opgeleverd.

Bij problemen zullen de projectleider en de voorzitter de werkgroep eerst stimuleren zelf een oplossing te vinden. Pas bij onoverbrugbare problemen wordt zichtbaar ingegrepen.

7.5.2   Specifieke rollen, taken en verantwoordelijkheden

In deze paragraaf beschrijven we de verschillende rollen die van belang zijn voor projectmanagement tijdens richtlijnontwikkeling: projectleider, procesbegeleider, methodologisch

◘ **Tabel 7.1**   Rollen, taken en verantwoordelijkheden van de werkgroepleden

rollen	taken en verantwoordelijkheden
projectleider	verantwoordelijk voor het beheersen van het projectmanagement
	bewaakt de (wetenschappelijke) voortgang van de werkgroep en ondersteunt de werkgroep
voorzitter	afbakenen van het onderwerp en structuur aanbrengen in de knelpunten
	vergaderingen leiden, discussies ordelijk laten verlopen, daadkracht tonen en besluiten nemen
	de voortgang bewaken en het proces tijdig bijstellen indien dit wenselijk is
	goed kunnen omgaan met conflictsituaties
secretaris	het secretariaat van de werkgroep verzorgen, vooral correspondentie, agenda's en notulen
	als aanspreekpunt fungeren van en namens de werkgroep voor vragen van organisatorische en secretariële aard
procesbegeleider	structureren en bewaken van het proces
	als vicevoorzitter kunnen optreden
	desgevraagd ondersteunen bij het literatuuronderzoek
	(samen met de voorzitter) de eindredactie van de richtlijn verzorgen
	het debat in de wetenschappelijke pers verzorgen en ondersteunen
	implementatie waarborgen/afgeleide producten van de richtlijn faciliteren
inhoudelijk expert	het inhoudelijk samenstellen van de richtlijn volgens de afgesproken methodiek
	terugkoppelen naar (het bestuur van) de achterban (in geval van vertegenwoordiging)
	bewaken van de balans tussen de wetenschappelijke basis van de richtlijn en de praktische toepasbaarheid
	signaleren van nieuwe ontwikkelingen (wetenschappelijk onderzoek, knelpunten in de praktijk) die aanleiding geven tot herziening
methodologisch expert	inbrengen van kennis en ervaring over (de methodologie van) richtlijnontwikkeling
	inbreng van epidemiologische expertise met betrekking tot het selecteren en wegen van wetenschappelijke literatuur
patiëntenvertegenwoordiger	inbrengen knelpunten van patiënten
	vergroten patiëntgerichtheid en implementeerbaarheid
	goede afstemming met achterban (klankbordgroep) en inbreng op positieve manier, los van eigen emoties, bevordert acceptatie van patiëntenstandpunt

expert en secretaris. Soms kunnen meerdere rollen door één persoon worden ingevuld, bijvoorbeeld die van secretaris en procesbegeleider.

■ **Projectleider**

De projectleider is verantwoordelijk voor het beheersen van het projectmanagement op basis van inhoudelijke kwaliteit, kosten, tijd, organisatie en informatie. De projectleider bewaakt de (wetenschappelijke) voortgang van de werkgroep en ondersteunt de werkgroep daarin ook concreet.

■ **Voorzitter**

Het optreden van de voorzitter is van groot belang voor het slagen van het samenspel in de werkgroep. De voorzitter heeft de taak om met een goed begrip voor de expertise en achtergrond van de totale groep en de afzonderlijke personen de meningen van de werkgroepleden te inventariseren en te convergeren en toe te werken naar een concreet eindresultaat: een richtlijn met duidelijke conclusies en aanbevelingen.

Het voorzitterschap stelt verschillende eisen aan taakstelling en functie. Die zijn soms conflicterend. Eisen die aan de voorzitter worden gesteld, zijn onder andere goede bekendheid met het onderwerp (kennis), niet te sterke binding aan een bepaalde opvatting of stroming (onafhankelijk, neutraal), het beschikken over enthousiasmerende en motiverende capaciteiten en oog hebben voor de groepsdynamica. De voorzitter is bij voorkeur een 'trekker', iemand die zich medeverantwoordelijk voelt voor het doel dat de werkgroep vooraf heeft vastgesteld, maar de voorzitter is ook een onpartijdige leider van de discussie en mag in die zin geen vooringenomen standpunt hebben. Geen enkele voorzitter kan de eigen kennis helemaal buitensluiten, maar het is zaak deze te doseren en niet de boventoon te laten voeren, door in moeilijke discussies steeds een zo neutraal mogelijke positie in te nemen.

Er is geen blauwdruk voor het goed leiden van werkgroepvergaderingen, maar er zijn wel enkele eigenschappen en kwaliteiten te noemen die in combinatie met de beheersing van bepaalde methodieken resulteren in een goed voorzitterschap. De voorzitter is op de hoogte van het vakgebied waarvoor de richtlijn wordt opgesteld en kan binnen de werkgroep met een zeker gezag opereren. Een voorzitter is in staat een logische analyse te maken van het onderwerp, deze toe te passen bij het leiden van de discussie en knopen door te hakken op het beslissende moment.

■ **Secretaris**

De (ambtelijk) secretaris stelt de agenda op, zorgt dat de stukken tijdig bij de werkgroepleden zijn en doet verslag van de werkgroepvergaderingen. De secretaris is het scharnier van de werkgroep, zowel in- als extern: werkgroepleden zullen bij vragen contact met hem of haar opnemen en de opdrachtgevende instantie voor het opstellen van de richtlijn zal zich, waar nodig, ook tot hem of haar wenden. Het openbaar maken en uitdragen van een richtlijn is vanzelfsprekend het belangrijkste doel van de werkgroep, maar daarin ligt meteen ook de eis ten grondslag dat achteraf – dus na publicatie van de richtlijn – het proces en vooral de besluitvorming te reconstrueren moeten zijn. De kwaliteit van een richtlijn impliceert dus ook de kwaliteit en zorgvuldigheid van de gevolgde procedure. Mocht – in uitzonderlijke gevallen – er twijfel bestaan over de legitimiteit van een richtlijn en – in nog uitzonderlijker gevallen – deze legitimiteit voor de rechter worden gebracht, dan zal deze zich in eerste instantie richten op de zorgvuldigheid van de procedure en pas daarna – en dan nog eventueel – naar de inhoud van de richtlijn kijken.

- **Procesbegeleider**

Procesbegeleiding is essentieel voor de groepsinteracties, discussies en onderhandelingen tussen belanghebbenden. De procesbegeleider heeft van begin tot eind een belangrijke rol. In de beginfase helpt de procesbegeleider bij het formuleren van de zoekvragen, in de ontwikkelfase zorgt hij ervoor dat het groepsproces ordentelijk verloopt en ondersteunt hij de voorzitter adequaat. In de eindfase draagt de procesbegeleider zorg voor de redactie, onder andere op interne consistentie en afstemming met andere richtlijnen van dezelfde organisatie. De rol van procesbegeleider wordt in diverse organisaties anders benoemd: bijvoorbeeld adviseur, staflid of wetenschappelijk medewerker. Vaak valt die functie ook samen met die van secretaris.

- **Inhoudelijk expert**

Voor de inhoudelijk expert geldt dat deze werkzaam is in het veld van de doelgroep, inhoudelijke kennis heeft van het onderwerp, ervaring met het onderwerp heeft in de praktijk en dat deze wordt beschouwd als een vertegenwoordiger van een beroepsorganisatie.

- **Methodologische expert**

De rol van de methodologische expert is de inbreng van kennis en ervaring inzake (de methodologie van) richtlijnontwikkeling en van epidemiologische expertise met betrekking tot het selecteren en wegen van wetenschappelijke literatuur. Bij het selecteren en beoordelen van vakliteratuur heeft de methodologische expert een belangrijke – formeel adviserende, maar in de praktijk vaak doorslaggevende – stem. Methodologische experts zijn niet altijd tijdens het gehele proces actief, maar worden dan ingehuurd voor bepaalde onderdelen.

- **Patiëntenvertegenwoordiger**

De patiëntenvertegenwoordiger heeft tot taak de ervaringsdeskundigheid van patiënten te benutten, met als doel de kwaliteit (patiëntgerichtheid) en de implementeerbaarheid van richtlijnen te verbeteren. Zo brengen zij zaken in die door patiënten als knelpunten worden beleefd. Patiëntgerichte richtlijnen kunnen bijdragen aan beter zelfmanagement en regie van de patiënt. Dat vereist wel dat richtlijnen informatie bevatten waar patiënten vervolgens verder aan kunnen werken. Veel patiëntenorganisaties hebben nog niet veel ervaring met richtlijnontwikkeling en patiëntenvertegenwoordigers hebben veelal nog te weinig invloed om het patiëntenstandpunt geaccepteerd te krijgen. Tegenwoordig bestaan er cursussen en handleidingen om patiëntenvertegenwoordigers te ondersteunen in hun rol in de werkgroep. Soms wordt gekozen voor twee patiëntenvertegenwoordigers in de werkgroep en/of om een klankbordgroep samen te stellen zodat de patiëntenvertegenwoordigers hun achterban kunnen raadplegen. Uit praktijkvoorbeelden blijkt dat het helpt om het patiëntenstandpunt geaccepteerd te krijgen als de patiëntenvertegenwoordiger zich baseert op onderzoek en uitkomsten van achterbanconsultatie en meewerkt aan het zoeken van consensus, en deze op een positieve manier inbrengt, los van eigen emoties.

Literatuur

Rijk A de, Broek I van den, Idema K, Teunissen T. Betere zorg door inbreng patiënten. Med Cont 2011; 40:2430–3.

Holzhauer FFO, Minden JJR van. Psychologie; theorie en praktijk. Hoofdstuk 28: De persoon en groeperingen: groepsgedrag. Leiden: Stenfert Kroese, 1978.

Wijsman E. Psychologie & sociologie. Groningen: Wolters-Noordhoff, 2001.

Handleiding en toolkader Richtlijnontwikkeling in de Nederlandse Gezondheidszorg. ▶ http://ha-ring.nl/. Geraadpleegd juli-september 2012.

Werkgroep Richtlijn voor richtlijnen. Richtlijn voor richtlijnen. 3e editie. Den Haag: Regieraad Kwaliteit van Zorg, 2012.

Belangenverstrengeling

Tj. Wiersma, L. Wigersma en J.J.E. van Everdingen

Kernboodschappen
- Conflicterende belangen van werkgroepleden kunnen de inhoud van een richtlijn of advies vertekenen.
- Eventuele belangen moeten worden geïnventariseerd en beoordeeld voorafgaand aan definitieve toelating tot de werkgroep.
- Voor de inventarisatie van belangen is de landelijke 'Code ter voorkoming van oneigenlijke beïnvloeding door belangenverstrengeling' beschikbaar.
- Kans op persoonlijk financieel gewin is reden voor uitsluiting van deelname.
- Bij andere conflicterende belangen kunnen maatregelen als uitsluiting van deelname bij de behandeling van een bepaald hoofdstuk of dossier of benoeming tot adviseur worden toegepast.

8.1   Inleiding

De laatste jaren is er toenemende aandacht voor het kanaliseren van (conflicterende) belangen bij leden van werkgroepen die de inhoud van een op te stellen richtlijn of advies zouden kunnen kleuren. Bij de advisering omtrent de massale vaccinatiecampagne tegen Mexicaanse griep en het grootschalig inslaan van oseltamivir van enkele jaren geleden speelden dergelijke belangen volgens critici een duidelijke rol. Achteraf gezien vielen de gevaren van de Mexicaanse griep alleszins mee en inmiddels wordt de effectiviteit van oseltamivir laag ingeschat. Hoewel daadwerkelijke vertekening van de adviezen van onze griepdeskundigen door belangenverstrengeling hiermee geenszins bewezen is, is de vraag wel legitiem waarom zij inzake de gevaren van de Mexicaanse griep en de verdiensten van oseltamivir zo weinig kritisch waren. Het belang van de materie blijkt uit het feit dat met de vaccinatie en de inkoop van oseltamivir honderden miljoenen euro's waren gemoeid.

In dit hoofdstuk zal worden ingegaan op de vraag hoe om te gaan met mogelijke belangenverstrengeling en hoe de invloed van deze belangen – en dat zijn zeker niet alleen financiële belangen – geminimaliseerd kan worden. Het adagium is dat bij richtlijnontwikkeling zelfs de schijn van oneigenlijke beïnvloeding door belangenverstrengeling moet worden vermeden. Idealiter is dat pas het geval als degenen die moeten oordelen over de toepassing van een diagnostische procedure of therapeutische dan wel preventieve handeling niet dezelfden zijn als die aan de wieg hebben gestaan van de ontwikkeling daarvan.

8.2   De herkomst van belangen

De kans op belangenverstrengeling ontstaat vanuit het streven de in den lande aanwezige deskundigen zo veel mogelijk bij de ontwikkeling van richtlijnen te betrekken. In de regel verwerft men deskundigheid door wetenschappelijk onderzoek te verrichten op het terrein van het onderwerp van de richtlijn en daarover te publiceren. Soms zit de deskundige inmiddels in een raad die over de materie een advies moet uitbrengen, is hij betrokken bij gesponsorde nascholing of heeft hij de leiding over een onderzoeksgroep die deels wordt gefinancierd door organisaties met commerciële belangen. Om de eenmaal verworven positie als deskundige te behouden en verder uit te bouwen, kan de neiging ontstaan de betekenis van onderzoeksresultaten of het onderzoeksprogramma rooskleuriger voor te stellen dan een onafhankelijke buitenstaander zou doen. Vrijwel zeker betreft het in de regel een grotendeels onbewust psychologisch proces dat vergelijkbaar is met de neiging in wetenschappelijke publicaties de positieve resultaten te benadrukken. Dit verklaart ook waarom betrokkenen nogal eens moeite hebben de eigen belangen te onderkennen of, op het moment dat de belangen onder vuur komen te liggen, verklaren dat deze de eigen oordeelsvorming niet kleuren en dat iedereen belangen heeft, alsof belangenverstrengeling een noodzakelijk kwaad is, waar we simpelweg mee moeten leven.

8.3 Soorten belangen

Belangen kunnen uiteenlopende gedaantes hebben. Zo kan men zelf een financieel belang hebben bij het gebruik van een diagnostische test of een behandeling omdat men aandelen heeft van het bedrijf dat deze fabriceert, lid is van een adviesraad van het bedrijf in kwestie of het patent bezit op de technologie in kwestie. Ook kan het gaan om mensen in de directe omgeving (familie, vrienden) die dergelijke belangen hebben.

Voorts kan men een onderzoeks(programma) hebben lopen dat gefinancierd wordt door een partij die belangen heeft bij een bepaalde uitkomst van de richtlijn, waarbij mede vanuit de wens tot continuering van deze geldstroom de neiging kan ontstaan een standpunt in te nemen waarmee dat belang wordt gediend.

Een meer immaterieel belang betreft de bescherming of uitbouw van de eigen reputatie of die van de werkgever. Deelname aan een richtlijnwerkgroep kan gebruikt worden om extra erkenning te verwerven. Een relatief veelvoorkomende vorm lijkt de zogenoemde intellectuele belangenverstrengeling, waarbij leden van een werkgroep de betekenis van de resultaten van eigen onderzoek overschatten en ervoor ijveren deze in een aanbeveling te vertalen.

Het is niet zo dat alleen professionals belangen kunnen hebben. Ook patiëntenverenigingen worden soms gefinancierd door partijen die belang hebben bij bepaalde input in een richtlijn en functionarissen (zoals secretarissen) van een richtlijnorganisatie kunnen betrokken zijn bij het verzorgen van betaalde nascholing. De adviezen die wij hieronder geven, gelden dan ook evenzeer voor betrokkenen die niet rechtstreeks de medische professie vertegenwoordigen.

8.4 Omgaan met belangen

Om zo veel mogelijk te voorkomen dat belangen van een of meer werkgroepleden de inhoud van de richtlijn verkleuren, zijn een aantal stappen van belang:

- Streef naar een geschakeerde samenstelling van de werkgroep. Een evenwichtige samenstelling van de richtlijncommissie met werkgroepleden van uiteenlopende disciplines, waarbij op voorhand bekende opvattingen zo veel mogelijk zijn 'vertegenwoordigd', vormt een goed uitgangspunt voor een proces van open afweging waarbij alle gezichtspunten aan de orde kunnen komen. De voorzitter van de werkgroep dient zo veel mogelijk vrij van belangen te zijn (zie ook ▶ H. 7).
- Stel vooraf aan het uitnodigen van werkgroepleden de vraag of alle bekende deskundigen met bijbehorende belangen wel nodig zijn. Dikwijls wordt het belang van deskundigheid overschat. Bedenk dat richtlijnen voornamelijk gebouwd worden op gepubliceerd materiaal dat ook door anderen met wetenschappelijke scholing gelezen en beoordeeld kan worden. Nogal eens wordt een deskundige vooral gevraagd om te voorkomen dat deze zich gepasseerd gaat voelen en ter vermijding van kritiek achteraf.
- Hou bij het uitnodigen van werkgroepleden in eerste instantie een slag om de arm en meldt dat de benoeming in de werkgroep pas definitief wordt nadat het belangenver-

klaringenformulier is ingevuld en door de richtlijnorganisatie is beoordeeld. Sommige van de belangen van beoogde werkgroepleden zijn immers niet vooraf bekend en kunnen definitieve benoeming in de weg staan.

— Voor het inventariseren van de aanwezige belangen is in 2012 door een aantal richtlijn- en adviesorganisaties de 'Code ter voorkoming van oneigenlijke beïnvloeding door belangenverstrengeling' ontwikkeld, die onderschreven wordt door een groot aantal partijen. Deze code is op internet beschikbaar en te downloaden via ▶ www.knaw.nl/Content/Internet_KNAW/publicaties/pdf/code_digitaal_2012_NL_digitaal3.pdf. Onderdeel van de code is het formulier 'Belangenverklaring' (zie ◘ figuur 8.1), waarmee de belangen van beoogde werkgroepleden geïnventariseerd kunnen worden. Stuur de code met het formulier spoedig na de voorlopige uitnodiging op naar de kandidaat-werkgroepleden, zodat de belangen nog voor de eerste werkgroepvergadering geïnventariseerd en beoordeeld kunnen worden.

— De belangenverklaringen worden voorafgaand aan de eerste werkgroepvergadering beoordeeld door degene die binnen de richtlijnorganisatie verantwoordelijk is voor het beleid ter voorkoming van beïnvloeding door belangenverstrengeling. Het is raadzaam daarvoor iemand apart verantwoordelijk te maken. Doorgaans zal dit degene zijn die leidinggeeft aan het richtlijnenprogramma. Ook de voorzitter van de werkgroep dient bij de beoordeling te worden betrokken.

— Er is bij richtlijnorganisaties nog relatief weinig consensus over de wijze waarop belangenverstrengeling moet worden beoordeeld. De code rept in dit verband van het begrip 'proportionaliteit', waarmee wordt bedoeld dat de maatregelen die genomen worden om oneigenlijke beïnvloeding te voorkomen, in verhouding moeten staan tot de mate van mogelijke belangenverstrengeling. Die mate wordt bepaald door twee factoren: het risico dat de inbreng van de deskundige zal worden gekleurd door meespelende belangen en de schade die dit zou kunnen toebrengen aan de inhoud en geloofwaardigheid van de richtlijn. Terwijl wel vaststaat dat de kans op persoonlijk financieel gewin van een kandidaat-werkgroeplid door een bepaalde uitkomst moet leiden tot uitsluiting van deelname, is het beleid ten aanzien personen met extern gefinancierde onderzoeksprogramma's en de zo dadelijk beschreven meer immateriële belangen minder uitgekristalliseerd. Het besluit daarover zal dus in onderling overleg binnen de organisatie genomen moeten worden, eventueel na het horen van de betrokken kandidaat. De beoordeling leidt tot een van de volgende conclusies: volledige deelname aan de werkgroep, deelname onder de voorwaarde dat men niet betrokken is bij de behandeling van en de besluitvorming over een bepaald hoofdstuk of onderdeel, geen deelname als werkgroeplid maar alleen betrokkenheid als adviseur, en deelname niet toegestaan. Ook dat wordt genoteerd op het formulier, waarna de beoogde werkgroepdeelnemer van het besluit in kennis wordt gesteld.

— Bespreek de gemelde belangen en eventueel daaruit voortvloeiende beperkingen tijdens de eerste vergadering van de richtlijnwerkgroep, zodat de aanwezige belangen voor alle deelnemers transparant zijn en men elkaar daarover vragen kan stellen. De achterliggende gedachte is dat bekendheid van belangen over en weer leidt tot onderlinge controle en dat dit een belangrijke manier is om oneigenlijke beïnvloeding te voorkomen.

Belangenverklaring

In het kader van de 'Code ter voorkoming van oneigenlijke beïnvloeding door belangenverstrengeling' wordt alle beoogd betrokkenen bij de totstandkoming van wetenschappelijke adviesrapporten en medische richtlijnen gevraagd onderstaande verklaring in te vullen, te ondertekenen en te retourneren.

U kunt dit formulier:

- digitaal invullen, uitprinten en met de hand ondertekenen;
- digitaal invullen en ondertekenen en per e-mail retourneren;
- uitprinten en handgeschreven invullen.

Het formulier zal na beoordeling openbaar worden gemaakt.

Persoonlijke gegevens aanvrager

Commissie:

Naam lid:

Hoofdfunctie(s):
Graag omvang per functie vermelden als u meerdere functies heeft.

Nevenwerkzaamheden:
Graag kort per functie de werkzaamheden vermelden en of deze betaald of onbetaald zijn.

◘ **Figuur 8.1** Belangenverklaring.

Beschrijving van relaties en belangen

Zie voor een uitgebreidere toelichting de paragraaf 'Omgaan met belangen' van de Code.

Persoonlijke financiële belangen

Voorbeelden:

Lid van een adviescommissie die in dienst van een bedrijf opereert op het gebied waar het advies of de richtlijn zich op richt.

Directe financiële belangen in een bedrijf (aandelen of opties).

Persoonlijke relaties

Voorbeeld:

Mensen uit directe omgeving (zoals familieleden, partner, vrienden, naaste collega's) die baat kunnen hebben bij een bepaalde uitkomst van een advies.

Reputatiemanagement

Voorbeelden:

Deelname aan (onbetaalde) commissie om de eigen reputatie/positie, positie van de werkgever of andere belangenorganisaties te beschermen of erkenning te verwerven.

Boegbeeldfunctie bij een patiënten- of beroepsorganisatie.

◘ **Figuur 8.1** Vervolg.

Extern gefinancierd onderzoek

Voorbeeld:

Deelname aan onderzoek gefinancierd door (semi-)overheid, fondsen of industrie, waarbij de financier belangen kan hebben bij bepaalde resultaten van het onderzoek.

Kennisvalorisatie

Voorbeelden:

Bijzondere en unieke expertise op (deel)gebied waar het advies of de richtlijn zich op richt die mogelijkheden biedt voor 'vermarkting'. Dit kan een medisch product, procedure of interventie zijn, maar ook een nieuw theoretisch concept of model, of vernieuwde aanpak van organisatie en logistiek.

Eigendom van een patent van een product.

Overige belangen

Zijn er voor het overige bij u of in uw omgeving nog belangen die, als ze bekend worden, u, uw omgeving of de organisatie in verlegenheid kunnen brengen?

◘ **Figuur 8.1** Vervolg.

Ondertekening

I.   Verklaart kennis te hebben genomen van de 'Code ter voorkoming van oneigenlijke beïnvloeding door belangenverstrengeling'.

II. Verklaart de interne beraadslagingen van de commissie als vertrouwelijk te zullen beschouwen.

III. Verklaart naar eer en geweten hierboven een opsomming te hebben gegeven van alle relevante relaties en belangen die hij/zij heeft.

IV. Verklaart te zullen melden indien er tussentijds sprake is van nieuwe, verdwenen, gewijzigde of vergrote belangen.

Print het formulier, onderteken het en stuur het op naar de organisatie.

Handtekening beoogd lid:

Datum:

Insturen (door organisatie in te vullen)

U kunt het belangenverklaringsformulier insturen via reguliere post.

◘ **Figuur 8.1**   Vervolg.

— Blijf ook tijdens het richtlijnentraject aandacht schenken aan belangenverstrengeling. Af en toe worden werkgroepleden door een belanghebbende partij benaderd en kan zich gaandeweg het ontwikkelingsproces een nieuw belangenconflict voordoen. Deelnemers moeten om die reden worden verzocht eventuele tussentijdse wijzigingen van hun belangen te melden bij de werkgroepvoorzitter, zodat deze in een vergadering besproken kunnen worden. Om melding daarvan te vergemakkelijken, kan ook worden besloten het item 'tijdens de rit ontstane belangen' periodiek op de agenda van de vergadering te zetten.
— Reik aan het slot van het richtlijnentraject nogmaals het formulier 'Belangenverklaring' aan de werkgroepleden uit voor eventuele aanvulling, waarna de ingevulde verklaringen tezamen met de richtlijn openbaar worden gemaakt.

8.5   Voor de toekomst

Mogelijke belangenverstrengeling bij richtlijnontwikkeling is een probleem waar velen zich zorgen om maken, maar waarvan de daadwerkelijk vertekenende invloed niet erg duidelijk is. Vertekening wordt dikwijls vermoed, maar kan veel minder frequent worden aangetoond. De gezamenlijke ontwikkeling van genoemde 'Code ter voorkoming van oneigenlijke beïnvloeding door belangenverstrengeling' en het formulier 'Belangenverklaring' door een groot aantal Nederlandse partijen is een belangrijke stap voorwaarts. Zoals reeds vermeld zijn velen met belangen te goeder trouw en zich niet of nauwelijks van hun conflicterende belangen bewust. Het is geenszins zeker dat de belangen, en hun betekenis, met het nu ontwikkelde formulier en de daarbij behorende werkwijze afdoende boven tafel zullen komen. Het is dan ook zaak dat richtlijn- en andere organisaties die met de code werken de opbrengst ervan met elkaar evalueren, onderzoek doen naar mogelijke onderrapportage, en waar nodig met voorstellen komen om het formulier aan te passen.

Een aandachtspunt is ook of de code en het daarin aangegeven beleid niet te veel wedt op het paard van de transparantie. Voor de stelling dat bekendheid met elkaars belangen via sociale controle zal leiden tot het voorkomen van oneigenlijke beïnvloeding bestaat onvoldoende bewijs. Er zijn voorbeelden waarbij werkgroepleden met duidelijke stellingnames ondanks bekende belangen toch hun zin kregen. Het beleid ten aanzien van belangen anders dan direct financieel gewin vereist nadere uitwerking. De vrijblijvendheid waarmee richtlijnorganisaties indirecte en immateriële belangen voor kennisgeving aannemen, is voorbij. Maatregelen als deelname aan de werkgroep onder voorwaarden of beperking van betrokkenheid tot die van adviseur kunnen veelvuldiger en routinematiger worden toegepast.

Website

▶ www.knaw.nl/Content/Internet_KNAW/publicaties/pdf/code_digitaal_2012_NL_digitaal3.pdf. Geraadpleegd op 11 juni 2013.

Deel 3 Ontwikkeling en onderhoud

Hoofdstuk 9 Het werk in de werkgroep – 91
M.A. Pols, J.A. Vriezen en C.J.G.M. Rosenbrand

Hoofdstuk 10 Zoeken van informatie – 99
H.W.J. Deurenberg, M.E. Wessels en C.J.M. Hielkema

Hoofdstuk 11 Beoordelen en graderen van wetenschappelijk bewijs – 111
T. Kuijpers, B. Niël-Weise, M. Langendam en R.J.P.M. Scholten

Hoofdstuk 12 Het formuleren van aanbevelingen – 125
Tj. Wiersma, T. Zuiderent-Jerak, J.J.E. van Everdingen en J.S. Burgers

Hoofdstuk 13 Structuur en opbouw van de tekst – 139
Z. Erjavec, H. Vermeulen en J.S. Burgers

Hoofdstuk 14 Commentaarronde en uittesten van een conceptrichtlijn – 149
C.T.J. Hulshof, C.J.G.M. Rosenbrand en M.A.H. Fleuren

Hoofdstuk 15 Autorisatie van richtlijnen – 155
W.J.J. Assendelft, T.A. van Barneveld en T. Dunnink

Inleiding

Nadat het onderwerp is vastgesteld en afgebakend en de werkgroep is samengesteld, start de ontwikkelfase van het richtlijntraject. Het is de fase waarin het literatuuronderzoek plaatsvindt en de werkgroep regelmatig bijeenkomt om de bevindingen uit het onderzoek te bespreken en op basis daarvan aanbevelingen voor de praktijk te formuleren. Dit groepsproces resulteert in een tekst die na een externe commentaarronde formeel wordt goedgekeurd door de betrokken partijen.

Ook wordt ingegaan op hoe wordt gehandeld in geval van conflicten. Het is van belang dat de werkgroep reeds bij aanvang van de ontwikkeling hierover wordt geïnformeerd.

De techniek van het zoeken van literatuur is een speciaal vak. In tegenstelling tot systematische reviews wordt in het kader van richtlijnontwikkeling niet gestreefd naar volledigheid, maar worden de relevantste onderzoeken geselecteerd om daaruit de hoogste graad van bewijs te destilleren. Het zoeken in literatuurdatabases vereist specifieke kennis en ervaring met literatuurdatabases, die meestal voorbehouden is aan een literatuur- of informatiespecialist. Om efficiënt te kunnen zoeken is ook de input van klinisch-inhoudelijke experts nodig. Juist het samenspel tussen verschillende specialisten kenmerkt het literatuuronderzoek bij richtlijnontwikkeling.

De geselecteerde literatuur wordt vervolgens beoordeeld en gewogen, in het licht van vooraf gedefinieerde uitkomstmaten. Hiertoe wordt steeds vaker de internationale GRADE-methode gehanteerd. In ► H. 11 wordt deze methode besproken voor uitgangsvragen die betrekking hebben op een therapeutische interventie. Kort wordt ook ingegaan op diagnostische vraagstukken.

Naast bevindingen uit de literatuur spelen ook allerlei andere overwegingen een rol bij het opstellen van aanbevelingen. Hierbij kan gedacht worden aan veiligheidsaspecten, praktisch-organisatorische aspecten en patiëntvoorkeuren. Al die zaken hebben invloed op de vertaalslag van de conclusies uit de literatuur naar aanbevelingen voor de praktijk. Het is de kunst en misschien voor velen wel een uitdaging de aanbevelingen zo specifiek en krachtig mogelijk te formuleren.

In de opbouw van een richtlijn wordt maximale transparantie en leesbaarheid nagestreefd. Enerzijds moet de tekst voldoende inzicht geven in de onderbouwing en totstandkoming van de aanbevelingen, anderzijds mag de richtlijn niet ontaarden in een dik boek dat niet uitnodigt tot lezen. Door middel van een 'modulaire presentatie' of het aanbrengen van verschillende lagen in de tekst, zoals ook bij webteksten, kan dit dilemma worden opgelost. In wezen is de richtlijn niet meer dan een samenvatting van alle adviezen en aanbevelingen. Alle tekst die ter onderbouwing daarvan wordt aangedragen, is te beschouwen als achtergronddocumentatie.

In de afrondingsfase van het richtlijntraject wordt de concepttekst van de richtlijn voorgelegd aan externe partijen en deskundigen voor commentaar. Na verwerking van het commentaar wordt de definitieve tekst opgesteld door de werkgroep. Het sluitstuk is de autorisatie of goedkeuring van de richtlijn door de betrokken partijen, meestal beroepsverenigingen en bij voorkeur ook patiëntenorganisaties. Na een positief besluit wordt de richtlijn onderdeel van de 'professionele standaard' en mag van professionals worden verwacht dat zij kennis nemen van de richtlijn en zo veel mogelijk volgens de richtlijn gaan werken.

J.S. Burgers

Het werk in de werkgroep

M.A. Pols, J.A. Vriezen en C.J.G.M. Rosenbrand

Kernboodschappen

- Richtlijnontwikkeling is een groepsproces, waarin ieder zijn eigen taken en verantwoordelijkheden heeft.
- Een goede planning en voorbereiding van het richtlijnproject heeft een positieve invloed op de samenwerking en vermindert problemen in latere fasen.
- De voorzitter heeft gezag, tact, en kan zich objectief opstellen bij meningsverschillen.
- Aan het begin van het ontwikkeltraject worden de taken binnen de werkgroep verdeeld. De taakverdeling wordt vastgelegd.
- Indien de werkgroep groot is, heeft het de voorkeur om in subwerkgroepen te werken.
- De vergaderfrequentie en -modus worden afgestemd op de werkwijze van de werkgroep.
- Bij meningsverschillen wordt primair gestreefd naar consensus. Wanneer geen consensus bereikt kan worden, kan een minderheidsstandpunt worden geformuleerd. Bij dreigende escalatie wordt overlegd met de wetenschappelijke verenigingen.

9.1   Inleiding

Richtlijnontwikkeling is voor een belangrijk deel een groepsproces, waarbij de werkgroep bestaat uit vertegenwoordigers van betrokken beroepsgroepen en veelal een of meerdere patiëntenvertegenwoordigers, samen met methodologische experts en/of procesbegeleiders (zie ▶ H. 7). Het groepsproces is een dynamisch geheel. Het is zaak tot een redelijke taakverdeling te komen waar iedereen zich in kan vinden. De discussies binnen werkgroepen vinden weliswaar grotendeels plaats via rationele argumenten, maar spelen zich soms af binnen een sterk sociaal en politiek krachtenveld. Enerzijds bestaat dit krachtenveld uit algemeen psychologische mechanismen, anderzijds kunnen heuse problemen de kop opsteken als er bijvoorbeeld sprake is van belangenverstrengeling, het niet nakomen van afspraken of een partijdige voorzitter. De coaching van dit alles vereist *fingerspitzengefühl,* waarbij voortdurende communicatie en samenwerking tussen alle betrokkenen essentieel is.

De taak van de werkgroepleden is om antwoord te geven op de uitgangsvragen in aanbevelingen die de neerslag vormen van wetenschappelijke gegevens, klinische ervaring en bijkomende argumenten zoals die binnen de groep worden geformuleerd. De werkgroepactiviteiten duren afhankelijk van het aantal te beantwoorden uitgangsvragen en de complexiteit van de richtlijn één tot anderhalf jaar. Ieder lid van de werkgroep levert een bijdrage aan het eindproduct vanuit de eigen deskundigheid en belangstelling. Door de discussie in de werkgroep zo veel mogelijk te structureren en te verwoorden in conclusies, overwegingen en aanbevelingen tracht men tegengestelde meningen te expliciteren. De wijze waarop de verworven inzichten worden vertaald in concrete aanbevelingen voor de praktijk, wordt in ▶ H. 12 besproken.

De punten die in dit hoofdstuk achtereenvolgens aan de orde komen zijn: taakverdeling binnen de werkgroep, vergaderdiscipline, digitaal werken, omgaan met werkgroepleden die hun afspraken niet nakomen, omgaan met conflicten, omgaan met meningsverschillen en omgaan met zeer recente literatuur.

9.2   Taakverdeling binnen de werkgroep

Op de eerste vergadering wordt het onderwerp in onderdelen verdeeld aan de hand van de uitgangsvragen (zie ▶ H. 6) en de hoofdstukindeling van de richtlijn (zie ▶ H. 13). Vaak worden één of meerdere werkgroepleden inhoudelijk verantwoordelijk gemaakt voor een uitgangsvraag of hoofdstuk. Bij een grote werkgroep (van bijvoorbeeld meer dan vijftien leden) is het raadzaam om verschillende subgroepen te formeren. Dit kan de vorm hebben van een kerngroep die de teksten opstelt en een klankbordgroep die commentaar levert, of er kan gewerkt worden met parallelle subwerkgroepen die ieder de beantwoording van een of meer uitgangsvragen op zich nemen. Aan het begin van het traject worden afspraken gemaakt over de werkwijze van de subgroepen en de afstemming met de rest van de werkgroep. Het beoordelen en samenvatten van de literatuur kan door methodologische experts (adviseurs) worden gedaan, maar deze taak kan ook bij de werkgroepleden liggen. Bij het opstellen van de teksten kunnen afhankelijk van het onderwerp ook deskundigen van buiten de werkgroep worden geconsulteerd, bijvoorbeeld een gezondheidsjurist of -econoom. Het is van belang om de taakverdeling binnen de werkgroep goed vast te leggen, zodat daar geen misverstanden over ontstaan (zie ► H. 7).

9.3 Vergaderdiscipline

Het ontwikkelen van een richtlijn is arbeidsintensief. Om binnen het gestelde tijdschema te blijven, is het van belang dat de werkgroepleden zo veel mogelijk de vergaderingen bijwonen om gezamenlijk tot een goed eindproduct te komen. Het is dan ook essentieel om voor elke vergadering een goede agenda te hebben en ervoor te zorgen dat de bijeenkomsten door alle aanwezigen nuttig worden geacht. Dit betekent dat de stukken die op de agenda staan bijtijds beschikbaar moeten zijn voor de werkgroepleden. De frequentie van vergaderen kan per richtlijnproject verschillen. De tijd tussen de vergaderingen moet afgestemd zijn op de afspraken binnen de werkgroep en moet voldoende zijn om de werkgroepleden de gelegenheid te geven hun taken uit te voeren. Bij een (te) lage vergaderfrequentie bestaat het gevaar dat de werkgroep zich elke keer opnieuw moet 'opladen' en dat discussies zich herhalen. Gezien de vaak drukke agenda's van werkgroepleden is het aan te bevelen om ver vooruit vergaderdata te plannen, bij voorkeur tijdens de eerste werkgroepvergadering. Deze data kunnen vervallen als ze bij nader inzien overbodig zijn.

Telefonische vergaderingen kunnen zeer efficiënt zijn. Dit is wel afhankelijk van de agenda, van de grootte van de werkgroep en van hoe goed de werkgroepleden elkaar kennen. Ingewikkelde discussies lenen zich minder voor telefonisch vergaderen dan het maken van concrete afspraken en het afstemmen van besluiten. Het kan bijvoorbeeld goed werkbaar zijn om in een eerste fysieke vergadering mogelijke uitgangsvragen te bespreken en deze later in een tweede, telefonische vergadering definitief vast te stellen. Digitale ondersteuning, bijvoorbeeld in de vorm van een webomgeving waarin stukken worden gedeeld, kan het telefonisch vergaderen vergemakkelijken.

Bewaking van de looptijd en eventueel het uitoefenen van druk om streeftijden te behalen is nodig, want het te lang werken aan een richtlijn kan betekenen dat onderwerpen alweer achterhaald zijn en dat werkgroepleden afhaken vanwege gebrek aan motivatie. Anderzijds moet de snelheid ook niet te hoog worden opgevoerd. Wanneer de druk te hoog wordt, kunnen onzorgvuldigheden in de conceptteksten sluipen en knappen werkgroepleden mogelijk af.

9.4 Digitaal werken

Digitale ondersteuning van richtlijnontwikkeling is tegenwoordig niet meer weg te denken. Veel richtlijnontwikkelaars werken met een web-based projectmanagementsysteem, waarop alle relevante documenten centraal opgeslagen worden en te allen tijde door alle werkgroepleden ingezien en zo nodig bewerkt kunnen worden.

Ook wordt wel gebruikgemaakt van web-based applicaties voor discussie en consensusvorming, vaak gebaseerd op een Delphi-achtige methodiek. Werkgroepleden kunnen dan inloggen in een discussie en hun mening en onderliggende argumenten in een beveiligde omgeving achterlaten. Ook kunnen zij reageren op de argumenten van anderen. Dit maakt de consensusvorming transparanter. Dit is vooral zinvol als er geen eenduidig wetenschappelijk bewijs is en aanbevelingen voor een groot deel steunen op de meningen van experts. Fysieke werkgroepbijeenkomsten kunnen door het digitaal werken wel afnemen in aantal, maar nooit geheel vervangen worden (zie kader Consensusvorming via internet).

Consensusvorming via internet

Op initiatief van de Nederlandse Vereniging voor Anesthesiologie (NVA), de Nederlandse Vereniging voor Heelkunde (NVvH), de Nederlandse Vereniging voor Obstetrie en Gynaecologie (NVOG) en de Nederlandse Orthopaedische Vereniging (NOV) zijn er richtlijnen over het pre-, per- en postoperatieve traject opgesteld. Deze richtlijnen hebben met name betrekking op de organisatie en procesvoering, met als doel de veiligheid van de patiënt te verbeteren. Er werd gewerkt met een grote werkgroep, waarin alle snijdende disciplines en andere betrokken beroepsgroepen waren vertegenwoordigd. Omdat er weinig hard wetenschappelijk bewijs is voor de effectiviteit van organisatorische veranderingen, speelden meningen van experts en consensusvorming een relatief grote rol. Vanwege de grootte van de werkgroep en om het proces van consensusvorming gestructureerd en transparant te laten verlopen, werd gebruikgemaakt van een web-based systeem voor groepsdiscussie en meningsvorming. Door een kerngroep werden conceptaanbevelingen opgesteld op basis van beschikbare literatuur en van een analyse van risicomomenten in het perioperatieve proces. Deze aanbevelingen zijn via een webomgeving voorgelegd aan de werkgroep. De werkgroepleden konden gedurende drie weken via internet hun mening geven (en bijstellen) en een score geven aan het belang van de aanbevelingen. De uitkomsten van deze groepsdiscussie werden vervolgens in een fysieke vergadering besproken, waarna de aanbevelingen zijn vastgesteld.

Het verdient de voorkeur om in elk geval voor de eerste bijeenkomst, waarbij kennismaking plaatsvindt en afspraken over de inrichting van het project worden gemaakt, en voor de laatste bijeenkomst, waarbij het ontvangen commentaar wordt besproken, als werkgroep bij elkaar te komen.

9.5   Omgaan met werkgroepleden die hun afspraken niet nakomen

Werkgroepen zijn voor een groot deel te beschouwen als 'zelfsturende teams' (zie ▶ H. 7). Dit houdt onder meer in dat de werkgroepleden elkaars werk en inzet controleren en stimuleren. Dit gebeurt niet alleen vanuit het groepsbelang, maar ook uit individuele voorzorg, want als een werkgroeplid afspraken niet nakomt, betekent dat automatisch stagnatie van de voortgang of, erger nog, meer werk voor de andere werkgroepleden. Blijft een werkgroeplid bij voortduring in gebreke wat betreft het aanleveren van toegezegde teksten, en merkt de procesbegeleider op dat dit nadelige gevolgen heeft voor de sfeer of de voortgang van de richtlijn, dan is ingrijpen gewenst. In eerste instantie zal de voorzitter in contact treden met het desbetreffende werkgroeplid om de oorzaak van het gedrag te achterhalen, en te peilen of dit werkgroeplid zich realiseert wat de gevolgen zijn voor de andere leden van de werkgroep en het te bereiken resultaat. Wanneer dit niet leidt tot verbetering, dient dit te worden gemeld bij de vereniging die het werkgroeplid heeft afgevaardigd. Het is daarna aan de vereniging om formeel stappen te nemen en eventueel te besluiten een andere vertegenwoordiger aan te wijzen.

9.6   Omgaan met meningsverschillen

Bij de ontwikkeling van een richtlijn kunnen er in de werkgroep aanzienlijke meningsverschillen ontstaan, bijvoorbeeld als de gegevens in de literatuur tegenstrijdige conclusies toelaten. Men zal in eerste instantie de oorzaak voor die tegenstrijdigheid proberen op te sporen, bijvoorbeeld heterogeniteit van de onderzoekspopulaties, selectiebias enzovoort (zie ▶ H. 11). Maar ook een nauwkeurige analyse zal niet altijd tot uniforme uitspraken in richtlijnen leiden. Niet iedereen zal dezelfde waarde toekennen aan bepaalde aspecten, zoals de potentiële vertekening van een trial door sponsoring van een industrie of de afweging van de grootte van een effect tegenover de meerkosten. Dit kan leiden tot interpretatieverschillen in de betekenis die aan het bewijsmateriaal wordt toegekend (zie kader Voorbeelden van interpretatieverschil).

Voorbeelden van interpretatieverschil
Tijdens de besprekingen in de richtlijnwerkgroep 'Antitrombotische profylaxe van vasculaire gebeurtenissen bij patiënten met manifest atherosclerotisch vaatlijden' werden twee verschillende standpunten ingenomen.

Aan de ene kant stond een pathofysiologische redenering bij de interpretatie van het bewijsmateriaal. Hierbij bood het grote aantal experimentele studies die wezen op een gunstig effect van acetylsalicylzuur na een hartinfarct ondersteuning aan de pathofysiologische gedachte dat remming van de aggregatie van bloedplaatjes bij patiënten met ernstige coronairaandoeningen leidt tot een vermindering van vasculaire gebeurtenissen.

Het andere standpunt was gebaseerd op een meer epidemiologische redenering die uitging van de afzonderlijke indicaties. Hierbij werd de vraag gesteld in hoeverre het bewijsmateriaal op basis van gedeeltelijke extrapolatie van het beschikbare onderzoek een aanbeveling voor elke indicatie afzonderlijk wettigde. Deze verschillen in opvattingen botsten met name bij de discussie over stabiele angina pectoris, waarvoor slechts één redelijk grote trial beschikbaar was.

In de richtlijnwerkgroep 'Ulcus cruris' kwam, nadat de conceptrichtlijn reeds op de website van de Nederlandse Vereniging voor Dermatologie en Venereologie (NVDV) ter discussie was gesteld en ter beoordeling was voorgelegd aan de besturen van twee andere verenigingen, een van de werkgroepleden met nieuw wetenschappelijk materiaal. Dit bestond uit de resultaten van een Nederlandse gerandomiseerde effectstudie met betrekking tot een perforantectomie, waarin werd geconcludeerd dat deze chirurgische behandeling eerste keuze zou moeten zijn bij de patiënten die hiervoor in aanmerking komen. Deze studie was nog niet gepubliceerd, maar wel afgerond en als rapport beschikbaar. Het werkgroeplid dat de studie inbracht, was hier zelf bij betrokken geweest als onderzoeker. De werkgroep stelde zichzelf de vraag of zij deze studie nog kon includeren.

De argumenten die volgens de werkgroep vóór opname pleitten, waren:

- het was de enige gerandomiseerde studie op dit terrein;
- iedereen onderschreef de stelling 'hoe actueler, hoe beter'.

Tegen opname pleitten:

- de literatuursearch was reeds afgesloten, er konden nog meer nieuwe onderzoekingen zijn die dan ook zouden moeten worden ingebracht;
- de resultaten waren nog niet gepubliceerd; vakgenoten hadden niet de kans gehad om de studie op zijn merites te beoordelen (peer review);
- er had reeds een ledenraadpleging van de conceptrichtlijn plaatsgevonden;
- de onderzoeker maakte deel uit van de richtlijnwerkgroep.

Na ampel beraad besloot men de studie voor te leggen aan twee onafhankelijke reviewers: een hoogleraar vaatchirurgie en een arts/epidemioloog van het Dutch Cochrane Centre. Hun conclusie luidde dat het een degelijke studie was, waarna de uitkomsten hiervan alsnog in de tekst werden verwerkt.

Ook wanneer er weinig of geen wetenschappelijk bewijs is en de werkgroep tot consensus moet komen, kunnen heftige discussies voorkomen. Deze hebben vaak te maken met persoonlijke ervaringen of overtuigingen, of met belangen van de werkgroepleden of van beroepsgroepen.

Als één of meer leden van een werkgroep zich niet kunnen verenigen met het standpunt van de meerderheid zal, afhankelijk van het onderwerp en de aard van het geschil, de werkgroep proberen hiervoor een oplossing te vinden. Bij valide argumentatie voor de verschillende standpunten wordt in eerste instantie getracht op een formulering uit te komen die ook aan het minderheidsstandpunt recht doet. Ook kunnen verschillende, gelijkwaardige beleidsopties naast elkaar worden gepresenteerd, waaruit de richtlijngebruiker zelf een keuze kan maken, of er kan worden afgezien van het formuleren van een aanbeveling.

Als het niet lukt een oplossing te vinden, of als één of meer werkgroepleden om wat voor reden dan ook dreigen op te stappen, is het van belang het bestuur van de desbetreffende vereniging(en) te raadplegen. Soms leidt dat ertoe dat de betrokkene(n) de werkgroep verla(a)t(en) en er een nieuwe vertegenwoordiger wordt gevraagd. De verantwoordelijkheid voor deze beslissing ligt bij het bestuur van de vereniging.

Het is goed om te bedenken dat lang niet alle discussies rationeel kunnen worden afgewikkeld. Binnen een werkgroep kunnen forse krachtenvelden bestaan, bijvoorbeeld door onderlinge vriendschap, gedeelde mening of vooroordeel of tegenstrijdige belangen.

Om eventuele persoonlijke belangen te expliciteren, vullen alle werkgroepleden voorafgaand aan de start van het ontwikkeltraject een belangenverklaring in (zie ▶ H. 8). Deze verklaringen worden in de werkgroep besproken. Het is zaak dat vooral de voorzitter een neutrale positie inneemt om een mogelijke escalatie te voorkomen (zie kader De niet-neutrale voorzitter).

De niet-neutrale voorzitter

Over de behandeling van een bepaalde aandoening wenst een specialistenvereniging een richtlijn op te stellen. Over het al dan niet behandelen van de aandoening zijn de meningen binnen de vereniging verdeeld. In de werkgroep zitten voorstanders van behandeling en sceptici. De kwaliteit van het gepubliceerde wetenschappelijk onderzoek blijkt al snel matig te zijn. Als duidelijk wordt dat de werkgroep geen krachtige aanbevelingen kan doen voor behandeling, publiceert werkgroeplid A (een voorstander van behandeling, zich beroepend op het belang van de patiënt) met instemming van voorzitter B (tevens voorstander) een artikel met een warm pleidooi voor behandelen. Het artikel verschijnt in druk, ondanks verzet van werkgroepleden C en D. Wel bewerkstelligen zij dat het artikel 'op persoonlijke titel' verschijnt. Maanden later schrijft werkgroeplid C een kritische ingezonden brief naar aanleiding van het artikel van A, en beschuldigt zijn medewerkgroeplid onder andere van het selectief citeren van wetenschappelijk onderzoek en het claimen van een veel te hoog succespercentage. Ook hij schrijft 'op persoonlijke titel'. Hij legt het manuscript voor aan de werkgroep. De voorzitter is in alle staten, dreigt af te treden, wil het desbetreffende werkgroeplid uit de groep verwijderen en schrijft daartoe brieven aan het verenigingsbestuur en de richtlijninstantie. De auteur van het oorspronkelijke stuk mobiliseert de patiëntenvereniging.

Onder toenemende druk trekt werkgroeplid C zich uit eigen overweging terug uit de werkgroep, vooral ook om de handen vrij te maken. Op de eerstvolgende vergadering staat de 'kwestie' op de agenda. Hierbij verklaart de voorzitter – zonder spijt – dat hij 'natuurlijk niet objectief is'. De meerderheid van de werkgroep keurt de handelwijze van de voorzitter echter af en steunt het vertrokken werkgroeplid. Bij meerderheidsbesluit wordt werkgroeplid C gevraagd om terug te keren in de werkgroep. De voorzitter ziet geen reden de eigen positie in twijfel te trekken.

9.7　Omgaan met zeer recente literatuur

Veel richtlijnorganisaties hanteren de stelregel dat een richtlijn zo veel mogelijk de actuele stand van de wetenschap dient weer te geven. Toch worden de recentste wetenschappelijke onderzoeksresultaten en ontwikkelingen, bijvoorbeeld uit het laatste halfjaar, vaak niet bij de richtlijn betrokken. Het argument hiervoor is dat het bewijs voor de nieuwste ontwikkelingen nog onvoldoende is 'uitgerijpt'. Regelmatig komt het voor dat een werkgroep na het vaststellen van de conceptrichtlijn (en soms zelfs nadat die al ter beoordeling is voorgelegd aan derden) wordt geconfronteerd met nieuw materiaal, bijvoorbeeld in de vorm van een belangrijk onderzoeksartikel uit een vooraanstaand tijdschrift dat volgens de werkgroep eigenlijk niet mag ontbreken in de richtlijn. Hoe luiden de spelregels hierbij? Sommige richtlijnorganisaties stellen zich op het standpunt dat artikelen van recente datum (jonger dan een halfjaar) niet geïncludeerd zouden moeten worden. Pas als er geen reacties meer komen in de discussiekolom van het tijdschrift waarin de studie is gepubliceerd, kan de studie worden opgenomen in de richtlijn. Andere hanteren een wat soepeler beleid, zoals blijkt uit het voorbeeld met betrekking tot de richtlijn 'Ulcus cruris' (zie kader Voorbeelden van interpretatieverschil). Belangrijk is dat hierover heldere afspraken worden gemaakt, en dat in de richtlijn wordt verantwoord hoe hiermee is omgegaan.

Literatuur

Adviescommissie Richtlijnen, Raad Kwaliteit, Orde van Medisch Specialisten. Medisch-specialistische richtlijnen 2.0. Utrecht: Orde van Medisch Specialisten, 2012.
Nederlandse Vereniging voor Dermatologie en Venereologie. Richtlijn Ulcus cruris. Utrecht: Nederlandse Vereniging voor Dermatologie en Venereologie, 2004.

Zoeken van informatie

H.W.J. Deurenberg, M.E. Wessels en C.J.M. Hielkema

Kernboodschappen

- Het zoeken van informatie is een vaardigheid waar speciale kennis en ervaring voor nodig is. Het is aan te bevelen hiervoor een informatiespecialist in te schakelen. Richtlijnwerkgroepleden moeten hun vraag goed formuleren en de informatiespecialist van relevante vakinhoudelijke informatie voorzien.
- Bij het zoeken van literatuur voor een richtlijn moet goed gecontroleerd worden of de samenstelling van de verzameling trefwoorden en vrije tekstwoorden om het richtlijnonderwerp te zoeken compleet is. Controle van de gebruikte termen aan de hand van een aantal door de werkgroep aangegeven sleutelpublicaties biedt hiervoor goede handvatten.
- In de voorbereidingsfase van de richtlijn is het aan te bevelen om te zoeken naar reeds bestaande recente richtlijnen. Het National Guidelines Clearinghouse (NGC) en het Guidelines International Network (G-I-N) zijn twee goed toegankelijke databases met internationale richtlijnen.
- Specifieke zoekacties worden gedaan in Medline en de Cochrane Library. Afhankelijk van het onderwerp kan aanvullend worden gezocht in Embase, Psycinfo of Cinahl.
- Een specifieke zoekvraag bestaat uit een beschrijving van de patiëntenpopulatie (P), de interventie (I), de controle-interventie of expositie (C) en de gewenste uitkomstmaat (O), met waar mogelijk een indicatie van het bij de vraag gewenste studietype. Gebruik voor het inperken op studietype bij voorkeur gevalideerde zoekfilters.
- De richtlijn bevat een verslag van de uitgevoerde zoekacties. Dit is belangrijk voor transparantie van het zoekproces en bij revisie van de richtlijn.

10.1   Inleiding

Een van de kenmerken van evidence-based richtlijnontwikkeling is dat de oordelen van de werkgroep gebaseerd zijn op methodologisch goed uitgevoerd, goed beschreven en relevant onderzoek, indien dit beschikbaar is. Dit houdt in dat er gericht moet worden gezocht naar artikelen die kunnen bijdragen aan een onderbouwde discussie over de voor de richtlijn geformuleerde uitgangsvragen (zie ► H. 6). Het zoeken vindt stapsgewijs plaats: eerst oriënterende en daarna specifiekere zoekacties, gekoppeld aan een of meerdere uitgangsvragen.

Het zoeken wordt bij voorkeur gedaan door een informatiespecialist met bijzondere kennis van medische terminologie en evidence-based medicine. De werkgroepleden en ondersteunende staf voorzien de informatiespecialist van voldoende vakinhoudelijke informatie om een betrouwbare en doelmatige zoekactie te garanderen. De zoekacties moeten goed worden gedocumenteerd en opgeslagen om herhaling van dezelfde zoekacties mogelijk te maken in het kader van transparantie en eventuele actualisering van de richtlijn. Het beheer van de gevonden literatuur en het vervaardigen van referentielijsten kan worden vereenvoudigd door gebruik te maken van software voor literatuurdatabases zoals Endnote, Reference Manager, Refworks of Mendeley.

In dit hoofdstuk gaan wij in op de belangrijkste informatiebronnen in het kader van richtlijnontwikkeling, de zoekmethodiek, de monitoring en het beheer van de literatuur.

10.2   Belangrijkste bronnen van informatie

Wij noemen hier vier mogelijke informatiebronnen: bibliografische databases, richtlijnen, systematische reviews en factuele databases.

10.2.1 Bibliografische databases

Voor zoeken naar wetenschappelijke artikelen is een systematische zoekactie in meerdere databases nuttig, aangezien inhoud en zoekmogelijkheden per database verschillen. De belangrijkste zijn: Medline, Embase, Cinahl, Psycinfo en de Cochrane Library (zie tabel 10.1). Per database wordt de zoekvraag door de informatiespecialist aangepast aan de specifieke mogelijkheden.

10.2.2 Richtlijnen

Richtlijnen kunnen om verschillende redenen een goede bron van informatie zijn. Nationale richtlijnen kunnen aangeven wat in het verleden de uitgangsvragen en aanbevelingen waren. Internationale richtlijnen kunnen doorgaans niet direct worden overgenomen, maar de samenvatting van de literatuur die aan de aanbevelingen ten grondslag ligt, is vaak wel bruikbaar. Er moet wel op worden gelet dat de manier van zoeken en selecteren

> ◘ **Tabel 10.1** Overzicht van databases

naam database	omschrijving	bijzonderheden
Medline	Meest gebruikte database op biomedisch gebied, uitgegeven door de Amerikaanse National Library of Medicine (NLM). Naast informatie over geneeskunde is informatie over verpleegkundige, tandheelkundige, diergeneeskundige en algemene gezondheidszorgonderwerpen opgenomen. Alle artikelen worden voorzien van gecontroleerde trefwoorden, de MeSH (= Medical Subject Headings).	Medline als onderdeel van PubMed is gratis, de overige aanbiedingsvormen niet. Andere aanbieders van Medline zijn onder andere OVID en Ebsco.
PubMed	De Medline-database van de NLM, aangevuld met 'in-process citations' (recente referenties die nog MeSH-termen zullen krijgen) en referenties 'supplied by publisher', die worden opgenomen in de vorm die de uitgever levert.	Voor iedereen toegankelijk.
Embase	Biomedische database met relatief veel (ook niet-Engelstalige) Europese tijdschriften en farmacologische informatie. Bestaat voor ongeveer tweederde deel uit referenties die ook in Medline aanwezig zijn. Aan de referenties zijn de Embase-trefwoorden toegekend (EMTREE-termen).	Niet gratis, meerdere interfaces zoals OVID of Elsevier (Embase.com).
Cinahl	Database met verpleegkundige en paramedische literatuur. Aan de referenties zijn gecontroleerde trefwoorden, de Cinahl Headings, toegekend, waarvan een gedeelte ook voorkomt binnen de MeSH-termen van Medline.	Niet gratis, wordt alleen aangeboden door Ebsco. Naast artikelen zijn ook proefschriften, boeken en hoofdstukken uit boeken opgenomen.
Psycinfo	Belangrijkste database voor psychologie en gedragswetenschappen. Bevat ook psychologische aspecten van aanverwante disciplines, zoals geneeskunde, psychiatrie, verpleegkunde, sociologie, onderwijs, farmacologie, fysiologie, taalkunde, antropologie, bedrijfskunde en recht.	Niet gratis. Naast artikelen zijn ook proefschriften, boeken en hoofdstukken uit boeken opgenomen.
Cochrane Library	Een set databases waaronder de door de Cochrane Collaboration onderhouden database of Cochrane reviews. Daarnaast zitten hierin ook de DARE-database (Database of Abstracts of Reviews of Effects), Central, een zeer uitgebreide database van gepubliceerde (gerandomiseerde) clinical trials, de Health Technology Assessment Database en de NHS Economic Evaluation Database.	De database met de abstracts van Cochrane reviews is gratis, voor de overige databases en voor de volledige tekst van de Cochrane reviews moet betaald worden. Aanbieders zijn Wiley en OVID.

voldoende transparant is, zodat de in de richtlijn gebruikte evidence-synthese beschouwd kan worden als een opzichzelfstaande systematische review.

Er zijn momenteel twee internationale databases waarin een groot aantal richtlijnen, waaronder ook Nederlandse, door middel van een zoekfunctie getraceerd kunnen worden. Het Amerikaanse National Guidelines Clearinghouse (NGC) (► www.guideline.gov)

selecteert vooraf richtlijnen die aan een aantal minimale kwaliteitseisen voldoen. Deze worden op een standaardmanier samengevat en er is de mogelijkheid richtlijnen van verschillende organisaties te vergelijken. Daarnaast bestaat het Guidelines International Network (G-I-N) (▶ www.g-i-n.net) database van richtlijnen. Door de verschillende talen, frequente actualisering en het grote aantal deelnemende organisaties is deze database vollediger dan die van het NGC. Nadeel is echter dat er geen kwaliteitsfilter is toegepast. Richtlijnwerkgroepen kunnen hiervoor desgewenst het AGREE-instrument gebruiken (zie ▶ H. 3).

Belangrijke Nederlandse richtlijnsites zijn:

- ▶ www.diliguide.nl/richtlijnen/professionals;
- ▶ www.kwaliteitskoepel.nl/kwaliteitsbibliotheek/richtlijnen;
- ▶ www.nhg.org.

10.2.3 Systematische reviews

Een systematische review gaat uit van een expliciete vraagstelling, een zorgvuldige zoek-strategie, een beoordeling van de kwaliteit van de onderzoeken alsmede een transpa-rante presentatie van de resultaten. Naast een kwalitatieve samenvatting kan tevens een kwantitatieve samenvatting (statistische pooling of meta-analyse) onderdeel zijn van een systematische review. Systematische reviews zijn daarom een goede bron van zogenoemde geaggregeerde evidence voor een richtlijn. Er kan in de diverse elektronische databases worden gezocht naar systematische reviews met speciaal hiervoor gemaakte methodolo-gische filters. Daarnaast kan ook direct worden gekeken in de belangrijkste databases van systematische reviews in de Cochrane Library. Hierin staan twee belangrijke bestanden:

a. Cochrane Database of Systematic Reviews, waarvan de samenvattingen ook in Med-line staan;
b. Database of Abstracts of Reviews of Effectiveness (DARE), op kwaliteit beoordeelde systematische reviews die echter geen Cochrane review zijn.

Daarnaast kan nog naar hoogwaardige systematische reviews worden gezocht in *Clinical Evidence*, een uitgave van het *British Medical Journal*, die zeer frequent wordt bijgewerkt en over de effectiviteit van interventies bij een groot aantal aandoeningen een apart hoofd-stuk heeft, vaak gebaseerd op systematische reviews (▶ www.clinicalevidence.com). Dit bestand bespreekt met name veelvoorkomende aandoeningen. Daarnaast zijn de reviews van het Britse National Institute for Clinical Excellence (NICE) (▶ www.nice.org.uk), het Canadese Canadian Coordinating Office for Health Technology Assessment (CCOHTA) (▶ www.cadth.ca) en die van het Amerikaanse Agency for Healthcare Research and Qua-lity (AHRQ) (▶ www.ahrq.gov) van hoge kwaliteit en zeer uitvoerig.

10.2.4 Registratiesystemen of factuele databases

Voor Nederlandse cijfers over incidentie, prevalentie en vaak ook prognose van aan-doeningen kan beter eerst in rapporten van gangbare Nederlandse registratiesystemen worden gezocht, en niet in internationale bibliografische databases. Voorbeelden van registratiesystemen zijn het Landelijk Informatie Netwerk Huisartsenzorg (LINH) (▶ www.linh.nl), waarbinnen ook de meer gedetailleerde 'Tweede Nationale Studie' is uitgevoerd (▶ www.nivel.nl/nationalestudie), het Nationaal Kompas Volksgezondheid (▶ www.nationaalkompas.nl) en de landelijke kankerregistratie, de Databank de Nederlandse Kankerregistratie NKR (▶ www.cijfersoverkanker.nl) en de database van het Centraal Bureau voor de Statistiek (▶ www.cbs.nl).

10.3 Oriënterende zoekacties

Het is nuttig om in de voorbereidingsfase van een nieuwe richtlijn ongeveer te weten hoeveel er al over het desbetreffende onderwerp bekend is. De hoeveelheid werk die in het zoeken en beoordelen van literatuur gaat zitten, wordt vooral bepaald door de mate waarin deze literatuur reeds is samengevat in 'geaggregeerde evidence', met name systematische reviews en nationale en internationale evidence-based richtlijnen. De richtlijnen worden vaak als eerste opgespoord op de hierboven genoemde richtlijnenwebsites, daarna de systematic reviews over het richtlijnonderwerp in de Cochrane Library en in de databases Medline en/of Embase met behulp van specifieke zoekfilters. Een nieuwe variant is het zoeken met 'discovery tools' om te kijken of er veel publicaties zijn. Dit zijn de zogenoemde 'ontdekkingsinterfaces' die inmiddels bij ongeveer elke Nederlandse universiteitsbibliotheek geïmplementeerd zijn en die een 'google-achtig' interface hebben. Ze maken het zoeken van informatie in alle beschikbare informatiebronnen van die universiteitsbibliotheek mogelijk, inclusief informatie in boeken of hoofdstukken in boeken of artikelen. Voorbeelden zijn Summon, Primo, Aqua Browser en EBSCO Discovery Service.

Soms is het nuttig om de methodologisch beste en recentste richtlijnen van tevoren aan werkgroepleden ter beschikking te stellen. Daarnaast kan het zinvol zijn om door een voorbereidingsgroep een inventarisatie te laten maken van de onderwerpen waarover internationaal al een hoge mate van consensus bestaat en van de onderwerpen waarvoor dit niet geldt. Het is vaak de laatste categorie die binnen de startende werkgroep de meeste discussie zal opleveren. Deze onderwerpen worden dan naar uitgangsvragen vertaald en via specifieke zoekacties beantwoord.

10.4 Specifieke zoekacties

Specifieke zoekacties worden uitgevoerd om ervoor te zorgen dat de discussie over de (belangrijkste) uitgangsvragen wordt ondersteund door de meest hoogwaardige en recente literatuur (zie ook ▶ H. 11). Hierbij is goede communicatie tussen de werkgroepleden die de uitgangsvraag verder zullen uitwerken en de informatiespecialist belangrijk. Nadat een uitgangsvraag is geformuleerd, wordt deze opgedeeld in een of meerdere zoekvragen. Elke zoekvraag kan opgedeeld worden in verschillende elementen. Dit gebeurt bij voorkeur volgens de PICO-methode (= Patient or Problem, Intervention, Comparison, Outcome, zie ◘ figuur 10.1).

formulier searchaanvragen

naam aanvrager   . . . .
naam richtlijn   . . . .
datum aanvraag   . . - . . - . . . .
zoeken over welke jaren . . . . - . . . .
in welke taal/talen   Engels/ Nederlands/ Duits/ Frans / geen beperking
wanneer moet search klaar zijn . . - . . - . . . .

uitgangsvraag, als tekst geformuleerd:

uitgangsvraag, als PICO (=patiënt, interventie, controle en uitkomst) geformuleerd
(de interventie kan heel divers zijn, zoals een behandeling, een blootstelling, een
diagnostische test, een prognostische factor, de perceptie van patiënten enz.)

*Geef de relevante PICO-onderdelen aan en schrijf een korte toelichting op de vraag
die aangeeft waarom deze nu uitgewerkt wordt.*

P : ....
I : ....
C : ....
O : ....

inleiding/toelichting op de vraag:

relevante medische (Engels) zoektermen/synoniemen voor P (patiënt):

relevante medische (Engels) zoektermen/synoniemen voor I (interventie):

relevante medische (Engels) zoektermen/synoniemen voor O (outcome):

overige bijzonderheden/aanvullende informatie:

sleutelpublicaties voor deze uitgangsvraag zijn (1e auteur/ti/ts/jr/vol/pp/<u>DOI of</u> PMID)

1) . . . .

2) . . . .

3) . . . .

zoeken beperken tot (meerdere keuzes mogelijk):

☐ systematische review of meta-analyse

☐ RCT

☐ ander vergelijkend onderzoek (bijv. case control, cohort-onderzoek),

☐ niet-vergelijkend onderzoek (case series, case studies)

☐ anders, namelijk . . . .

◘ **Figuur 10.1**   Formulier searchaanvragen.

Als voorbereiding geven de werkgroepleden een goede omschrijving van de patiëntenpopulatie (bijvoorbeeld patiënten met diabetes mellitus type 2, ouder dan 65 jaar), de interventie en de controle-interventie en het soort uitkomst waarin men geïnteresseerd is. Ook wordt vaak aan de werkgroepleden gevraagd om 'sleutelpublicaties' te leveren om een goed beeld te krijgen van de terminologie en de trefwoorden waarmee databases de PICO-onderdelen beschrijven. Daarnaast wordt bij uitgangsvragen over diagnostiek liefst aangegeven om welke indextest (bijvoorbeeld röntgenfoto) het gaat en met welke referentietest (bijvoorbeeld MRI) deze moet worden vergeleken. Bij uitgangsvragen over therapie is het voor een efficiënte zoekactie bijvoorbeeld van belang om na te gaan of de discussie in de werkgroep gaat over de werkzaamheid van een geneesmiddel ten opzichte van placebo of ten opzichte van een langer beschikbaar, op dat moment gangbaar middel. Ook is het goed om vooraf te weten of er veel hoogwaardige literatuur wordt verwacht. Als de hoeveelheid beperkt is, zijn er geen zoekfilters meer nodig om de literatuur op te splitsen in bijvoorbeeld RCT's en observationele studies.

Het formuleren van een PICO is een belangrijk onderdeel van het literatuuronderzoek. Een zoekstrategie is echter zelden een volledige vertaling van de hele PICO. Bij interventievragen wordt gestart met het zoeken en combineren van de P en de I. Als dit veel artikelen oplevert, vindt verdere inperking via specifieke zoekacties plaats met invulling van C en O en bijvoorbeeld leeftijd of studietype. Bij het inperken op studietype is het gebruik van gevalideerde zoekfilters aan te bevelen Voorbeelden hiervan zijn te vinden op de site van de Schotse richtlijnorganisatie Scottish Intercollegiate Guidelines Network (SIGN) (► www.sign.ac.uk/methodology/filters.html), bij de MacMaster universiteit ► (http://hiru. mcmaster.ca/hiru?HIRU Hedges MEDLINE Strategies.aspx) en in het Cochrane handboek. (► www.cochrane.org/training/cochrane-handbook).

Sommige studies zijn niet goed te vinden met de PICO-methode, bijvoorbeeld studies over ervaringen van patiënten met ziekten en met behandelingen. De literatuurspecialist zal hiervoor andere strategieën gebruiken.

Alle acties worden gedocumenteerd. Dat geldt ook voor de gebruikte criteria voor de uiteindelijke selectie van artikelen op basis van titel en abstract en op basis van de volledige tekst van het artikel als onderdeel van de verantwoording van het selectieproces. De selectiestappen kunnen met een flowchart in beeld gebracht, zodat te zien is van welke van de gevonden referenties uiteindelijk de volledige tekst is opgevraagd en welke artikelen daarna uiteindelijk in de richtlijn geciteerd zijn.

◘ Figuur 10.1 bevat een voorbeeld van een formulier voor searchaanvragen. Hierin is te zien welke soort informatie een informatiespecialist nodig heeft om een goede specifieke zoekactie te kunnen uitvoeren. Een richtlijn is in het algemeen op tien tot soms wel honderd zoekacties gebaseerd. Een samenvatting van de zoekstrategieën dient bij de richtlijn te worden vermeld, zodat gebruikers weten hoe recentelijk en hoe uitgebreid er is gezocht (zie ◘ figuur 10.2). Bij de internetversie van de richtlijn kunnen alle specifieke zoekstrategieën worden opgenomen. De exacte versies van de zoekacties worden in elk geval goed opgeslagen en beheerd, zodat deze bij een revisie van de richtlijn weer kunnen worden gebruikt.

voorbeeld

verslag literatuursearch richtlijnontwikkeling 'Overgewicht kinderen'

behandeling wat is de effectiviteit van een van de hieronder genoemde interventies op vermindering van overgewicht bij kinderen? interventies: - dieet - psychologische interventies (waaronder opvoedingsmethodieken of -programma's en gedragsinterventies) - lichamelijke activiteit

zoekstrategieën

P patiëntenpopulatie: hiervoor wordt de opgeslagen zoekstrategie 'P 20100201 overgewicht of obesitas' gebruikt en ingeperkt tot kinderen

P	#	zoektermen
1	2 3 4 5 6 7 8 9 10 11	exp overweight/ (61010) exp obesity hypoventilation syndrome/ (112) exp overnutrition/ (60430) (bmi adj3 ("25" or "26" or "27" or "28" or "29")).tw. (4165) (body mass index adj3 ("25" or "26" or "27" or "28" or "29")).tw. (2369) (obese or obesity or overweight).tw. (77677) ((waist adj3 circumference) or (waist adj3 hip) or (metabolic adj3 syndrome?) or (morbid adj3 obes*)).tw. (22769) exp obesity, morbid/ (6077) exp waist-hip ratio/ (1749) or/2-10 (103067)
2	15 16 17 18 19	(child??? or childhood or infant* or p?ediatr* or perinat* or neonat* or newborn* or infan* or boy? or girl? or kid? or schoolage* or juvenil* or adolescen* or toddler?).tw. (616262) exp child/ (522875) exp infant/ (299851) "adolescent"/ (576751) 15 or 16 or 17 or 18 (1122616)
3	1 AND 2	

interventie dieet		
id	#	gecontroleerde zoektermen (or)
	1	exp infant food/ or exp child nutrition disorders/ or exp child nutritional physiological phenomena/ or exp infant nutritional physiological phenomena/ diet/ or exp energy intake/ or nutritional requirements/ or nutritional status/ exp overweight/dh
id	2	vrije zoektermen
		food or feeding or nutrition or diet* or (weight adj3 control*)
	3	1 OR 2

■ Figuur 10.2   Voorbeeld samenvatting zoekstrategie.

interventie activiteit		
ia	**#**	**gecontroleerde zoektermen (or)**
	1	exp motor-activity/ exp locomotion/ activities of daily living/ exercise/ exp leisure activities/ physical fitness/ exp human activities/ life style/
ia	**#**	**vrije zoektermen (or)**
	2	exercise* or sport* or moving or fitness or walk*
	3	1 OR 2

interventie psychologie		
ipx	**#**	**gecontroleerde zoektermen (or)**
	1	exp Overweight/px exp socioeconomic factors/ exp personality/ depression/ exp stress psychological/ body image/ behavior therapy/ cognitive therapy/ exp overweight/th
ipx	**#**	**zoektermen (or)**
	2	stress or behavio* or (cognitive adj3 therap*) or depressi*

limiteringen: naast de studietypefilters voor systematic reviews of meta-analyses en RCT's	
op jaartal	2004 tot heden, voor RCT van 2006 tot heden = week 3 2010
op taal	Nederlandse, Engelse, Franse of Duitse taal

resultaten van deze search:
alle referenties zijn opgeslagen in reference manager-bestand vraag 4 met de
bestandsnaam als trefwoord

database	bijgewerkt tot	aantal treffers	bestandsnaam
combinatie: P AND (id OR ia or ipx) AND studietypefilter			
Medline	januari week 3 2010	127	med 20100201 vr8 en 11 interventies P systrev vanaf 2004
Medline	januari week 3 2010	312	med 20100201 vr8 en 11 interventies P RCT vanaf 2006
Embase	week 2 2010	99	emb 20100201 vr8 en 11 interventies P systrev vanaf 2004

◘ **Figuur 10.2**   Vervolg

algemene opmerkingen:
Het aantal referenties in reference manager én daardoor ook in de literatuurlijsten wijkt af van het aantal treffers doordat bij het importeren in reference manager de artikelen die al in het bestand staan zo veel mogelijk niet geïmporteerd worden (ontdubbelen).
De in dit verslag genoemde zoektermen zijn MeSH-trefwoorden als er een / achter de term staat. Als er 'exp' voor een MeSH-trefwoord staat dan betekent dat dat ook naar de in de thesaurus onderliggende trefwoorden gezocht is. Voor de andere zoektermen geldt dat ze in de titel (ti), in het abstract (ab), in de tekst (tw), in alle velden (af), als publicatietype (pt), of als floating subheading (fs) moeten voorkomen. Daarbij is '$' een truncatie voor een oneindig aantal karakters, en '?' een truncatie voor geen of één karakter. adj betekent adjacent, een operator waarmee de nabijheid van woorden aangegeven wordt ('adj3' betekent dat de zoektermen binnen 3 woorden aan elkaar moeten grenzen, in beide richtingen).
Als een werkgrooplid aanwezig is bij de search dan is deze in elk geval aanwezig bij de search in Medline. De zoekstrategie zoals die in Medline opgezet is, is leidend voor de zoekstrategieën in andere databases. Aanpassingen zijn echter nodig omdat thesaurustermen en de zoektaal (bij CINAHL) niet hetzelfde zijn. In de andere databases worden trefwoorden gekozen die qua betekenis zo dicht mogelijk bij de MeSH-trefwoorden liggen.
De in dit verslag weergegeven zoekstrategieën zijn in elk geval voor de P voor Medline exact weergegeven. Voor andere onderdelen geldt dat desgewenst de complete zoekstrategie via het CBO opvraagbaar is. De hoofdlijnen van de gebruikte onderdelen zijn in dit verslag te vinden.

◘ **Figuur 10.2** Vervolg

10.5 Monitoring van literatuur

Het is belangrijk om te weten wanneer zich doorbraken op het gebied van het richtlijn-onderwerp voordoen. In het geval van een 'levende richtlijn' kan deze volgens de vooraf afgesproken procedure worden aangepast (zie ook ► H. 29). Voor een bestaande richtlijn kan dat betekenen dat eerder dan gepland een richtlijn in revisie wordt genomen, dat de richtlijn (tijdelijk) wordt teruggetrokken of dat er een aanvulling (addendum) bij de richtlijn wordt gepubliceerd.

Monitoring van de literatuur kan op verschillende manieren plaatsvinden. Allereerst kunnen de belangrijkste tijdschriften bij uitkomen worden gescreend. Meestal gebeurt dit door het bekijken van inhoudsopgaven die per e-mail zijn gestuurd of door de verschillende (specifieke) zoekacties op regelmatige basis te herhalen. Dit kan onderdeel zijn van een, bijvoorbeeld jaarlijkse, inventarisatie van de mate van actualiteit van de richtlijnen. Bij grotere onderwerpen is het zinvol om de discussie en veranderende meningen eerst aan de hand van systematische reviews, redactionele stukken (editorials) en commentaren (comments) in kaart te brengen.

10.6 Beheer van literatuur

Omdat de literatuur een belangrijke bouwsteen is van een richtlijn en artikelen die hiervoor zijn gebruikt na publicatie van de richtlijn regelmatig worden ingezien, dient er een goed beheer van de literatuur te zijn. Het is raadzaam hiervoor speciale software te gebruiken. Hierin kunnen de referenties met eventuele samenvattingen van in- en uitgesloten artikelen en de artikelen zelf direct vanuit de elektronische databases (Medline, Embase, enz.) worden geïmporteerd en opgeslagen. Tevens kan hieraan per artikel een code voor het gehanteerde zoek- en selectieproces worden toegevoegd. Het is bij tekstverwerkingsprogramma's als Word mogelijk om referenties direct vanuit een dergelijke database te gebruiken en in een bepaalde stijl te formatteren.

Naast de softwarepakketten Endnote, Reference Manager en het web-based RefWorks wordt hiervoor ook steeds meer Mendeley gebruikt. Dit is een webdienst voor het opslaan, beheren en delen van referenties zoals wetenschappelijke artikelen, boeken en zelfs websites. Ook hierbij kunnen vanuit een zoekmachine of bibliografische database referenties worden geïmporteerd en worden automatisch belangrijke velden als auteurs, titel, journalinformatie, abstract, trefwoorden ingevuld.

Literatuur

Deurenberg R, Vlayen J, Guillo S, Oliver TK, Fervers B, Burgers J. Standardization of search methods for guideline development: an international survey of evidence-based guideline development groups. Health Info Libr J 2008; 25(1):23–30.

Etten-Jamaludin F van, Deurenberg HWJ. Praktische handleiding PubMed: hét boek om snel en doeltreffend te zoeken in PubMed. Houten: Bohn Stafleu van Loghum, 2012.

Lee E, Dobbins M, Decorby K, McRae L, Tirilis D, Husson H. An optimal search filter for retrieving systematic reviews and meta-analyses. BMC Med Res Methodol 2012; 12(1):51.

McKibbon KA, Wilczynski NL, Haynes RB. Hedges Team. Retrieving randomized controlled trials from medline: a comparison of 38 published search filters. Health Info Libr J 2009; 26(3):187–202.

National Institute for Health and Care Excellence. The guidelines manual. NICE,
▶ http://publications.nice.org.uk/PMG6. Geraadpleegd op 30 november 2012.

Offringa M, Scholten RJPM, Assendelft WJJ. Inleiding evidence-based medicine: klinisch handelen gebaseerd op bewijsmateriaal. Houten: Bohn Stafleu van Loghum, 2008.

Scottish Intercollegiate Guidelines Network. SIGN 50: a guideline developer's handbook. Revised Edition, november 2011. ▶ www.sign.ac.uk/guidelines/fulltext/50.

The Cochrane Collaboration. Cochrane Handbook for Systematic Reviews of Interventions. ▶ www.cochrane. org/training/cochrane-handbook.

Websites (geraadpleegd 13 juni 2013)

▶ http://hiru.mcmaster.ca/hiru? HIRU Hedges MEDLINE Strategies.aspx.
▶ www.cochrane.org/training/cochrane-handbook.
▶ www.diliguide.nl/richtlijnen/professionals.
▶ www.kwaliteitskoepel.nl/kwaliteitsbibliotheek/richtlijnen.
▶ www.nivel.nl/nationalestudie.
▶ www.sign.ac.uk/methodology/filters.html.

Beoordelen en graderen van wetenschappelijk bewijs

T. Kuijpers, B. Niël-Weise, M. Langendam en R.J.P.M. Scholten

Kernboodschappen
- Het systematisch beoordelen en graderen van de kwaliteit van bewijs en aanbevelingen zorgt voor een transparante en expliciete presentatie van het onderliggend bewijs. Hiervoor wordt de internationaal ontwikkelde GRADE-methode geadviseerd.
- GRADE geeft criteria voor de sterkte van het wetenschappelijke bewijs op basis van patiëntrelevante uitkomstmaten, met name gericht op het effect van therapeutische en preventieve interventies.
- GRADE geeft ook criteria voor de transitie van bewijs naar aanbevelingen.
- Transparantie bij besluitvorming en beoordelingen in het kader van richtlijnontwikkeling staat centraal.
- Doordat GRADE wereldwijd steeds meer wordt gebruikt, wordt het uitwisselen van samenvattingen van bewijs in de toekomst eenvoudiger.

11.1   Inleiding

Na de gerichte systematische zoekactie en selectieprocedure wordt van de geselecteerde studies de methodologische kwaliteit en de kans op vertekening beoordeeld. Daarna worden voor elke uitgangsvraag de resultaten geëxtraheerd en overzichtelijk samengevat waarbij een uitspraak wordt gedaan over de kwaliteit van het bewijs. Vervolgens wordt op basis van het bewijs met medeweging van andere factoren zoals de praktische voor- en nadelen van een interventie, het patiëntperspectief en de kosten, een aanbeveling geformuleerd.

Als er systematische reviews van goede kwaliteit beschikbaar zijn, kunnen ze als uitgangspunt dienen voor het beantwoorden van de geformuleerde uitgangsvraag. In de regel zal nog wel een aanvullende zoekactie uitgevoerd moeten worden om de review te actualiseren, maar dat is uiteraard minder werk dan zelf een compleet literatuuroverzicht te maken. Gezien de toenemende uniformiteit van methoden kan soms ook de systematische literatuursynthese uit een andere richtlijn worden overgenomen, indien deze voldoet aan de kwaliteitseisen voor systematische reviews en indien de vraagstelling voldoende aansluit bij een uitgangsvraag (PICO) van de te ontwikkelen richtlijn (zie ▶ H. 10). De kwaliteit van een review kan worden beoordeeld met behulp van de AMSTAR Checklist (▶ www.amstar.ca).

Indien gebruik wordt gemaakt van andere richtlijnen kunnen ook de desbetreffende gegevens (evidencetabel(len)) worden gebruikt. De richtlijnwerkgroep zal echter vaak het wetenschappelijk bewijs (evidence) opnieuw moeten graderen, bijvoorbeeld als het gebruikte graderingssysteem afwijkt van het systeem van de eigen organisatie, en altijd zelf de aanbevelingen moeten formuleren.

In internationaal verband is GRADE (Grading of Recommendations Assessment, Development and Evaluation) ontwikkeld, een systeem voor het beoordelen en graderen van de kwaliteit van het wetenschappelijk bewijs en sterkte van de aanbevelingen. GRADE is ontwikkeld door de internationale 'GRADE Working Group' met als doel het verbeteren of vervangen van bestaande systemen. Ook Nederlandse richtlijnexperts participeren in deze werkgroep. In de toekomst zal het uitwisselen van de beoordeling en gradering van het bewijs eenvoudiger worden als meer organisaties overstappen naar het internationaal geaccepteerde GRADE-systeem.

Dit hoofdstuk beschrijft de belangrijkste onderdelen van GRADE voor het beoordelen en graderen van de kwaliteit van wetenschappelijk bewijs voor interventievragen (therapie en preventie), waarvoor het onderliggende bewijs doorgaans op randomised controlled trials (RCT's) gebaseerd is. Daarnaast wordt het proces van bewijs naar aanbevelingen en het graderen van aanbevelingen met GRADE beschreven. In een aparte paragraaf wordt ingegaan op de toepassing van GRADE bij diagnostische uitgangsvragen. Voor een uitgebreidere beschrijving van de verschillende onderdelen wordt verwezen naar de website van de GRADE Working Group (▶ www.gradeworkinggroup.org). Voor het kritisch beoordelen van de kwaliteit van individuele studies wordt verwezen naar het boek *Inleiding in evidence-based medicine* en de website van het Dutch Cochrane Centre (▶ www.dcc.cochrane.org).

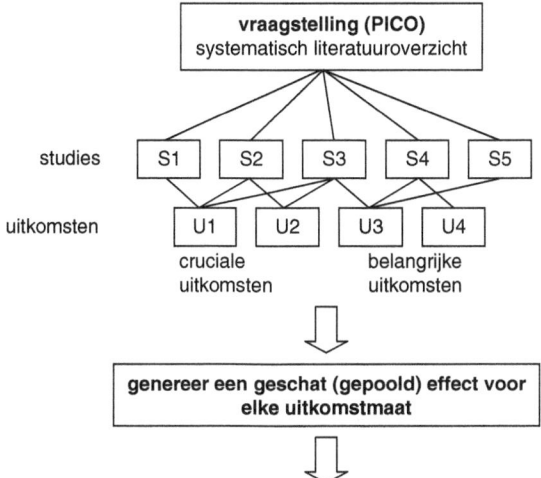

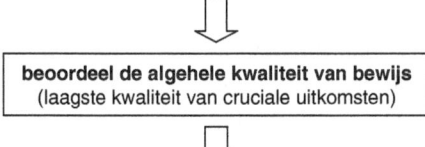

beoordeel de kwaliteit van bewijs voor elke uitkomstmaat
RCT's beginnen met hoge kwaliteit, observationeel onderzoek met lage kwaliteit

verlaag de kwaliteit (met 1 of 2 niveaus) wanneer er sprake is van:
- beperkingen in studieopzet
- imprecisie
- inconsistentie van resultaten
- indirectheid van bewijs
- publicatiebias

verhoog de kwaliteit (met 1 of 2 niveaus) wanneer er sprake is van:
- groot effect
- aanwezigheid van dosis-responsrelatie
- vermindering van het effect door plausibele confounders

uiteindelijke beoordeling van de kwaliteit per uitkomstmaat: hoog, matig, laag, zeer laag

beoordeel de algehele kwaliteit van bewijs
(laagste kwaliteit van cruciale uitkomsten)

bepaal het niveau (voor/tegen) en de sterkte van de aanbeveling (sterk/zwak) aan de hand van:
kwaliteit van bewijs
balans tussen gewenste en ongewenste uitkomsten
waarden en voorkeuren
kosten

◘ Figuur 11.1   Schematisch overzicht van het GRADE-proces (overgenomen van Boluyt, 2012).

11.2 GRADE-proces

GRADE is een systematische methode van beoordelen en graderen van de kwaliteit van wetenschappelijk bewijs. Het wetenschappelijk bewijs is het resultaat van een systematisch literatuuronderzoek ('systematische review'). In ◘ figuur 11.1 worden de stappen van het GRADE-proces weergegeven. Een belangrijke stap bij het toepassen van GRADE is het formuleren van voor de patiënt relevante uitkomstmaten aan het begin van een richtlijntraject. De werkgroep doet namelijk per uitkomstmaat een uitspraak over de kwaliteit van het bewijs

design	initiële kwaliteit van bewijs	lager in geval van	hoger in geval van	uiteindelijke kwaliteit van bewijs
RCT	hoog →	kans op vertekening	groot effect	hoog
		inconsistentie	dosis-responsrelatie	matig
observationele studie	laag →	indirectheid	het is aannemelijk dat de overgebleven (niet-gecorrigeerde) confounders het geschatte effect alleen in tegengestelde richting zullen beïnvloeden	laag
		imprecisie		
		publicatiebias		zeer laag

◻ **Figuur 11.2**　Graderen van bewijs met GRADE.

voor het effect van een bepaalde interventie, waarbij het er uiteindelijk om gaat of de interventie bijdraagt aan een voor de patiënt positieve uitkomst. Vervolgens wordt de algehele kwaliteit van het bewijs bepaald waarbij alle uitkomstmaten worden betrokken. Tot slot worden aanbevelingen geformuleerd en gegradeerd waarbij rekening wordt gehouden met factoren die naast de kwaliteit van bewijs een rol spelen in het proces 'van bewijs naar aanbeveling'.

11.2.1 Vaststellen van patiëntrelevante uitkomstmaten

Aan het begin van het richtlijntraject worden de belangrijkste patiëntrelevante uitkomstmaten vastgesteld (zie ► H. 6). De patiëntrelevante uitkomstmaten worden onderverdeeld in cruciale, belangrijke en niet-belangrijke uitkomstmaten aan de hand van een scoresysteem van 1 tot 9. Uitkomstmaten met een gemiddelde score van 7 tot 9 zijn cruciaal voor het nemen van een beslissing; een score tussen 4 en 6 betekent belangrijk maar niet cruciaal, en tussen 1 en 3 wil zeggen niet belangrijk voor het nemen van de beslissing. Voor bijvoorbeeld het vaststellen van het effect van fosfaatverlagende medicatie bij nierfalen zijn mortaliteit en het optreden van myocardinfarct en fracturen cruciale uitkomstmaten, pijn is een belangrijke maar niet cruciale uitkomstmaat en flatulentie als bijwerking van de therapie wordt als niet-belangrijke uitkomstmaat vastgesteld. Het is belangrijk te realiseren dat deze uitkomstmaten tevens de basis kunnen vormen voor PROM's (*patient-reported outcome measures*) die gebruikt worden om behandelresultaten te evalueren (zie ► H. 26).

11.2.2 Beoordelen van de kwaliteit van bewijs met GRADE

Bij een beoordeling met GRADE wordt uitgegaan van de zogenoemde *body of evidence*. Dit bestaat uit alle gevonden studies samen die per uitkomstmaat worden beoordeeld. De kwaliteit van het wetenschappelijk bewijs wordt onderverdeeld in vier niveaus: 'hoog', 'matig', 'laag' of 'zeer laag' (zie ◻ figuur 11.2). Hoge kwaliteit wil zeggen dat het geschatte effect zeer waarschijnlijk dicht bij het werkelijke effect ligt. Naarmate de kwaliteit van bewijs lager is, is daar toenemende onzekerheid over. Uitgangspunt bij de beoordeling met GRADE is dat RCT's aanvankelijk worden ingedeeld in de categorie 'hoog' omdat deze worden gezien als het studieontwerp met de minste kans op vertekening. Observationele studies hebben minder mogelijkheden om vertekening in hun onderzoeksopzet te voorkomen dan RCT's en starten in de categorie 'laag'.

Er zijn vijf factoren die de kwaliteit van het bewijs kunnen verlagen en die apart voor iedere uitkomstmaat moeten worden bepaald:
1. beperkingen in uitvoering en opzet van de studies;
2. inconsistentie van de studieresultaten;
3. indirect bewijs;
4. imprecisie van het geschatte effect van de interventie;
5. publicatiebias.

Daarnaast zijn er drie factoren die de kwaliteit van het bewijs voor observationeel onderzoek kunnen verhogen:
1. sterk effect;
2. dosis-responsrelatie;
3. verwachting dat eventuele niet-gecorrigeerde vertekening tegengesteld werkt ten opzichte van de richting van het geschatte effect (zie ▪ figuur 11.1).

Per uitkomstmaat wordt de aan- of afwezigheid van deze factoren in de *body of evidence* beoordeeld. Indien een factor aanwezig is, wordt de kwaliteit van bewijs verlaagd (voor de eerste vijf factoren) of verhoogd (voor de laatste drie factoren).

Zo kan bewijs van RCT's waar veel mis mee is, uitkomen op lage of zeer lage kwaliteit van bewijs en bewijs van observationeel onderzoek in uitzonderlijke gevallen op hoge kwaliteit van bewijs.

11.2.3 Factoren die de kwaliteit van bewijs kunnen verlagen

▪ Beperkingen in opzet en uitvoering van onderzoek

RCT's zijn het minst gevoelig voor vertekening. Toch kunnen ook de resultaten van RCT's vertekend zijn en daardoor ook de resultaten van het samengevatte (gepoolde) effect. Bij de beoordeling van RCT's worden de volgende bronnen van vertekening onderzocht:
- selectieve toewijzing van de onderzoeksdeelnemers door een gebrekkige randomisatieprocedure of het ontbreken van geblindeerde toewijzing (selectiebias);
- vertekening door ontbreken van blindering, waardoor systematische verschillen in de toegepaste zorg kunnen ontstaan of in de blootstelling aan andere factoren dan de onderzochte interventie (performance bias);
- vertekening van de uitkomstmetingen door gebrek aan blindering van de effectbeoordelaar (informatiebias);
- selectieve uitval van onderzoeksdeelnemers (attrition bias);
- selectieve publicatie van uitkomsten binnen hetzelfde onderzoek (reporting bias);
- andere mogelijke bronnen van vertekening, zoals disbalans van prognostische factoren bij het begin van het onderzoek of factoren die samenhangen met bepaalde on-

derzoekstypen (bijvoorbeeld een carry-over effect in crossover trials of contaminatie in cluster-RCT's).

Indien voor een bepaalde uitkomstmaat bij een belangrijk deel van de ingesloten studies sprake is van een of meer van deze vormen van bias, is de kans groot dat het gepoolde effect voor die uitkomstmaat vertekend is ten gevolge van beperkingen in de opzet en uitvoering van de onderliggende onderzoeken. Daarom is het belangrijk dat er bij de beoordeling van de interne validiteit (ofwel de geldigheid van de resultaten voor de onderzochte deelnemers) van de individuele onderzoeken een onderscheid wordt gemaakt tussen onderzoeken met veel en onderzoeken met weinig kans op vertekening ('risk of bias'). Bij de beoordeling van de interne validiteit wordt een inschatting gemaakt van de mate en richting van de vertekening. Bij een grote kans op vertekening is er meer onzekerheid over de resultaten van het onderzoek, waardoor de effecten worden overschat of onderschat.

Verschillende organisaties die betrokken zijn bij richtlijnontwikkeling in Nederland hebben als hulpmiddel bij de beoordeling van de verschillende typen onderzoek een aantal Nederlandstalige beoordelingsformulieren ontwikkeld. Deze formulieren bevatten de belangrijkste van de hiervoor genoemde items en zijn te downloaden vanaf ▶ www.cochrane.nl en ▶ www.cbo.nl.

De kwaliteitsbeoordeling wordt uitgevoerd per studie. Om te bepalen of beperkingen in opzet en uitvoering van het onderzoek leiden tot een lagere kwaliteit van bewijs moeten de afzonderlijke kwaliteitsbeoordelingen in zijn totaliteit in beschouwing worden genomen.

▪ Inconsistentie

Er kan sprake zijn van inconsistentie wanneer er tussen de verschillende studies grote verschillen zijn in behandeleffecten die niet verklaard kunnen worden door bijvoorbeeld verschillen in populatie, interventies, uitkomstmaten en studiekwaliteit. Om inconsistentie te kunnen vaststellen moeten er bij het literatuuronderzoek meerdere studies gevonden zijn. Verschillende resultaten per uitkomstmaat binnen één onderzoek (bijvoorbeeld positief effect op overleving, maar negatief effect op kwaliteit van leven) wordt niet als inconsistentie aangemerkt.

▪ Indirect bewijs

Als de vraag van het onderzoek op een of meer punten afwijkt van de uitgangsvraag (PICO) waarop de richtlijn een antwoord wil geven, kan er sprake zijn van indirect bewijs. De patiëntenpopulatie (P) kan verschillen door selectie, bijvoorbeeld een ziekenhuispopulatie terwijl de richtlijn de eerste lijn betreft. De interventie (I) kan verschillend zijn, bijvoorbeeld psychotherapie door speciaal getrainde therapeuten die in Nederland niet beschikbaar zijn. Bij geneesmiddelonderzoek wordt vaak gebruikgemaakt van een placebocontrolegroep (C), terwijl men vooral geïnteresseerd is in de meerwaarde ten opzichte van de bestaande geneesmiddelen. Gebruik van surrogate uitkomstmaten (O) valt ook onder indirect bewijs.

▪ Imprecisie

Brede betrouwbaarheidsintervallen rond een geschat effect duiden op onzekerheid over de grootte van het effect. Oorzaken van imprecisie kunnen een kleine steekproef zijn (lage statistische power) of weinig voorkomende 'events' (bijvoorbeeld sterfte of ernstige bijwerkingen). Daarnaast wordt bij de beoordeling van imprecisie ook gelet op de aanwezigheid van een klinisch relevant effect.

- **Publicatiebias**

Het is een bekend fenomeen dat studies met negatieve resultaten minder vaak gepubliceerd worden dan studies met positieve resultaten; dit heet publicatiebias. Men moet bijvoorbeeld bedacht zijn op publicatiebias wanneer er slechts enkele kleine studies met positieve resultaten zijn gepubliceerd. Om publicatiebias te kunnen vaststellen, moeten er bij het literatuuronderzoek voldoende studies zijn gevonden. Ook kan men tegenwoordig zogenoemde prospectieve trialregisters raadplegen, waarin de belangrijkste kenmerken van studies zijn opgenomen nog voordat zij van start gegaan zijn, en zodoende op het spoor komen van studies die de resultaten nooit hebben gepubliceerd (zie bijvoorbeeld ▶ www.trialregister.nl).

11.2.4 Factoren die de kwaliteit van bewijs kunnen verhogen

Volgens de GRADE-systematiek is wetenschappelijk bewijs gebaseerd op observationele studies van lagere kwaliteit dan het bewijs gebaseerd op RCT's (voor zover het interventiestudies betreft). De kwaliteit kan verhoogd worden, mits er geen sprake is van een of meer van de genoemde factoren die de kwaliteit van bewijs verlagen. Er zijn drie factoren die de kwaliteit van bewijs kunnen verhogen.

- **Grootte van het effect**

Een sterk effect (zoals een relatief risico groter dan 2 of lager dan 0,5) kan het vertrouwen in de juistheid van het geschatte effect verhogen, omdat het onwaarschijnlijk is dat een sterk effect volledig verklaard kan worden door verstoring van het effect door de invloed van andere, ongelijk verdeelde prognostische factoren (confounding).

- **Dosis-responsrelatie**

De aanwezigheid van een dosis-responsrelatie doet het vertrouwen in het geschatte effect toenemen, omdat bij een dosis-responsrelatie een causaal effect aannemelijk lijkt. Er is sprake van een dosis-responsrelatie als bijvoorbeeld een hogere dosering van bepaalde medicatie een sterker effect laat zien dan een lagere dosering.

- **Gunstig effect van confounders**

In observationeel onderzoek is meestal sprake van overgebleven verstorende factoren ('residual confounding'), waarvoor niet gecorrigeerd is of niet voor gecorrigeerd kan worden. In sommige gevallen kan echter wel de richting van de vertekening beredeneerd worden. In geval van een effect dat wijst op een verband tussen interventie en uitkomst kan het vertrouwen in de juistheid van dit effect toenemen indien beredeneerd kan worden dat de niet-gecorrigeerde confounding uitsluitend zal leiden tot een onderschatting van het werkelijke effect. Dit betekent dat na correctie voor vertekening het effect nog sterker zou worden. Een voorbeeld is het preventieve effect van condoomgebruik op hiv-infecties, waarbij het aantal seksuele partners een confounder is. Als hiermee rekening zou worden gehouden, wordt het effect groter omdat condoomgebruikers doorgaans meer partners hebben dan niet-condoomgebruikers (Guyatt, 2011a).

Andersom kan worden gesteld dat wanneer er geen effect gevonden wordt, het vertrouwen hierin toeneemt als beredeneerd kan worden dat, als er confounding zou zijn, er wel een effect gevonden zou worden. Het feit dat er geen effect gevonden wordt, verhoogt in dit geval het vertrouwen dat er in werkelijkheid ook geen effect is.

11.2.5 Algehele kwaliteit van bewijs

Het resultaat van de systematische beoordeling met GRADE kan worden gepresenteerd in een *GRADE evidence profile* of *Summary of Findings Table* (zie ◘ tabel 11.1). Hierin wordt de beoordeling van de kwaliteit van het bewijs en de effectschattingen gepresenteerd van alle cruciale en belangrijke uitkomstmaten. Vervolgens wordt de algehele kwaliteit van bewijs bepaald. Deze is even hoog als de cruciale uitkomstmaat met de laagste kwaliteit. Het niveau van de algehele kwaliteit van bewijs is een van de factoren die van invloed zijn op de sterkte van de aanbeveling.

'GRADE evidence profiles' worden web-based gegenereerd (▶ www.guidelinedevelopment. org). Door deze in het Engels op te stellen wordt internationale uitwisseling vergemakkelijkt.

11.2.6 Van bewijs naar aanbeveling

Nadat het wetenschappelijk bewijs is beoordeeld en samengevat, is de volgende stap om de resultaten te vertalen naar aanbevelingen voor de praktijk. Richtlijnen gaan in die zin verder dan systematische reviews die volstaan met het trekken van een wetenschappelijke conclusie (beschrijven van het wetenschappelijk bewijs). Deze vertaalslag wordt ook wel 'het proces van bewijs naar aanbeveling' genoemd. Hierbij worden ook allerlei praktische en contextuele factoren in overweging genomen, met als doel een praktisch toepasbare en haalbare aanbeveling te formuleren.

GRADE adviseert minimaal de volgende vier factoren in ogenschouw te nemen in het proces van bewijs naar aanbeveling:

- algehele kwaliteit van het wetenschappelijk bewijs;
- balans tussen voor- en nadelen van bepaalde interventies;
- waarden en voorkeuren (waaronder de wensen en voorkeuren van patiënten);
- beschikbare middelen (kosten).

GRADE maakt een onderverdeling in sterke en zwakke (conditionele) aanbevelingen. Op basis van de weging van bovenstaande factoren wordt besloten of een aanbeveling sterk of zwak wordt geformuleerd. Met een zwakke aanbeveling wordt bedoeld dat de bewijsvoering voor de aanbeveling niet krachtig is of dat er meerdere gelijkwaardige opties bestaan. Bij dergelijke aanbevelingen is het aangewezen dat zorgverleners in samenspraak met hun pati-

▫ Tabel 11.1. Summary of Findings Table

	Quality assessment						Summary of findings					
							No of patients		Effect			
No of studies	Design	Limitations	Inconsistency	Indirectness	Imprecision	Other considerations	anticoagulation	control	Relative (95% CI)	Absolute	Quality	Importance
Survival at 12 months (study follow up)												
5	randomised trials	no serious limitations[1]	no serious inconsistency	no serious indirectness[2]	no serious imprecision	none	339/586 (57,8%)	390/588 (60%)	RR 0.87 (0.8 to 0.95)	78 fewer per 1000 (from 30 to 120 fewer)	⊕⊕⊕⊕ HIGH	CRITICAL
Survival (overall – study follow up at 24 to 84 months)												
5	randomised trials	no serious limitations[1]	no serious inconsistency	no serious indirectness	no serious imprecision	none	477/586 (81.4%)	520/588 (85%)	HR 0.77 (0.65 to 0.91)	82 fewer per 1000 (from 28 to 141 fewer)	⊕⊕⊕⊕ HIGH	CRITICAL
DVT												
2	randomised trials	no serious limitations[1]	no serious inconsistency	no serious indirectness[2]	very serious[3]	reporting bias[4]	1/232 (0.4%)	2/226 (4%)	RR 0.61 (0.08 to 4.91)	16 fewer per 1000 (from 37 fewer to 156 more)	⊕○○○ VERY LOW	CRITICAL

◘ **Tabel 11.1.**   Vervolg

Quality assessment							Summary of findings		Effect		Quality	Importance
No of studies	Design	Limitations	Inconsistency	Indirectness	Imprecision	Other considerations	No of patients					
							anticoagulation	control	Relative (95% CI)	Absolute		
Major bleeding												
3	randomised trials	no serious limitations[1]	no serious inconsistency	no serious indirectness[2]	serious[3]	reporting bias[5]	8/406 (2%)	6/408 (1.5%)	RR 1.50 (0.26 to 8.8)	7 more per 1000 (from 11 fewer to 117 more)	⊕⊕00 LOW	CRITICAL
Minor bleeding												
3	randomised trials	no serious limitations[1]	no serious inconsistency	no serious indirectness	serious[3]	reporting bias[5]	14/380 (3.7%)	5/380 (1.3%)	RR 2.07 (0.78 to 5.51)	14 more per 1000 (from 3 fewer to 59 more)	⊕⊕00 LOW	IMPORTANT

Author(s): Elie Aki & Holger Schunemann **Date:** 2008-09-11

Question: Should parenteral anticoagulation be used in prolonging survival of patients with cancer? **Settings:** Outpatient

Bibliography: EA Aki, FF van Doormaal, M Barba, G Kamath, SY Kim, S Kuipers, S Middeldorp, V Yosuico, H Dickinson, HJ Schünemann. Parenteral anticoagulation for prolonging survival in patients with cancer who have no other indication for anticoagulation. CDSR Reviews. 2007 Issue 3

[1] Unclear concealment in one of the five trials did not lead to downgrading the quality of evidence.

[2] The studies used different LMWHs but indirectness is not likely given the similarity in results across studies.

[3] The 95% CI includes both negligible effect and appreciable benefit or appreciable harm.

[4] Out of 5 includes studies, only 2 reported DVT. We assumed that this was based on selective reporting of outcomes. The authors of the study did not provide further information. The authors of the study did not provide further information.

[5] Out of 5 includes studies, only 3 reported bleeding. We assumed that this was based on selective reporting of outcomes. The authors of the study did not provide further information.

enten kunnen kiezen ('shared decision making', zie ▶ H. 16). Het proces van bewijs naar aanbeveling en het formuleren van aanbevelingen is vooralsnog minder systematisch uitgekristalliseerd dan de beoordeling van de kwaliteit van het bewijs. De verwachting is dat hier de komende jaren op basis van huidig onderzoek nog ontwikkelingen in plaats zullen vinden.

11.2.7 GRADE en diagnostische uitgangsvragen

Het graderen van de kwaliteit van bewijs en de sterkte van aanbevelingen van diagnostische uitgangsvragen is gebaseerd op de methode van de toepassing van GRADE bij therapeutische uitgangsvragen. In het ideale geval worden diagnostische vragen bestudeerd in RCT's waarin de deelnemers aselect toegewezen worden aan verschillende testen of diagnostische strategieën en het effect van deze verschillende groepen bepaald wordt aan de hand van patiëntrelevante uitkomstmaten. Voor het graderen van dergelijk diagnostisch bewijs kan de hiervoor gepresenteerde GRADE-methodiek worden gebruikt. Diagnostische RCT's vergen echter zeer grote patiëntenaantallen en een adequate followupduur. Dergelijke RCT's zijn daardoor erg duur en worden daarom zelden uitgevoerd. Een eenvoudiger onderzoekstype is het zogenoemde diagnostische accuratesseonderzoek. In een dergelijk onderzoek worden de resultaten van de bestudeerde diagnostische test vergeleken met een referentiestandaard (de 'beste' test om ziekte aan te tonen dan wel uit te sluiten) en kunnen verschillende eigenschappen van de test worden bepaald (zoals sensitiviteit, specificiteit en voorspellende waarden). De beperkingen aan het gebruik van bewijs uit diagnostisch accuratesseonderzoek als basis voor het formuleren van aanbevelingen voor de klinische praktijk moeten echter goed in acht worden genomen. Diagnostisch accuratesseonderzoek is observationeel onderzoek (crosssectioneel onderzoek of cohortonderzoek) maar mag bij diagnostische uitgangsvragen worden ingedeeld in de categorie 'hoge kwaliteit'. Vervolgens kunnen dezelfde vijf factoren leiden tot een lagere kwaliteit van bewijs voor de testeigenschappen ((on)terecht positieven, (on)terecht negatieven). Belangrijk bij de vertaling naar aanbevelingen is dat testaccuratesse moet worden gezien als een surrogaatuitkomst voor patiëntrelevante uitkomstmaten. Er kan sprake zijn van hoge kwaliteit van bewijs voor de testeigenschappen, terwijl deze slechts lage kwaliteit van bewijs levert voor de patiëntrelevante uitkomstmaten waar aanbevelingen op gebaseerd kunnen worden. Een belangrijk uitgangspunt van GRADE bij de toepassing op diagnostiek is dan ook het vertalen van de testeigenschappen naar patiëntrelevante consequenties, zoals het bepalen van de gevolgen van een foutnegatieve (een gemiste diagnose) of foutpositieve (onterecht gediagnosticeerd als ziek) testuitslag. Voor deze laatste stap moeten ook andere bronnen van bewijs worden meegenomen.

11.3   Samenvatten van gegevens in 'evidencetabellen'

Voorafgaand aan de beoordeling met GRADE worden individuele studies samengevat in een zogenoemde evidencetabel. In een dergelijke tabel worden de kenmerken en resultaten van de verschillende onderzoeken naast of onder elkaar gezet om een overzichtelijk

▣ **Tabel 11.2** Voorbeeld van een evidencetabel op basis van het format van de G-I-N Evidence Table Working Group met de resultaten van één onderzoek

Study	Derebery 2009
Bibliographic reference	Derebery J, Giang GM, Gatchel RJ, Erickson K, Fogarty TW. Efficacy of a patient-educational booklet for neck-pain patients with workers' compensation: a randomized controlled trial. Spine. 2009;34(2):206-13.
Source of funding	No funds
Competing interest	No competing interests
Setting	First-time neck-pain patients were recruited from 40 occupational medical clinics in the Southwestern part of the United States (Louisiana, NM, OK, and Texas) belonging to a large occupational healthcare provider network.
Methods	
Study design	RCT (three-arm study)
Eligibility criteria	– All injured workers receiving primary care for neck pain (generally cervical strain) in the specified clinics during the 3-year period from July 1, 2004 to July 31, 2007 were evaluated for eligibility.
	– Only patients between the ages of 20 and 60, who could read and speak English, and who met ICD-9 clinical criteria for a neck-related injury, were eligible to participate.
	Exclusion criteria were incomplete baseline surveys and/or absence of contact information.
Interventions	1. 'The neck booklet group' (activity is encouraged)
	2. Educational control group (more cautionary about activity)
	3. No education/reading materials
Primary outcome measure	– Fear Avoidance Beliefs Questionnaire (FABQ)
	– Neck Pain and Disability Scale (NPDS)
Secondary outcome measure(s)	Not described
Sample size	Not described
Randomization method	Not clearly described (seemed concealed)
Results	
Numbers	n=552 (randomized patients), n=187 (analysed)
	– n=172 (analysed n=57)
	– n=191 (analysed n=64)
	– n=189 (analyses n=60)
Study duration	6 month, 3-year inclusion period from July 1, 2004 to July 07
Patients characteristics and group comparability	1. Age (yr): 38.9 (SD 11.9); Male: 32 (56.1%)
	2. Age (yr): 38.1 (SD 10.5); Male: 32 (50.0%)
	3. Age (yr): 37.9 (SD 12.3); Male: 46 (69.7%)

◻ Tabel 11.2 Vervolg	
	There were no significant differences between the 3 group in baseline characteristics.
Effect size – primary outcome	No significant differences among the 3 groups on any of the outcome measures at any of the follow-up periods.
	For example, at 6-months:
	The Neck Pain and Disability Scale mean scores (SDs):
	1. 31.3 (15.5)
	2. 35.3 (17.0)
	3. 31.8 (15.6)
	The Fear Avoidance Beliefs Questionnaires mean scores (SDs):
	1. 35.9 (21.5)
	2. 40.3 (22.1)
	3. 38.0 (23.4)
Effect size – secondary outcome(s)	Not applicable
Harms (adverse events)	Not described
Critical appraisal	
Authors conclusion	This study demonstrates that the educational booklets studied were not associated with improved outcomes in patients with neck pain receiving workers' compensation. Whether these results would apply to a nonworkers' compensation population requires further study. The loss of many patients to follow-up also makes any other firm conclusions more difficult to determine.
Results validity	See RoB assessment table
Other/Addendum	Only 34% (N = 187) of an original cohort of patients (N = 522) had data for all of the follow-up periods.

beeld te krijgen van de verschillen en overeenkomsten in de gebruikte onderzoeken. In de Evidence Tables Working Group (▶ www.g-i-n.net/activities/etwg/progresses-of-the-etwg) zijn formats ontwikkeld voor vragen op het gebied van therapie en preventie, diagnose en prognose. Deze formats benoemen de items die minimaal in een evidencetabel opgenomen zouden moeten worden. Bij de samenvatting in evidencetabellen ziet men steeds vaker dat er wordt gekozen voor een staande tabel gegeven de veelheid aan relevante studiekarakteristieken die aanmerking komen om te worden beschreven (zie ◻ tabel 11.2). De tabellen worden bij voorkeur in het Engels opgesteld om internationale uitwisseling te faciliteren.

Literatuur

Atkins D, Best D, Briss PA, et al. GRADE Working Group. Grading quality of evidence and strength of recommendations. BMJ 2004;328:1490.

Boluyt N, Rottier BL, Langendam MW. Richtlijnen worden transparanter met de GRADE-methode: nieuwe methode maakt overwegingen bij aanbevelingen expliciet. Ned Tijdschr Geneeskd 2012;156(25):A4379.

Guyatt GH, Oxman AD, Kunz R, Vist GE, Falck-Ytter Y, Schünemann HJ. GRADE Working Group. What is 'quality of evidence' and why is it important to clinicians? BMJ 2008;336:995–8.

Guyatt GH, Oxman AD, Schünemann HJ, Tugwell P, Knottnerus A. GRADE guidelines: a new series of articles in the Journal of Clinical Epidemiology. J Clin Epidemiol 2011;64:380–2.

Guyatt GH et al, on behalf of the GRADE Working Group. GRADE guidelines: 9. Rating up the quality of evidence. J Clin Epid 2011;64:1311–6.

Higgins JPT, Green S (editors). Cochrane Handbook for Systematic Reviews of Interventions Version 5.1.0 (updated March 2011). The Cochrane Collaboration, 2011. Available from ▶ www.cochrane-handbook.org.

Schünemann HJ, Oxman AD, Brozek J, Glasziou P, Jaeschke R, Vist GE, et al. GRADE Working Group. Grading quality of evidence and strength of recommendations for diagnostic tests and strategies. BMJ 2008;336:1106-10. Erratum in: BMJ 2008;336:7654.

Shea BJ, Grimshaw JM, Wells GA, Boers M, Andersson N, Hamel C, et al. Development of AMSTAR: a measurement tool to assess the methodological quality of systematic reviews. BMC Med Res Methodol 2007;7:10.

Whiting PF, Rutjes AWS, Westwood ME, Mallett S, Deeks JJ, Reitsma JB, et al. QUADAS-2: A Revised Tool for the Quality Assessment of Diagnostic Accuracy Studies. Ann Intern Med 2011;155:529–36.

Websites

▶ www.g-i-n.net/activities/etwg. Geraadpleegd 19 juni 2013.

Het formuleren van aanbevelingen

Tj. Wiersma, T. Zuiderent-Jerak, J.J.E. van Everdingen en J.S. Burgers

Kernboodschappen

– Aanbevelingen volgen nooit rechtstreeks uit de medisch-wetenschappelijke literatuur. Om een aanbeveling te kunnen formuleren, dient de wetenschappelijke kennis door de richtlijnmaker in de context van de dagelijkse praktijk gewaardeerd te worden.
– Indien er geen harde conclusies kunnen worden getrokken op grond van de literatuur en de uitgangsvragen niet goed beantwoord kunnen worden, is het een taak van de opstellers van de richtlijn om toch te proberen een aanbeveling te formuleren waar de zorgverlener houvast aan heeft voor de dagelijkse praktijkvoering.
– Naast medisch-wetenschappelijke gegevens spelen ook bijkomende overwegingen (overige overwegingen) een rol bij het formuleren van aanbevelingen. Veiligheidsaspecten, gebruiksgemak, kosten(effectiviteit), haalbaarheid en juridische overwegingen zijn daarvan de belangrijkste.
– Aanbevelingen moeten helder en eenduidig geformuleerd zijn, zodat duidelijk is wanneer er wat gedaan moet worden.
– Bij het formuleren van aanbevelingen is het zaak rekening te houden met de bestaande praktijk.

12.1   Inleiding

De samenvatting van medisch-wetenschappelijk onderzoek, zoals beschreven in ▶ H. 11, geeft doorgaans onvoldoende uitsluitsel over de aanbevolen handelingen. Het bewijs (evidence) uit de literatuur geeft vrijwel altijd aanleiding tot discussie, waarbij de waardering van de uitkomsten cruciaal is. Zo moet bij de advisering over de invoering van een behandeling worden beoordeeld of het effect klinisch relevant, veilig en doelmatig is en spoort met patiëntvoorkeuren. Overwegingen en ervaringen van zorgprofessionals en zorggebruikers kunnen hierbij worden ingebracht als 'andersoortige kennis' of 'overige overwegingen'. Dergelijke kennis dient wel geëxpliciteerd te worden, aanvullend op de wegingsfactoren binnen GRADE voor bewijs uit wetenschappelijk onderzoek. Er is echter geen consensus over hoe zwaar deze overige overwegingen gewogen moeten worden. De werkgroep bepaalt doorgaans welke invloed de overige overwegingen hebben op de formulering van de uiteindelijke aanbevelingen.

In dit hoofdstuk gaan we in op de afwegingen die gemaakt moeten worden bij de vertaalslag van kennis naar aanbevelingen en op de vraag hoe bevindingen uit kwalitatief onderzoek en aspecten met betrekking tot veiligheid, gebruiksgemak en haalbaarheid de aanbevelingen kunnen beïnvloeden. Ten slotte komt de vorm van de aanbevelingen aan bod en hoe deze zo helder mogelijk kunnen worden geformuleerd.

12.2   Wat geldt als bewijs?

De term die bij richtlijnontwikkeling vaak wordt gebruikt voor kennis is 'bewijs'. Het is moeilijk om in de geneeskunde het begrip bewijs in algemene (abstracte) zin te gebruiken. Bewijzen heeft in het medische domein vooral te maken met de vraag 'wat werkt?'. In de geneeskunde wordt bewijzen daarmee vooral gebruikt voor een drietal doelen:
— het onderbouwen van een oorzaak-gevolgrelatie;
— het staven van een diagnose;
— het aantonen van effectiviteit van een interventie.

12.2.1 Onderbouwen van een oorzaak-gevolgrelatie

Wil men bewijzen dat iets (een 'agens') de oorzaak is van een aandoening, dan moet men argumenten aandragen die aannemelijk maken dat het één leidt tot het ander. Als het één altijd wordt gevolgd door het ander (bijvoorbeeld zonsopgang gevolgd door fluitende vogels), is er weinig nodig om iedereen ervan te overtuigen dat die zaken met elkaar verbonden zijn, maar voor een causaal verband is dat niet genoeg. Er moet ook een verklaring zijn, en misschien nog wel meer dan een verklaring voor het feit dat het één altijd wordt gevolgd door het ander. Zo zal iemand altijd omkomen na een sprong uit een vliegtuig op tien kilometer hoogte zonder parachute door de bij de val naar beneden van de zwaartekracht verkregen snelheid, omdat het menselijk lichaam niet bestand is tegen de enorme krachten bij de plotse afremming tijdens de klap tegen de grond. Uit dit voorbeeld blijkt dat een smalle definitie van bewijs niet volstaat voor het onderbouwen van de oorzaak-gevolgrelatie: hiervoor is ook theorie nodig.

12.2.2 Staven van een diagnose

Als men wil bewijzen dat een diagnostische test effectief is, gaat het erom aan te tonen dat de diagnose met die test kan worden gesteld of beter kan worden gesteld dan met een andere test. Om te bewijzen dat percussie van de longen een goede vorm van diagnostiek is bij longaandoeningen, moet worden aangetoond dat die vorm van onderzoek vaak, in elk geval meer dan op grond van het toeval mag worden verwacht, de juiste diagnose oplevert. Als men vaak in de buurt van altijd komt, levert men het bewijs dat het een zeer goede test is. Daartoe is vergelijking met een 'gouden standaard' essentieel. De gouden standaard is de test die de ziekte met maximale zekerheid kan aantonen. De manier waarop de te onderzoeken test wordt vergeleken met de gouden standaard is de essentie van bewijsvoering.

12.2.3 Aantonen van de effectiviteit van een interventie

Als men wil bewijzen dat iets therapeutisch werkt, zal men vergelijkend onderzoek moeten doen om aan te tonen dat met de behandeling vaker verbetering optreedt dan zonder behandeling of met een andere behandeling. Vanwege het placebo-effect van interventies worden hoge eisen gesteld aan de condities waaronder dit vergelijkend onderzoek wordt uitgevoerd (prospectieve onderzoeksopzet, randomisatie, blindering, weinig uitval van patiënten en rapportage van eventuele belangenverstrengeling). Ook heeft een uitkomstmaat op een klinisch eindpunt de voorkeur boven een uitkomst op een zogenoemde surrogaatparameter, zoals een laboratoriumwaarde. Een 'bewijs' van effect hangt samen met de grootte en precisie van het gevonden effect en de wijze waarop bias en het effect van storende variabelen is uitgesloten (zie ▶ H. 11).

12.2.4 Andere bronnen van kennis

Wie de bovenstaande vormen van bewijs 'vanzelfsprekend' acht, dient zich bewust te zijn dat de daaruit voortvloeiende handelingsconsequenties zich in de regel lenen voor discussie en dat er ook andere bronnen van kennis zijn. Noch het fysiologisch experiment dat oorzaak-gevolgrelaties tracht aan te tonen, noch het klinisch onderzoek naar diagnostische testen en therapeutische effecten, kunnen zich doen gelden als de superieure motor van geneeskundige kennis. De fysiologie vervaardigt kennis onder laboratoriumcondities met universele pretenties. Klinisch onderzoek bij steekproeven levert probabilistische kennis op die weinig toevoegt aan de kennis over onderliggende mechanismen, zich soms moeilijk laat generaliseren en lang niet altijd geldig is voor het individu. Beide methoden hebben hun sterke en hun zwakke kanten, en kunnen elkaar nuanceren en corrigeren. Dit maakt 'bewijs' als onderbouwing van aanbevelingen in richtlijnen kwetsbaar.

Soms wordt verondersteld dat vormen van zorg waarvoor hard bewijs ontbreekt, niet voor richtlijnontwikkeling in aanmerking komen of niet tot een aanbeveling in een richtlijn zouden mogen leiden. Toch zijn er talloze voorbeelden waaruit blijkt hoe zinvol het kan zijn om bij gebrekkig bewijs toch een aanbeveling op basis van de beste beschikbare kennis te formuleren. Een voorbeeld is de postexpositieprofylaxe die aan het eind van de jaren tachtig bij hiv werd geïntroduceerd. Die werd ingevoerd op basis van één casecontrol-onderzoek waarin enkele honderden mensen waren verzameld met een mogelijke blootstelling aan hiv door prikaccidenten. Aan de hand van gegevens over seroconversie bij een tiental verwonde patiënten die profylaxe hadden gekregen, was berekend dat de risicoreductie door een direct toegediend antiviraal middel rond de 80% lag. Deze gegevens, pathofysiologisch inzicht en logisch redeneren waren voor deskundigen voldoende om tot ferme aanbevelingen te komen. Een ander voorbeeld is het bewijs dat abortusartsen inbrachten toen zij in de richtlijn 'Sedatie en/of analgesie op locaties buiten de operatiekamer' wilden opnemen dat de aangescherpte veiligheidsmaatregelen die men ziekenhuizen voor sedatie wilde opleggen, niet op de abortusklinieken van toepassing waren, omdat in Nederland nog nooit iemand was overleden aan de gevolgen van sedatie in een abortuskliniek.

Het is van belang zo robuust mogelijke kennis te verlangen, maar deze heeft lang niet altijd de vorm van bewijs. Bij vragen over de werkzaamheid van behandelingen zijn RCT's superieur als kennisvorm, omdat veel andere soorten kennis het risico op vertekening in zich dragen. Voor veel uitgangsvragen zijn echter geen RCT's voorhanden of zijn deze zelfs ongeschikt. De kracht van de argumentatie en de expliciete waardering van verschillende factoren zijn daarom vaak doorslaggevend bij het opstellen van aanbevelingen. Voor de wijze waarop deze factoren moeten worden meegewogen, bestaan geen algemene regels. Wel zijn er enkele telkens terugkerende thema's. In het navolgende doen wij een aantal suggesties hoe men daar in voorkomende gevallen mee kan omgaan. Steeds geldt dat het aanbeveling verdient om alle overwegingen expliciet in de tekst te vermelden. Aan de mening en voorkeuren van de patiënt en aan de kosten zijn aparte hoofdstukken gewijd (zie ▶ H. 5 en ▶ H. 19).

12.3   Het formuleren van diagnostische aanbevelingen

12.3.1 Overdenk tevoren de consequenties

Een diagnostische procedure heeft alleen zin als de uitkomst daarvan van invloed is op het te voeren beleid. Als de uitkomst ervan niet van invloed is op de waarschijnlijkheidsdiagnose, de prognose, de keus van de therapie of het besluit om al dan niet te verwijzen, kan de diagnostische procedure achterwege worden gelaten. Een voorbeeld daarvan is het beluisteren van de arteria carotis interna bij patiënten met een TIA. De vondst van een souffle is geenszins bewijzend voor de aanwezigheid van een ernstige stenose die in aanmerking komt voor endarterectomie. Anderzijds sluit de afwezigheid van een souffle een dergelijke stenose onvoldoende uit. Veel neurologen zijn dan ook inmiddels van mening dat het ausculteren van de halsvaten bij TIA-patiënten achterwege kan worden gelaten, daar onafhankelijk van de uitslag een duplexscan van deze vaten noodzakelijk blijft.

Een en ander betekent dat soms pas over diagnostische aanbevelingen kan worden besloten, als duidelijk is geworden welk beleid men voorstaat. Praktisch betekent dit dat men er in voorkomende gevallen verstandig aan doet een richtlijn 'van achteren naar voren' op te stellen. Pas als het beleid op papier staat, wordt duidelijk welke diagnostische informatie daarvoor nodig is.

12.3.2 Diagnostische winst: product van toename van positief en negatief voorspellende waarde

Diagnostische procedures dienen primair te worden beoordeeld aan de hand van de vraag of ze de kans dat men een correcte diagnose stelt afdoende doen toenemen. De toename van de kans waarmee terecht wordt vastgesteld dat iemand de ziekte heeft, wordt ook wel betiteld als diagnostische winst: het verschil tussen de posteriorkans (of positief voorspellende waarde) en de priorkans. Bij een grotere diagnostische winst is de diagnostische procedure meer zinvol. Het kan ook voorkomen dat een diagnostische procedure er vooral toe dient een (ernstige) ziekte met meer zekerheid uit te sluiten. In die gevallen gaat het vooral om verhoging van de negatief voorspellende waarde. Vaak zijn ook combinaties van de positief en negatief voorspellende waarde van belang. Welke van de twee het belangrijkste is en hoe ze tegen elkaar moeten worden afgewogen, hangt onder andere af van de ernst van de ziekte en de mate waarin men over- dan wel onderbehandeling wenst te vermijden. Een ernstige aandoening zal men niet graag over het hoofd zien, terwijl onderbehandeling van een selflimiting disease doorgaans weinig schadelijke gevolgen heeft. Er bestaan geen harde regels omtrent de wijze waarop deze aspecten gewaardeerd moeten worden. Wel is het zaak de argumenten die aan de afweging ten grondslag liggen, te expliciteren en daar overeenstemming over te bereiken.

▪ **Bepaling van de priorkans**
In kwantitatieve zin wordt de diagnostische winst bepaald door de priorkans op ziekte en de testeigenschappen van de diagnostische procedure die men in gedachten heeft. Priorkansen kunnen alleen worden geschat als men van de patiënt al het een en ander weet. Vaak zal het gaan om de aanwezigheid van een klacht.

Priorkansen nemen toe naarmate een klacht kenmerkender is voor een aandoening en zijn vaak afhankelijk van leeftijd en geslacht. Soms is het mogelijk een priorkans te schatten op basis van epidemiologisch onderzoek waaruit blijkt hoe vaak een klacht op termijn resulteert in een bepaalde diagnose. Helaas zijn veel klachten weinig specifiek. In de praktijk van het richtlijnen maken, komt het dan ook geregeld voor dat de priorkans op ziekte niet goed bekend is. Dit is vooral het geval als er alleen incidentiecijfers maar geen gegevens over de frequentie waarmee een ingangsklacht uiteindelijk leidt tot een bepaalde diagnose beschikbaar zijn. Men zal zich dan moeten behelpen met een schatting.

De priorkans zelf is medebepalend voor de diagnostische winst die behaald kan worden. Is de waarschijnlijkheid dat de ziekte aanwezig is voorafgaand aan de diagnostische procedure al bijna 100%, dan zal een positieve uitslag die niet meer veel doen toenemen. Is de voorafkans erg klein, dan zijn veel testen onvoldoende specifiek om aanwezigheid van ziekte waarschijnlijk te maken en blijft de posteriorkans dikwijls ver onder 50%. In het algemeen hebben diagnostische procedures de meeste consequenties (en zijn ze dus het meest zinvol) als de onzekerheid vooraf groot is, dus bij een priorkans tussen de 30% en 70%.

- **Vergelijking diagnostische procedure met gouden standaard**

Idealiter zijn testeigenschappen van diagnostische procedures die men overweegt aan te bevelen onderzocht in populaties die lijken op de patiëntencategorie waarop de richtlijn zal worden toegepast, waarbij de prestaties van de test zijn vergeleken met een onafhankelijk daarvan bepaalde erkende gouden standaard. Voorbeelden zijn vergelijking van de prestaties van de nitriettest met die van de bacteriologische kweek bij acute mictieklachten en vergelijking van echoscopische meting van de endometriumdikte met de bevindingen bij hysteroscopie en endometriumbiopsie bij vrouwen met klachten van postmenopauzaal vaginaal bloedverlies. Testeigenschappen worden doorgaans uitgedrukt in termen van sensitiviteit en specificiteit. Theoretisch zijn ze alleen extrapoleerbaar naar vergelijkbare populaties, daar ze kunnen veranderen bij een andere priorkans en ziekte-ernst. Dit probleem is vooral van belang bij de vertaling van de betekenis van onderzoeksgegevens van geselecteerde naar ongeselecteerde populaties en omgekeerd.

Bij het opstellen van richtlijnen neemt men – noodgedwongen – echter dikwijls aan dat de sensitiviteit en specificiteit van diagnostische tests relatief stabiel zijn, omdat de daadwerkelijk gezochte gegevens niet voorhanden zijn. In voorkomende gevallen doet men er wel goed aan bij de extrapolatie te vermelden in welke richting de extrapolatie de uitkomsten zou kunnen doen vertekenen.

- **Bepaling van de beleidsconsequenties van de testuitslag**

Op basis van de verzamelde kennis over de priorkans en kennis over testeigenschappen wordt het mogelijk te schatten in hoeverre een diagnostische procedure leidt tot een diagnostische winst die de prestaties van de gouden standaard afdoende benadert om de beleidsconsequenties te rechtvaardigen die men in de richtlijn beoogt. Blijkt dat het geval, dan betekent dit dat het gebruik van de diagnostische procedure kan worden aanbevolen. Blijkt dat niet het geval dan kan het gebruik van de gouden standaard zelf worden overwogen. Vaak is die echter invasiever, bewerkelijker of duurder, zodat ook bijkomende overwegingen dan een belangrijke rol gaan spelen.

12.4   Het formuleren van therapeutische aanbevelingen

12.4.1 Therapeutische aanbevelingen op basis van trials met klinische eindpunten

- **Waardering van de grootte van het effect**

Therapeutische aanbevelingen worden gebaseerd op onderzoek naar de effecten van interventies op klinische eindpunten, waarbij er ten minste een statistisch significant verschil moet zijn gevonden ten faveure van een bepaalde interventie. De richtlijnmaker staat allereerst voor de taak te beoordelen of het gevonden verschil behalve significant ook klinisch relevant is. Is het gevonden verschil wel groot genoeg om de therapie de moeite waard te maken? Het antwoord op deze vraag berust ten dele op de gevonden reductie van het absolute risico of het omgekeerde daarvan: het aantal patiënten dat de behandeling moet ondergaan om één gebeurtenis te voorkomen (*number needed to treat*). Blijkt uit het onderzoek dat met de behandeling van een urineweginfectie met een antibioticum 78% van de patiënten binnen een week geneest en zonder behandeling 53% dan is de absolute reductie van de kans om ziek te blijven 25% en het aantal patiënten dat behandeld moet worden om een geval van ziek blijven te voorkomen (100/25 =) 4. Nadat de cijfers verzameld zijn, is een waardering van de cijfers noodzakelijk. Of een behandeling de moeite waard is, is behalve van de grootte van het gevonden verschil, ook afhankelijk van de ernst van de aandoening (inclusief de mate van hinder van de patiënt) en het natuurlijk beloop van de aandoening. Een gering verschil ten faveure van een behandeling bij een levensbedreigende infectie zoals bij sepsis, zal eerder voldoende zijn voor het aanbevelen daarvan dan eenzelfde verschil bij een aandoening als sinusitis die doorgaans ook zonder behandeling op korte termijn restloos geneest.

- **Betreft het een relevante groep?**

Bovendien moet worden beoordeeld of de uitkomsten van het onderzoek bereikt zijn bij patiënten die vergelijkbaar zijn met die waarop de te vervaardigen richtlijn betrekking heeft. Deze vraag moet worden beoordeeld door kennis te nemen van de kenmerken waaraan patiënten moesten voldoen om in aanmerking te komen voor deelname aan het onderzoek en welke categorieën van deelname werden uitgesloten. Als bijvoorbeeld blijkt dat de resultaten van antibiotische behandeling van urineweginfecties geboekt zijn bij zwangere vrouwen met pyelonefritis, dan zijn de geïncludeerde patiënten weinig representatief voor de doorsneepatiënt met een blaasontsteking in de huisartspraktijk. Dit kan een goede reden zijn om de uitkomst niet te vertalen in een aanbeveling of de geldigheid te beperken tot die specifieke groep.

- **Extrapolatie naar andere groepen**

Relatief frequent doet zich de situatie voor dat de resultaten van een trial geboekt zijn in een groep patiënten die in de praktijk wel geregeld voorkomen, maar dat bepaalde subgroepen van de trial werden uitgesloten. Zo kan een onderzoek uitsluitend zijn verricht bij blanken of vrouwen of kan zijn besloten dat een bepaalde leeftijdsgroep, zoals 65-plussers, niet mocht meedoen. Grosso modo kan de richtlijnmaker dan twee posities innemen. Men kan de toepasbaarheid van de aanbeveling beperken tot de groep die overeenkomt met de groep die geïncludeerd werd in de trial omdat men van mening is dat alleen voor die groep bewijs voorhanden is. Dat is een verdedigbare maar sceptische positie met het gevaar dat het beleid vooral wordt bepaald door de opzet van de trials. Deze positie heeft bovendien als nadeel dat de aanbeveling aan bruikbaarheid inboet, daar er geen antwoord wordt verschaft op de vraag wat er dan wel met de geëxcludeerde patiëntencategorieën moet gebeuren.

In de praktijk van richtlijnontwikkeling doet men er doorgaans verstandiger aan de voorhanden trials wat ruimhartiger te interpreteren en na te gaan in hoeverre de uitkomsten zich laten extrapoleren naar andere, niet in de trials geïncludeerde, groepen. Deze benadering wordt begrijpelijk als men zich realiseert dat inclusiecriteria in trials vaak op praktische en niet op biologische gronden zijn gekozen. Argumenten voor extrapolatie kunnen ontleend worden aan observationeel onderzoek waaruit blijkt dat het ziektebeeld zich bij het andere geslacht of andere leeftijdsgroepen op overeenkomstige wijze gedraagt, of aan fysiologisch onderzoek waaruit blijkt dat er sprake is van identieke (patho)fysiologische mechanismen. Zo kan op grond van overeenkomstige fysiologie van de botstofwisseling bij mannen en vrouwen aannemelijk gemaakt worden dat het gebruik van bisfosfonaten ook bij mannen met een lage botdichtheid zal resulteren in een vermindering van de kans op botbreuken. Zwakker maar nog altijd zeer gerechtvaardigd is de heuristische regel dat er bij ontstentenis van gegevens die wijzen op het tegendeel verondersteld mag worden dat de fysiologie van verschillende groepen mensen meer overeenkomsten dan verschillen vertoont. Met behulp van deze regel wordt het bijvoorbeeld mogelijk een aanbeveling ook van toepassing te verklaren op patiënten van een ander ras, ondanks het feit dat de therapie in kwestie uitsluitend bij blanken onderzocht is.

- **Extrapolatie van hoog- naar laagrisicogroepen**

Veel behandelingen hebben niet een onmiddellijk therapeutisch doel, maar worden ingezet ter preventie van verergering of complicaties op langere termijn. Dikwijls gaat het daarbij om het voorkomen van risico's die op korte termijn weliswaar gering zijn maar op de lange duur behoorlijk kunnen cumuleren. Deze situatie doet zich bijvoorbeeld voor bij de preventie van hart- en vaatziekten door middel van behandeling van hoge bloeddruk of een verhoogd cholesterolgehalte. Omdat een significant effect van een dergelijke behandeling het snelst en met een geringer aantal te includeren personen kan worden aangetoond als de behandeling wordt uitgetest in groepen die onbehandeld de hoogste risico's lopen, wordt de effectiviteit van nieuwe behandelingen dikwijls het eerst in deze hoogrisicogroepen onderzocht. Naast de reeds behandelde vraag of het effect van de therapie de moeite van het behandelen waard is, staat de richtlijnmaker nu voor de opgave te beoordelen of de behandeling ook moet worden aanbevolen voor de dikwijls veel omvangrijkere groep patiënten die een lager risico heeft. Ook hier kan men terughoudendheid bepleiten totdat de effectiviteit eerst daadwerkelijk in een laagrisicogroep moet zijn aangetoond. Extrapolatie naar laagrisicogroepen is echter goed te verdedigen mits in observationeel onderzoek is aangetoond dat de relatie tussen de te behandelen risicofactor en de frequentie van de complicatie die men zou willen voorkomen lineair of op zijn minst monotoon stijgend is en men er rekening mee houdt dat de baten van behandeling proportioneel dalen met het uitgangsrisico.

- **Extrapolatie in de tijd**

Bij behandelingen ter preventie van achteruitgang of complicaties op langere termijn moet de richtlijnmaker dikwijls ook een besluit nemen over de waarde van onderzoek in de tijd. Klinische trials hebben doorgaans een beperkte looptijd van hooguit enkele jaren.

Vuistregel is dat de baten toenemen met de duur van de behandeling, tenzij de resultaten van observationeel onderzoek erop wijzen dat de risicofactor met het ouder worden aan betekenis inboet. Hierbij moet overigens wel bedacht worden dat op langere termijn ook concurrerende aandoeningen de baten kunnen ondergraven. Deze vuistregel betekent dat veel preventieve behandelingen in beginsel levenslang moeten worden gecontinueerd. Omgekeerd dient men zich ook niet rijk te rekenen door ervan uit te gaan dat een beschermend effect van een medicamenteuze therapie na beëindiging van de behandeling nog wel geruime tijd zal bestaan. Integendeel, het effect is meestal na het stoppen van de behandeling snel verdwenen. Kortdurende behandelingen halen dan ook in de regel op termijn weinig uit. Zo voorkomt men met het voorschrijven van oestrogenen gedurende enkele jaren aan vrouwen meteen na de menopauze geen heupfracturen na hun tachtigste.

12.4.2 Therapeutische aanbevelingen op basis van trials met intermediaire eindpunten

Met grote regelmaat verschijnen er klinische trials waarin melding wordt gemaakt van verbetering op intermediaire eindpunten, ook wel surrogaatparameters, zonder dat is nagegaan of de behandeling resulteert in het beoogde klinische effect, zoals vermindering van ziekte of verbetering van de kwaliteit van leven. Zo leidt gebruik van foliumzuur tot lagere homocysteïnespiegels, maar is niet duidelijk of dit eveneens leidt tot een reductie van hart- en vaatziekten. Intermediaire eindpunten zijn dikwijls fysiologische of biochemische parameters zoals bloeddruk of serumcholesterolwaarde, maar kunnen ook gevormd worden door medische handelingen zoals aantal benodigde ziekenhuisopnames of noodzaak tot lasercoagulatie van de retina.

In het algemeen is men van mening dat trials waarin uitsluitend resultaten worden gemeld over intermediaire eindpunten beschouwd moeten worden als mager of onvoldoende bewijs dat de behandeling een gunstig effect heeft. Dergelijke trials lenen zich als zodanig dan ook doorgaans minder goed voor vertaling in beleidsaanbevelingen.

Wel kunnen trials met intermediaire eindpunten gelden als additioneel bewijs als er met dezelfde interventie al een of meer andere trials zijn verricht waaruit wel gunstige effecten op klinische eindpunten naar voren kwamen. Dit type redenering wordt dikwijls gevolgd ten aanzien van nieuwe toevoegingen aan een geneesmiddelgroep waarvan het effect op klinische eindpunten al wel vaststaat, de zogenoemde *me too*-preparaten. Hoewel dat strikt genomen niet bewezen is, neemt men dan aan dat er sprake is van een groepseffect.

12.4.3 Therapeutische aanbevelingen op basis van observationeel onderzoek

In het bijzonder als het gaat om interventies die al langere tijd gemeengoed zijn of interventies die betrekking hebben op 'lifestyle'-factoren, zoals beweging of rookgedrag, zijn dikwijls uitsluitend gegevens uit observationeel onderzoek als cohortstudies of patiëntcontroleonderzoeken beschikbaar. Observationeel onderzoek heeft als bezwaar dat het causale verband tussen de onderzochte factor en het effect niet verzekerd is, zodat niet kan worden uitgesloten dat de aangetroffen associatie berust op een onbekende gemeenschappelijke derde factor. Dat gevaar kan niet geheel worden bezworen door te corrigeren voor bekende verstorende variabelen, de zogenoemde confounders. Om deze reden wordt wel geadviseerd in ieder geval weinig aandacht te besteden aan zwakke associaties blijkend uit een relatief risico van 2 of minder, zeker indien er maar één onderzoek voorhanden is dat een dergelijk verband heeft aangetoond of indien er betrekkelijk weinig patiënten zijn gevolgd en er sprake is van een breed betrouwbaarheidsinterval.

Het is echter niet zo dat observationeel onderzoek altijd onvoldoende is voor het formuleren van een beleidsaanbeveling. In het bijzonder indien de associatie geschraagd wordt door een geaccepteerde (patho)fysiologische theorie omtrent het onderliggende mechanisme of als er sprake is van een duidelijke dosis-effectrelatie, gaat observationeel onderzoek gelden als te honoreren bewijs. Ook is men vaak van mening dat men bij interventies die gericht zijn op het herstel van de natuurlijke toestand, zoals bij het advies te stoppen met roken of het advies te zorgen voor meer lichaamsbeweging, gerechtigd is genoegen te nemen met minder onberispelijke soorten van bewijs. Hoewel het nut van stoppen met roken niet in RCT's is aangetoond, is roken is immers een onfysiologische gewoonte.

12.5   Aanbevelingen op basis van kwalitatief onderzoek

Voor sommige uitgangsvragen is kwalitatief onderzoek een belangrijke bron van kennis. Bij vragen over de organisatorische inbeddingen en randvoorwaarden, is veelal sprake van complexe interventies in een dynamische omgeving. De gouden standaard voor de evaluatie van complexe, organisatorische interventies, is *mixed-methods* onderzoek, waarbij de gevonden resultaten worden gekoppeld aan zorgvuldige, kwalitatieve beschrijvingen van de organisatie en de interventie. Alleen hierdoor wordt het immers mogelijk resultaten te vertalen naar een andere organisatorische setting. Een ander voorbeeld betreft ervaringen van patiënten. Voor het vinden van mixed-methods of kwalitatieve studies, is het doorgaans nodig dat de zoekstrategieën aangepast worden, omdat dergelijk onderzoek vaak niet in medische databanken wordt geïndexeerd (maar wel vindbaar kan zijn via bijvoorbeeld Google Scholar).

Daarnaast is het van belang bij onderzoek naar bijvoorbeeld patiëntervaringen en -voorkeuren, kwalitatief onderzoek te gebruiken om diversiteit in kaart te brengen. Zo blijkt er vrij veel praktijkvariatie te bestaan rond de behandeling van benigne prostaathyperplasie, die voor een deel is gebaseerd op patiëntvoorkeuren. Het gaat er daarbij niet om te weten of bijvoorbeeld 60% van de ondervraagde patiënten de voorkeur geeft aan een bepaalde therapie, maar eerder of er grote verschillen zijn in de voorkeuren van patiënten. In dat laatste geval is het onverstandig een al te directieve aanbeveling te formuleren.

12.6 Overige overwegingen

12.6.1 Veiligheid

Veel medische ingrepen – ook diagnostische – zijn niet zonder risico. In beginsel kan mogelijke schade in mindering worden gebracht op de baten. Dat is eenvoudiger naarmate de potentieel schadelijke neveneffecten meer lijken op de schade die men met de interventie of de daartoe benodigde diagnostiek tracht te voorkomen.

Bij een aandoening die onbehandeld frequent letaal is, zoals een gebarsten aneurysma van de aorta, is de afweging van de gevolgen van niet behandelen tegen de gevolgen van behandelen (een veel geringere kans op overlijden door de operatie) snel gemaakt. Evenzo kunnen de risico's op het veroorzaken van een hersenbloeding die verbonden zijn aan trombolyse bij het ischemische CVA betrekkelijk eenvoudig worden verrekend door ze in mindering te brengen op neurologische uitval die met trombolyse wordt voorkomen, zeker indien men bereid is aan te nemen dat sterfte qua ernst vergelijkbaar is met ernstige invaliditeit en hulpbehoevendheid. Als de risico's van behandeling van geheel andere aard zijn dan de voordelen die men met de behandeling tracht te bereiken, zoals het gevaar van het veroorzaken van een hersenbloeding bij het gebruik van trombolyse bij een hartinfarct, betekent dit dat er naast kwantitatieve verschillen ook kwalitatieve verschillen tegen elkaar moeten worden afgewogen. Door het vermelden van voorzorgsmaatregelen en contra-indicaties in de richtlijn kunnen de risico's zo veel mogelijk worden beperkt.

Dikwijls is het mogelijk resterende twijfels over de veiligheid van nieuwere middelen in richtlijnen te kanaliseren door een relatieve voorkeur uit te spreken voor qua effectiviteit min of meer gelijkwaardige middelen die al langer op de markt zijn en waarmee al meer ervaring is opgedaan. De nieuwere middelen kunnen dan gereserveerd worden voor situaties waarin de oude onvoldoende soelaas bieden. Een andere belangrijke mogelijkheid is in de richtlijnen verschillende beleidsopties voor te stellen, waaruit de zorgverlener in overleg met de patiënt kan kiezen (zie ▶ H. 16).

12.6.2 Gebruiksgemak

Geneeskundige (be)handelingen kunnen ongemak opleveren of bewerkelijk zijn. Zo beschouwt de doorsneepatiënt een gastroscopie beslist niet als een pretje en vereist een viermaal daagse inneming van een geneesmiddel van de patiënt veel discipline. In zijn algemeenheid doet de richtlijnmaker er dan ook verstandig aan steeds na te gaan of de diagnostische manoeuvre of therapeutische handeling die op grond van doeltreffendheid de voorkeur heeft, ook zonder onacceptabel kwaliteitsverlies kan worden vervangen door een minder invasief of bewerkelijk alternatief. Ook uitstel van diagnostiek of behandeling, waarbij wordt afgewacht of de aandoening in kwestie spontaan verbetert, is dikwijls een optie.

Wat betreft de inneming van geneesmiddelen kan als vuistregel worden aangehouden dat het belang van het gebruiksgemak toeneemt naarmate de therapie langer moet worden voortgezet en er minder klachten zijn. Bij een kortdurende behandeling voor een acute aandoening die veel hinder geeft, zoals een infectieziekte, is een hoge doseerfrequentie meestal niet erg bezwaarlijk en zal de patiënt de desbetreffende medicatie niet snel vergeten. Bij een langdurige behandeling voor een aandoening die als zodanig geen klachten geeft, zoals hypertensie, weegt de mogelijkheid van een eenmaal daagse dosering daarentegen veel zwaarder. Vanzelfsprekend zijn er bepaalde patiëntengroepen als tegenstribbelende kinderen of vergeetachtige ouderen voor wie deze vuistregel niet opgaat.

Voor het overige is het raadzaam gebruiksgemak alleen mee te wegen bij het formuleren van aanbevelingen als het belang van frequentie en vorm (drankje, bruistablet, kauwtablet) van innemen voor de therapietrouw gestaafd kan worden met empirisch onderzoek.

12.6.3 Haalbaarheid

Een aanbeveling kan nog zo effectief zijn, men moet er in de praktijk ook mee uit de voeten kunnen. Het is dan ook altijd zaak om bij het formuleren van aanbevelingen ook de haalbaarheid ervan in het vizier te houden. Haalbaarheidsoverwegingen zijn belangrijker naarmate de aanbevolen handelingen complexer zijn, moeilijker kunnen worden aangeleerd, meer tijd kosten, verder van de gangbare werkwijze afstaan, dan wel nieuwe voorzieningen vereisen. Men moet zich dan immers meer inspanningen getroosten om de aanbevelingen uit te voeren.

Inschatting van de haalbaarheid is doorgaans complexe materie waarbij vele subjectieve elementen een rol spelen. In zijn algemeenheid doet de richtlijnmaker er verstandig aan pas te besluiten een nieuwe handelwijze te introduceren als duidelijk is dat de voordelen opwegen tegen de moeite die het zal gaan kosten deze te realiseren.

Soms is de onhaalbaarheid van de algemene uitvoering van een aanbeveling evident, bijvoorbeeld als de benodigde apparatuur of infrastructuur niet overal beschikbaar is. Men kan dan bij het opstellen van de aanbeveling de wens uitspreken dat dit in de toekomst zal verbeteren en daarbij een handelingsalternatief voor de huidige situatie bieden. Ook kan het voorkomen dat de toepassing van een aanbeveling een andere wijze van werken vereist, die alleen gerealiseerd kan worden door het aanleveren van de nodige organisatorische ondersteuning.

Ten slotte kunnen ook professionele of financiële belangen de haalbaarheid van een aanbeveling in de weg staan, bijvoorbeeld doordat de aanbeveling er door wijziging van de patiëntenstroom toe leidt dat men minder gaat verdienen of de zorgkosten met een veelvoud toenemen. Vaak is het lastig deze consequenties boven tafel te krijgen, daar eigenbelang voor hulpverleners ondergeschikt behoort te zijn aan patiëntenbelang en men zich doorgaans voor het eigenbelang geneert. Nogal eens blijkt men dan ook weinig geneigd te zijn voor deze belangen uit te komen en pleegt men zich te verschuilen achter – soms gezochte – inhoudelijke argumenten. De richtlijnmaker doet er verstandig aan eventuele vermoedens in die richting expliciet ter sprake te brengen.

12.7   De vorm van aanbevelingen

Het is te allen tijde zaak de aanbevelingen helder en eenduidig te formuleren, zodat duidelijk wordt wanneer wat gedaan moet worden. Om dit te bereiken is het raadzaam een aantal vuistregels in acht te nemen. De belangrijkste worden hier kort besproken.

12.7.1 Oriëntatie op het handelen

Aanbevelingen moeten zodanig worden geformuleerd dat duidelijk is wie wat doet. Vaak staat in een richtlijn dat een activiteit zinvol of juist weinig zinvol is, maar laat men na te vermelden welke handeling daarop volgt. De lezer moet dan zelf zijn conclusies trekken en er is geen garantie dat die dat steeds op de beoogde manier doet. Aanbevelingen waarin staat dat de hulpverlener iets kan doen, of – nog omslachtiger – kan overwegen iets te doen, zijn strikt genomen geen aanbevelingen, maar constateringen en geven onvoldoende richting aan het handelen. Dat neemt natuurlijk niet weg dat de literatuur en praktijkervaring soms zodanig zijn dat men geen ferme uitspraak kan doen.

12.7.2 Specifieke aanbevelingen en consistente terminologie

Aanbevelingen moeten duidelijk en beknopt zijn en moeten voldoende informatie bevatten zodat ze kunnen worden begrepen zonder ander ondersteunend materiaal te hoeven raadplegen. Als er niet-gangbare terminologie in de aanbevelingen wordt gebruikt, is het zaak die helder en eenduidig te definiëren.

Verder is het raadzaam terminologische zuinigheid te betrachten, dus om niet meer termen of omschrijvingen te gebruiken dan strikt noodzakelijk is en ze steeds op dezelfde wijze te gebruiken. Het afwisselend gebruik van begrippen die min of meer hetzelfde betekenen, bijvoorbeeld hypertensie en hoge bloeddruk, of beroerte en CVA, komt de helderheid van een richtlijn als geheel doorgaans niet ten goede.

12.7.3 Verband tussen aanbeveling en onderbouwing

Het is raadzaam aanbevelingen zodanig te presenteren dat ze duidelijk te herkennen zijn. Een belangrijke manier om dat te bereiken is ze te scheiden van de onderbouwing (zie ook ► H. 15). Als aanbevelingen visueel niet duidelijk onderscheiden zijn van uiteenzettingen over het medisch-wetenschappelijk bewijs en de overige overwegingen die daaraan ten grondslag liggen, betekent dit dat de lezer veel moeite moet doen te achterhalen wat hem te doen staat, wat de implementatie beslist niet bevordert. De wijze waarop men de aanbevelingen van de daaraan ten grondslag liggende overwegingen scheidt, is van ondergeschikt belang. Men kan ze presenteren in een afzonderlijk document, uit de toelichting laten springen door ze in een kader te plaatsen of ze voorzien van een onderbouwend notenapparaat.

12.8 Richtlijnen als codificaties van bestaande praktijk

In het voorafgaande is wellicht de indruk gewekt dat het formuleren van aanbevelingen buitengewoon complexe expertise vereist. In de praktijk blijkt dat mee te vallen. De reden hiervoor is gelegen in het feit dat richtlijnen niet vrijelijk en in het wilde weg verzonnen hoeven te worden, maar geschreven worden tegen de achtergrond van de bestaande praktijk. Die vormt een belangrijke oriëntatiepunt. Hoewel richtlijnprogramma's als doel hebben het geneeskundig handelen op een hoger plan te brengen en ze daar op de keper beschouwd hun bestaansrecht aan ontlenen, is de mate waarin men bij het opstellen van aanbevelingen kan afwijken van wat gebruikelijk is aan zekere grenzen gebonden. Ook een richtlijnmaker kan niet in zijn of haar aanbevelingen in één klap het medisch handelen op zijn kop zetten. Wie dat wel probeert, riskeert dat de desbetreffende richtlijn op onbegrip stuit, bezwijkt aan een spervuur van kritiek, of simpelweg niet tot implementatie leidt. Om een richtlijn kans te laten maken op bijval en implementatie dient ze in goede aarde te vallen en zich te voegen naar actuele ontwikkelingen. Richtlijnen zijn dan ook doorgaans primair articulaties of rechtvaardigingen van bestaande routines die op – soms belangrijke – onderdelen geamendeerd worden. Dat is minder merkwaardig dan men wellicht in eerste instantie denkt. Richtlijnen voor het geneeskundig handelen zijn een betrekkelijk recent fenomeen, terwijl er al eeuwenlang geneeskunde wordt bedreven. De bestaande praktijk kan derhalve worden opgevat als het product van een langdurige evolutie die weliswaar niet zonder studie en evaluatie inzichtelijk is, maar daarmee nog niet zonder reden tot stand is gekomen. Bovendien zijn de richtlijnen zelf inmiddels een element van deze evolutie. Een richtlijnmaker die zich van dit alles bewust is, en die de uitersten van al te radicale wijzigingen en te goed aansluitende praktijkbeschrijvingen weet te vermijden, zal vermoedelijk gemakkelijk zijn weg vinden in het woud van onzekerheid en andersoortige kennis.

Literatuur

Wiersma Tj, Meulenberg F, Burgers JS. Helderheid en consistentie van standaarden: een kwestie van coherentie. Huisarts Wet 1995;38:175-7,185.

Wiersma Tj. Twee eeuwen zoeken naar medische bewijsvoering. De gespannen verhouding tussen experimentele fysiologie en klinische epidemiologie. Amsterdam/Overveen: Boom/Belvédère, 1999.

Willems D, Vos R, Palmboom G, Lips P. Passend bewijs: Ethische vragen bij het gebruik van evidence in het zorgbeleid. Den Haag: Centrum voor Ethiek en Gezondheid, 2007.

Zuiderent-Jerak, T, Forland T, Macbeth F. Guidelines should reflect all knowledge, not just clinical trials. BMJ 2012;345:e6702.

Structuur en opbouw van de tekst

Z. Erjavec, H. Vermeulen en J.S. Burgers

Kernboodschappen
- De tekst van een richtlijn heeft een vaste structuur waarbij de aanbevelingen duidelijk te herkennen zijn.
- De richtlijn gaat gepaard met een handzame samenvatting met een overzicht van de belangrijkste aanbevelingen en keuzemogelijkheden in het zorgproces.
- Een richtlijndocument bevat een hoofdstuk met een verantwoording van de onderwerpkeuze, doelstelling en doelgroep van de richtlijn, de betrokken partijen, de gebruikte methoden en herzieningsprocedure.
- Elke aanbeveling is specifiek gekoppeld aan een bespreking van wetenschappelijke literatuur en overige overwegingen.
- De richtlijn bevat ook informatie en overwegingen met betrekking tot de bevorderende en belemmerde factoren bij de implementatie en de wijze waarop de toepassing van de richtlijn in de praktijk kan worden getoetst.

13.1 Inleiding

Een richtlijn is een document met aanbevelingen ter ondersteuning van zorgprofessionals en zorggebruikers, gericht op het verbeteren van de kwaliteit van zorg, berustend op wetenschappelijk onderzoek aangevuld met expertise en ervaringen van zorgprofessionals en zorggebruikers. (Werkgroep Richtlijn voor richtlijnen, Regieraad Kwaliteit van Zorg, 2012). Een herkenbare structuur en vaste onderdelen bevorderen de leesbaarheid, wat de toepasbaarheid en implementatie van een richtlijn in de dagelijkse praktijk ten goede komt. Hiertoe behoort ook een samenvatting of stroomdiagrammen, die geschikt zijn voor directe raadpleging door zorgprofessionals. Helder en eenduidig taalgebruik is van belang voor het overbrengen van de boodschap en het aanzetten van professionals om in de dagelijks praktijk daadwerkelijk met de richtlijn aan de slag te gaan.

Vaste onderdelen van de richtlijn kunnen worden afgeleid van de 'Richtlijn voor richtlijnen' (Werkgroep Richtlijn voor richtlijnen, Regieraad Kwaliteit van Zorg, 2012). Deze sluit aan bij de internationale normen zoals vastgelegd in het AGREE-II-instrument (zie ▶ H. 3). Essentieel is dat de methode waarop de richtlijn tot stand is gekomen, wordt beschreven. De verslaglegging hiervan bepaalt voor een belangrijk deel de kwaliteit van een richtlijn. Voorts is van belang dat de aanbevelingen in de richtlijn duidelijk herkenbaar zijn en dat de onderbouwing van elke aanbeveling helder wordt weergegeven. Grofweg kunnen hiervoor twee formats worden gekozen:

- Modulaire opbouw: elke aanbeveling wordt voorafgegaan door een uitgangsvraag, bespreking van de wetenschappelijke literatuur met samenvattende conclusies en overige overwegingen.
- Gelaagde opbouw: de aanbevelingen worden gepresenteerd in een doorlopende tekst, waarbij de onderbouwing wordt beschreven in een notenapparaat met literatuurreferenties.

Het eerste format wordt door de meeste medisch-wetenschappelijke verenigingen gevolgd, het tweede format wordt gebruikt door het Nederlands Huisartsen Genootschap bij de NHG-standaarden. In beide gevallen bevat de richtlijntekst vaste, herkenbare onderdelen.

In dit hoofdstuk bespreken we een voorbeeld van een richtlijn met noodzakelijke vaste onderdelen. De volgorde waarin de onderdelen worden gepresenteerd, is afhankelijk van het format en de wensen van de doelgroep. Vaste onderdelen van een richtlijntekst zijn:

- titel en colofon;
- samenstelling van de werkgroep;
- samenvatting;
- algemene inleiding;
- definities en begrippen;
- klinisch-inhoudelijke hoofdstukken;
- organisatie en implementatie;
- evaluatie en monitoring;
- literatuurlijst.

13.2 Titel en colofon

De richtlijn dient een heldere titel te hebben, zodat het onderwerp en de patiëntenpopulatie waarover de richtlijn gaat duidelijk is. Uit de tekst van de subtitel blijkt of het een nieuwe richtlijn of een gehele of partiële herziening betreft. In het colofon wordt (worden) de initiërende organisatie(s), vereniging(en) of instantie(s) genoemd en met wie er is samengewerkt en met welke ondersteuning. Omdat een richtlijn een eigendom is van de opstellers, worden de gebruikelijke auteursrechten vermeld worden ten aanzien van het gebruik, reproductie en openbaar maken van de richtlijn. Tevens wordt informatie gegeven over de financiering van de richtlijn. De financiële steun kan een bijdrage zijn voor de gehele richtlijnontwikkeling, of voor onderdelen ervan, bijvoorbeeld het drukken van de richtlijnen. De financierende instelling wordt expliciet vermeld. Ook behoort te worden aangegeven dat de opvattingen of belangen van de financierende instantie de uiteindelijke aanbevelingen niet hebben beïnvloed.

13.3 Samenstelling van de werkgroep

De leden van de richtlijnwerkgroep worden vermeld met naam, titulatuur, affiliatie, functie en lidmaatschap of afvaardiging van de vertegenwoordigde geledeeren. Daarnaast wordt expliciet vermeld wie de voorzitter, secretaris en adviseurs waren. Tevens hoort in de tekst aangegeven te zijn bij welke onderdelen verschillende werkgroepleden betrokken zijn geweest, bijvoorbeeld bij specifieke uitgangsvragen. Personen die geen lid van de werkgroep waren maar op basis van hun expertise gevraagd zijn om een specifieke bijdrage te leveren aan de richtlijn, worden eveneens vermeld.

13.4 Samenvatting

De samenvatting is bedoeld voor snelle raadpleging in de dagelijkse praktijk en biedt een overzicht van de belangrijkste aanbevelingen uit de richtlijn. De samenvatting dient zo gestructureerd te zijn dat deze eenvoudig te gebruiken is. Indien de samenvatting apart van de richtlijn wordt uitgegeven, dienen de datum van publicatie, de volledige titel (inclusief de informatie of de richtlijn nieuw is of dat het een herziening betreft) en een referentie naar de volledige richtlijn te worden vermeld.

Het is aan te bevelen om de tekst van de samenvatting vergezeld te laten gaan door een of meerdere algoritmes of stroomdiagrammen waarin het zorgproces in één oogopslag duidelijk wordt. Algoritmes geven keuzemogelijkheden aan afhankelijk van de toestand van de patiënt, terwijl een stroomdiagram de onderdelen van het zorgproces beschrijft. Indien voor een algoritme wordt gekozen, moeten er consistent dezelfde vormen en termen worden gebruikt voor acties en beslissingen, zie ◘ figuur 13.1. Bij complexe besluitvormingsprocessen heeft het gebruik van meerdere eenvoudige algoritmes de voorkeur boven één uitgebreid algoritme. Stroomdiagrammen zijn met name geschikt bij richtlijnen die stapsgewijs een zorgproces beschrijven.

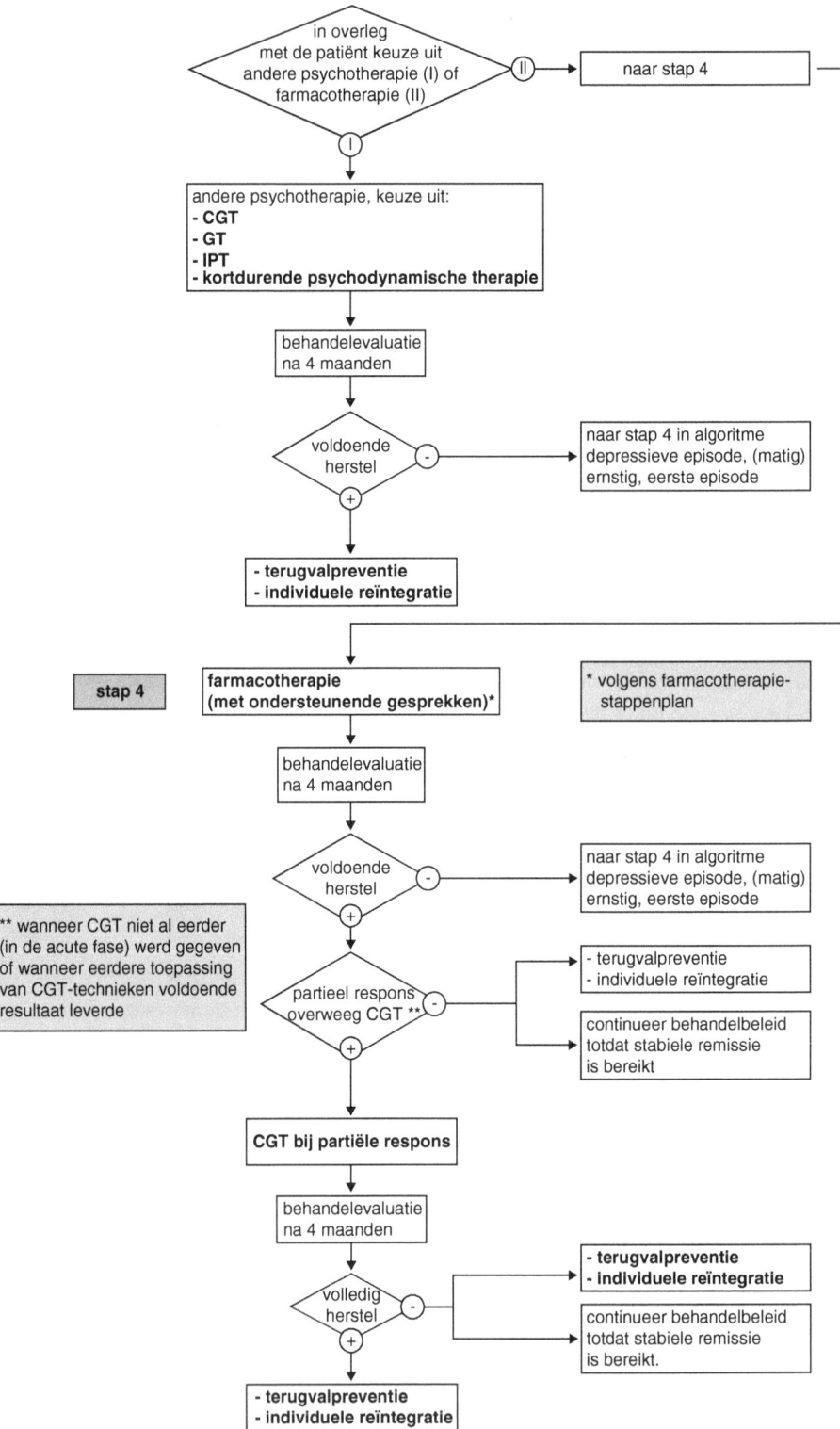

◘ Figuur 13.1   Algoritme depressieve episode langer dan drie maanden (tweede herziening, Trimbos-instituut, 2011)

Het digitale tijdperk heeft veel nieuwe applicaties teweeggebracht die de toepassing en beschikbaarheid van richtlijnen hebben vergroot. Met mobiele toepassingen zoals in de vorm van een app kan een zorgverlener een algoritme of stroomdiagram eenvoudig raadplegen. Dit kan in belangrijke mate de implementatie van een richtlijn bevorderen. De werkgroep dient bij het schrijven van de tekst rekening te houden met de toepassing daarvan in moderne mediamiddelen (zie ▸ H. 23).

13.5 Algemene inleiding

De algemene inleiding bevat informatie over het doel en de doelgroep van de richtlijn, de methode waarmee de richtlijn tot stand is gekomen en de procedure van herziening.

13.5.1 Doel en doelgroep

De richtlijn beoogt in algemene zin de kwaliteit van de zorg te verbeteren. De aanleiding en bijzondere beweegredenen voor het maken van de richtlijn zijn beschreven. Vaak zijn deze gerelateerd aan de criteria voor de onderwerpkeuze (zie ▸ H. 6). Hierbij kunnen cijfers worden verstrekt over de prevalentie van het probleem, de kosten, en eventueel ongewenste gebeurtenissen, zoals vermijdbare ziekenhuisopnames of sterfte. Het doel van de richtlijn is zo specifiek mogelijk beschreven, waarbij de te verwachten gezondheidswinst specifiek dient te zijn voor het klinische probleem, bijvoorbeeld de preventie van perioperatieve pulmonale complicaties bij hoogrisicopatiënten. Tevens is de patiëntenpopulatie waarop de richtlijn betrekking heeft specifiek beschreven. Hierbij kan gedacht worden aan bepaalde leeftijdsgroepen, geslacht, klinisch beeld en comorbiditeit.

De primaire doelgroepen van een richtlijn betreffen zorgprofessionals en zorggebruikers. Onder zorgprofessionals worden alle BIG-geregistreerde zorgprofessionals verstaan en onder zorggebruikers worden patiënten, familie van patiënten en mantelzorgers verstaan. De beoogde zorgprofessionals van de richtlijn zijn duidelijk in de richtlijn benoemd, zodat zij snel kunnen vaststellen of de richtlijn voor hen relevant is. Bij een richtlijn over lage rugpijn zijn dat bijvoorbeeld huisartsen, neurologen, orthopedisch chirurgen, reumatologen, anesthesisten en fysiotherapeuten.

13.5.2 Methode

In de tekst wordt vermeld volgens welke methodiek de (concept)richtlijn is opgesteld. Dit dient bij voorkeur plaats te vinden aan de hand van een procedureboek die aansluit bij de 'Richtlijn voor richtlijnen' en het AGREE-II-instrument (zie ▸ H. 3). Indien er sprake is van aanpassing of adaptatie van een richtlijn dient in de tekst vermeld te worden welke methode hiervoor gebruikt is, bijvoorbeeld de internationaal ontwikkelde methode 'ADAPTE' (▸ www.g-i-n.net/activities/adaptation). De richtlijntekst bespreekt vooral de werkwijze die specifiek was voor de desbetreffende richtlijn. Voor de algemene werkwijze of procedure kan worden verwezen naar een apart document of procedureboek, dat publiek beschikbaar is. Het richtlijnproces kan worden ingedeeld in een voorbereidingsfase, ontwikkelfase en afrondingsfase.

- **Voorbereidingsfase**

Richtlijnen beschrijven doorgaans niet het hele zorgproces maar focussen zich op knelpunten uit de praktijk (zie ▶ H. 6). De wijze waarop de knelpunten zijn geïdentificeerd, geanalyseerd en geprioriteerd is beschreven, alsmede hoe deze vervolgens zijn vertaald naar uitgangsvragen. De partijen die bij de knelpuntenanalyse betrokken waren, zijn vermeld. Ook de inbreng van het patiëntperspectief bij het opstellen van de uitgangsvragen is helder weergegeven. De wijze waarop de verschillende partijen vervolgens bij de richtlijnontwikkeling betrokken zijn, de inbreng van patiëntenorganisaties, en hoe de werkgroep tot stand is gekomen, zijn beschreven. Bij grote onderwerpen wordt soms gebruikgemaakt van subwerkgroepen met eigen voorzitters of met een klankbordgroep. Ook de samenstelling van deze groepen moet worden vermeld. Voorafgaand aan de eerste vergadering dienen alle werkgroepleden een verklaring over hun belangen te hebben afgelegd conform de vigerende 'Code ter voorkoming van oneigenlijke beïnvloeding door belangenverstrengeling' van de KNAW (zie ▶ H. 8). Hiervan moet in de richtlijn melding worden gemaakt. De belangenverklaringen moeten ook publiek toegankelijk zijn.

- **Ontwikkelfase**

Het literatuuronderzoek en de wijze waarop de aanbevelingen tot stand zijn gekomen, zijn beschreven. Strategieën voor het zoeken naar en de selectie van literatuur dienen vermeld te worden. De geraadpleegde databronnen en belangrijkste zoektermen zijn beschreven. Tevens moet duidelijk zijn hoe uit de opbrengst van de zoekacties de relevantste artikelen zijn geselecteerd. In- en exclusiecriteria kunnen betrekking hebben op de studieopzet (alleen RCT's), de grootte van de studie (aantal patiënten), de periode waarover artikelen zijn verzameld of specifieke klinische criteria. Ook de methode van kwaliteitsbeoordeling van de geselecteerde studies wordt beschreven, alsmede het gebruikte graderingssysteem zoals GRADE (zie ▶ H. 11). Voorts wordt ook het proces beschreven volgens welk de conclusies uit de literatuur zijn vertaald naar aanbevelingen voor de praktijk. Aangegeven wordt of er formele consensusmethoden zijn toegepast, bijvoorbeeld de Delphi-techniek. Ook wordt beschreven welke methoden van patiëntparticipatie zijn gebruikt (zie ▶ H. 5).

- **Afrondingsfase**

Uit de tekst blijkt welke procedure is gevolgd voor de commentaarronde en de uiteindelijke autorisatie. Meestal komt de werkwijze tot stand volgens afspraken met deelnemende organisaties en/of verenigingen (zie ▶ H. 14). In principe wordt elke deelnemende organisatie en/of vereniging gevraagd om de richtlijntekst aan te bieden aan hun leden of achterban voor het commentaar. De wijze waarop het commentaar door de werkgroep is verwerkt, is beschreven. Hierbij kan onderscheid worden gemaakt in majeure tekstaanpassingen die expliciet worden vermeld en mineure aanpassingen met uitleg over het al dan niet overnemen van het commentaar. De autoriserende partijen zijn doorgaans de primair betrokken beroepsverenigingen. In de richtlijn wordt expliciet aangegeven wie de richtlijn hebben geautoriseerd. Soms blijft er controverse bestaan over een bepaalde aanbeveling en wordt deze niet door alle partijen geautoriseerd. Hiervan dient expliciet melding te worden gemaakt, bijvoorbeeld door middel van een voetnoot in de tekst van de richtlijn.

13.5.3 Procedure van herziening

Richtlijnen behoren de actuele stand van wetenschap weer te geven, zodat ze om hun geldigheid te behouden regelmatig moeten worden herzien en bijgewerkt. In de richtlijn wordt aangegeven na welke periode de richtlijn herzien dient te worden en welke procedure daarbij wordt gevolgd. Ook moet duidelijk zijn wie verantwoordelijk is voor het signaleren van nieuwe ontwikkelingen die tot eerdere aanpassing van de richtlijn zouden kunnen leiden. Volgens het model van de 'levende richtlijn' is een permanente werkgroep verantwoordelijk voor het onderhoud en de herziening van de richtlijn. In dat geval wordt de samenstelling van deze werkgroep en de voorzitter hiervan vermeld.

13.6 Uniformiteit in taal

In de richtlijn moeten de gehanteerde termen en begrippen helder en eenduidig zijn gedefinieerd. Deze moeten consistent in de hele richtlijntekst op dezelfde wijze worden gebruikt. Elke verwarring over de betekenis van een klinisch begrip moet worden vermeden. De omschrijving van begrippen vindt idealiter plaats door middel van exclusieve criteria in plaats van door meer beschrijvende kenmerken die niet altijd hoeven op te treden. Bij het gebruik van criteria moet de logische beslisregel duidelijk zijn, bijvoorbeeld 'EN' of 'OF'. Het moet helder zijn voor de lezer waar afkortingen van begrippen voor staan; afkortingen mogen niet bekend worden verondersteld. Indien er veel begrippen en/of afkortingen worden gehanteerd worden deze bij voorkeur in een apart glossarium en/of afkortingenlijst opgenomen.

13.7 Klinisch-inhoudelijke hoofdstukken

Afhankelijk van het onderwerp van de richtlijn kunnen de klinisch-inhoudelijke hoofdstukken de volgende onderdelen betreffen:
- preventie;
- opsporing;
- diagnostiek;
- behandeling;
- nazorg.

Soms worden de onderdelen in twee of meer richtlijnen besproken. Zo zijn er in Nederland wel meer dan tien richtlijnen voor diabetes mellitus. Elk hoofdstuk bespreekt één of meer uitgangsvragen. De bespreking en uitwerking van de uitgangsvragen wordt in paragrafen (of noten) beschreven met een vaste structuur.

13.7.1 **Titel**

De titel geeft het onderwerp van de uitgangsvraag aan. Ook kan ervoor gekozen worden om de omschrijving van de uitgangsvraag als titel op te nemen, mits deze niet te lang is. Duidelijk moet zijn om welk klinisch probleem het gaat en op welke patiëntenpopulatie de vraag van toepassing is. Desgewenst wordt ook de uitkomstmaat (bijvoorbeeld sterfte of overleving) vermeld.

13.7.2 **Bespreking literatuur**

Elke paragraaf begint met een verantwoording van de wijze waarop de wetenschappelijke literatuur is gezocht en beoordeeld ter beantwoording van de uitgangsvraag. Deze informatie kan ook in een aparte bijlage worden opgenomen. Dan volgt een samenvatting van de literatuur, eventueel met gebruikmaking van 'evidencetabellen' (zie ▶ H. 11) met een kritische bespreking van de bevindingen. Hieruit moet duidelijk zijn dat de opstellers van de richtlijn ook hebben gekeken naar de tekortkomingen van de gevonden studies. In situaties waarin er weinig studies voorhanden zijn of waarin de studieresultaten elkaar tegenspreken, is het van belang de argumenten zo goed mogelijk weer te geven. In dat geval kunnen de klinische ervaring en mening van de werkgroepleden een belangrijke rol spelen. De bespreking van de literatuur mondt uit in een (reeks) conclusie(s) die zijn voorzien van een niveau van bewijs. De conclusies mogen geen elementen bevatten die niet in de tekst zijn onderbouwd.

13.7.3 **Overige overwegingen**

Het zijn niet alleen de resultaten van wetenschappelijk onderzoek op basis waarvan de werkgroep tot een aanbeveling komt. Er zijn ook allerlei andere overwegingen die een rol spelen, zoals veiligheid, patiëntperspectief, organisatorische en praktische aspecten, en de kosten (zie ▶ H. 12). Naast de bespreking van de literatuur worden ook de overige overwegingen zo expliciet mogelijk vermeld in de tekst. De kracht van een dergelijke tekst is dat ze motiveert waarom de aanbeveling van belang is, terwijl de aanbeveling zelf aangeeft wat en hoe iets gedaan moet worden. Deze informatie kan ook worden gebruikt in contacten met patiënten om ze goed te informeren over de verschillende beleidsopties en de afwegingen die daarbij gemaakt moeten worden.

13.7.4 **Aanbevelingen**

Op grond van de wetenschappelijke conclusies en de overige overwegingen komt de werkgroep tot één of meer aanbevelingen. De aanbevelingen dienen relevant, praktisch en bruikbaar te zijn in de dagelijkse praktijk, waarbij rekening wordt gehouden met verschillende settings. De formulering moet helder en eenduidig zijn en de aanbeveling mag geen elementen bevatten die niet in de wetenschappelijke conclusie of in de overige overwegingen zijn besproken. Ook indien er geen harde conclusies kunnen worden getrokken op grond van de literatuur en de uitgangsvragen niet goed beantwoord kunnen worden, is het een taak van de opstellers van de richtlijn om toch te proberen een aanbeveling te formuleren, waar de zorgverlener houvast aan heeft in de dagelijkse praktijkvoering.

13.8 Organisatie en implementatie

De aanbevelingen in de richtlijn vormen een leidraad voor zorgprofessionals en zorggebruikers voor optimale zorgverlening volgens de 'state-of-the-art'. Die optimale zorgverlening is er pas wanneer de aanbevelingen daadwerkelijk geïmplementeerd worden in de dagelijkse praktijk. Het toepassen van de aanbevelingen kan veranderingen vereisen in de organisatie van de zorg binnen een instelling of praktijk, bijvoorbeeld de 24-uursbeschikbaarheid van een intensivist op een intensivecare-unit. Deze veranderingen kunnen een belemmering vormen om de aanbevelingen in de dagelijkse praktijk toe te passen. Daarom dient de richtlijn ruim aandacht te besteden aan de bevorderende en belemmerende factoren waarmee rekening moet worden gehouden bij de implementatie. Een apart hoofdstuk over de organisatie en implementatie is wenselijk. Ook de impact van de richtlijn op de kosten kunnen hierin worden vermeld en uitgewerkt.

13.9 Evaluatie en monitoring

Het sluitstuk van de richtlijn is de methode waarop de richtlijn in de praktijk kan worden getoetst. Hiertoe worden helder gedefinieerde criteria of indicatoren opgesteld, afgeleid van de belangrijkste aanbevelingen uit de richtlijn (zie ▶ H. 26 en ▶ H. 29). De richtlijn bevat idealiter een lijst met indicatoren waarmee de adherentie aan de aanbevelingen kan worden gemeten en getoetst. Ook is aangegeven welke bestanden moeten worden geraadpleegd om voldoende gegevens te verzamelen voor de toetsing. Resultaten van reeds uitgevoerd evaluatie-onderzoek, bijvoorbeeld van een praktijktest met de conceptrichtlijn, kunnen in dit hoofdstuk worden vermeld.

13.10 Literatuurlijst

De literatuurlijst is samengesteld uit alle literatuur die in de richtlijn is besproken en gebruikt voor het opstellen en onderbouwen van de aanbevelingen. Hoewel er bij elk hoofdstuk ook literatuurreferenties kunnen worden vermeld, wordt er bij voorkeur gebruikgemaakt van één volledige literatuurlijst. Er wordt een vaste stijl gehanteerd, bijvoorbeeld de Harvard- of Vancouverstijl. De Harvardstijl, waarbij in de tekst de eerste auteursnaam en het jaartal van de publicatie worden vermeld, heeft de voorkeur bij de omvangrijke richtlijnen met meerdere hoofdstukken.

Literatuur

Brouwers M, Kho ME, Browman GP, Burgers JS, Cluzeau F, Feder G, et al for the AGREE Next Steps Consortium. AGREE II: Advancing guideline development, reporting and evaluation in healthcare. Can Med Assoc J 2010. Available online July 5, 2010. doi:10.1503/cmaj.090449.
CBO. Evidence-based richtlijnontwikkeling. Handleiding voor werkgroepleden. Utrecht: CBO, 2012.
Nederlands Huisartsen Genootschap. Procedures voor de ontwikkeling van NHG-standaarden. 'Het procedureboek'. Utrecht: NHG, 2010.
Werkgroep Richtlijn voor richtlijnen. Richtlijn voor richtlijnen. 3e editie. Den Haag: Regieraad Kwaliteit van Zorg, 2012.

Websites

▶ www.ggzrichtlijnen.nl/index.php?pagina=/richtlijn/item/pagina.php&id=1216&richtlijn_id=88. Geraadpleegd 20 juni 2013.
▶ www.g-i-n.net/activities/adaptation. Geraadpleegd 20 juni 2013.

Commentaarronde en uittesten van een conceptrichtlijn

C.T.J. Hulshof, C.J.G.M. Rosenbrand en M.A.H. Fleuren

Kernboodschappen

- De standaardprocedure is dat een conceptrichtlijn via een commentaarronde aan zorgprofessionals, zorggebruikers en andere stakeholders wordt voorgelegd. Het doel hiervan is fouten of onvolkomenheden te traceren, aanvullingen of nieuwe inzichten te vernemen, praktijkvariatie en praktische problemen te verkennen en draagvlak te creëren.
- Na de commentaarronde kan de conceptrichtlijn op beperkte schaal in de praktijk worden uitgetest. Hoewel de definitieve richtlijn hierdoor langer op zich laat wachten, heeft deze werkwijze als voordeel dat de implementatiekans van de richtlijn substantieel kan toenemen.

14.1 Inleiding

Nadat de concepttekst van een richtlijn tot stand is gekomen, is het van belang om vervolgens de conceptrichtlijn via een commentaarronde aan de zorgprofessionals en patiënten voor te leggen en daarna in de dagelijkse praktijk uit te testen. In de commentaarronde ligt het accent op inhoud en bredere toepasbaarheid van de richtlijn, zoals fouten of onvolkomenheden traceren, aanvullingen of nieuwe inzichten vernemen, praktijkvariatie verkennen, en draagvlak nagaan en creëren voor de richtlijn. In de testfase ofwel proefimplementatie ligt het accent op de uitvoeringsproblemen in de dagelijkse praktijk en wat dit betekent voor de (landelijke) invoering.

In dit hoofdstuk worden de methoden van commentaarronde en proefimplementatie kort uiteengezet, waarbij de voor- en nadelen worden besproken.

14.2 Commentaarronde

Het doel van een commentaarronde is vierledig:
1. fouten of onvolkomenheden op het spoor komen;
2. aanvullingen of nieuwe inzichten vernemen;
3. praktijkvariatie en praktische implementatieproblemen verkennen;
4. draagvlak nagaan en creëren.

Dit vraagt om het raadplegen van uiteenlopende groepen zorgprofessionals en patiënten. De keuze voor het raadplegen van bepaalde groepen en voor een bepaalde methode is afhankelijk van diverse factoren, waaronder de aard van en het aantal betrokken verenigingen en het aantal leden daarvan, de reikwijdte van het onderwerp of de wijzigingen ten opzichte van eerdere versies van de desbetreffende richtlijn.

14.2.1 Commentaar op wat?

Het commentaar dat gevraagd wordt heeft in principe betrekking op alle onderdelen van de conceptrichtlijn, zoals diagnostiek, therapie/interventies, evaluatie, procedures, benodigde materialen, relatie met sociaal functioneren of arbeid. Soms wordt bij een herziening slechts op een herzien deel van de richtlijn commentaar gevraagd. In principe wordt ook commentaar gevraagd op de van een richtlijn afgeleide producten, zoals een patiëntversie, (na)scholingsmateriaal, beslissingsondersteunende instrumenten ('decision aids'), een implementatieplan en een indicatorenset (Werkgroep Richtlijn voor richtlijnen, 2012).

14.2.2 Commentaar van wie?

Voor de commentaarronde stelt men de conceptrichtlijn en de eventuele afgeleide producten beschikbaar aan een groep potentiële zorgprofessionals en patiënten. Dit zijn in ieder geval de wetenschappelijke verenigingen en de patiëntenverenigingen die hebben bijgedragen aan het opstellen van de conceptrichtlijn. De richtlijn kan daarnaast ook ter commentaar worden voorgelegd aan beroepsgroepen of instanties die niet direct hebben bijgedragen aan de totstandkoming van de conceptrichtlijn, maar wel bij het onderwerp van de richtlijn betrokken zijn. Belangrijke stakeholders kunnen bijvoorbeeld zijn aanpalende beroepsgroepen, vertegenwoordigers van zorgverzekeraars, zorgorganisaties en -instellingen of werkgevers- en werknemersorganisaties.

Commentaar kan zowel gevraagd worden aan inhoudelijke en methodologische experts als aan zorgprofessionals of zorggebruikers. Inhoudelijke experts kunnen het concept beoordelen op onvolkomenheden, onjuistheden of ontbrekende inzichten terwijl methodologische experts kunnen toetsen op methodologische validiteit. Bij een steekproef onder zorgprofessionals en patiënten gaat het vooral om het verkennen van praktijkvariatie en dientengevolge de praktische haalbaarheid, en het nagaan en creëren van draagvlak. De opstellers van een richtlijn hebben inhoudelijke affiniteit en meer expertise met het onderwerp, zodat het gevaar dreigt dat men bepaalde zaken als vanzelfsprekend beschouwt die bij andere zorgprofessionals of instellingen nog niet beschikbaar zijn. Hierbij kan men denken aan bepaalde diagnostische tests, specifieke apparatuur of bijzondere behandeltechnieken.

Men kan ervoor kiezen om een steekproef dan wel alle zorgprofessionals te benaderen, bijvoorbeeld door het plaatsen van de conceptrichtlijn op de websites van de betrokken verenigingen. Dat laatste kan het draagvlak van de richtlijn vergroten, iedereen kan er immers commentaar op geven. Dit kost echter tijd en heeft dan uiteraard consequenties voor de looptijd van het richtlijnontwikkelingstraject.

De experts en de beroepsgroepen en instanties die commentaar hebben gegeven worden zo mogelijk geïnformeerd over hoe hun commentaar is verwerkt in de definitieve tekst van de richtlijn.

14.2.3 Welke methode?

Het is niet eenduidig aan te geven welke methode van commentaar vragen het meest geschikt is, aangezien dit mede afhankelijk is van het type richtlijn en de gebruikersgroep.

De organisaties bepalen zelf hoe zij de richtlijn van commentaar voorzien, gegeven de gestelde termijn (bij voorkeur binnen drie maanden). Zo kunnen zij de conceptrichtlijn aan een aantal deskundigen binnen de vereniging of (bijvoorbeeld via de website) aan alle leden van de vereniging voorleggen. De vereniging bundelt zelf het binnengekomen commentaar alvorens het terug te sturen naar de richtlijnontwikkelgroep. Andere methoden om commentaar te verkrijgen zijn een invitational conference (voorheen 'hoorzitting' genoemd), een landelijke openbare bijeenkomst, een vragenlijstonderzoek of een praktijktest met een concept van de richtlijn (zie ▶ par. 14.2), of publicatie op de websites van de betrokken beroepsverenigingen. Bij een landelijke openbare bijeenkomst (een zogenoemde richtlijnbijeenkomst) wordt het commentaar van de verschillende betrokken wetenschappelijke verenigingen en patiëntenverenigingen besproken en kan door discussie consensus worden bereikt over de soms tegenstrijdige commentaren. Daarnaast draagt een landelijke richtlijnbijeenkomst bij aan de bekendheid van en draagvlak voor de richtlijn.

Ten slotte behoort ook een combinatie tot de mogelijkheden, waarbij eerst commentaar wordt gevraagd aan een beperkte groep gebruikers, om na aanpassing een volgende versie te verspreiden onder alle gebruikers.

14.2.4 Actuele werkwijzen

Elke wetenschappelijke vereniging heeft een bepaalde werkwijze ontwikkeld om van de leden commentaar te krijgen op een richtlijn. Hieronder volgen voorbeelden die representatief zijn voor de verschillende werkwijzen die wetenschappelijke verenigingen hanteren.

- Bij het Nederlands Huisartsen Genootschap (NHG) wordt een aselecte steekproef van vijftig huisartsen uit het NHG-ledenbestand om commentaar gevraagd met betrekking tot de haalbaarheid van de voorgestelde richtlijnen en wordt een focusgroepbijeenkomst met huisartsen georganiseerd (NHG, 2010). Daarnaast beoordelen een beperkt aantal referenten de conceptrichtlijn op zijn wetenschappelijke merites.
- De Nederlandse Vereniging voor Dermatologie en Venereologie (NVDV) heeft een vergelijkbare commentaarronde als die van het NHG, waarbij de conceptrichtlijn naar refereergroepen wordt gestuurd. Het commentaar van deze groepen wordt vervolgens weer aan de richtlijnopstellers gerapporteerd.
- De Nederlandse Vereniging voor Heelkunde (NVvH) heeft voor een commentaarronde via het internet gekozen. Alle leden die toegang hebben tot internet kunnen commentaar geven op de conceptrichtlijn. Het voordeel is dat men het draagvlak van de richtlijn kan vergroten, aangezien de potentiële gebruikers ook kunnen lezen welke reacties door wie zijn gegeven.
- De Nederlandse Vereniging voor Arbeids- en Bedrijfsgeneeskunde (NVAB) stuurt net als het NHG de conceptrichtlijn naar een klein aantal inhoudelijke experts (doorgaans uit verschillende disciplines) en naar een aselecte steekproef van bedrijfsartsen uit het NVAB-ledenbestand (Hulshof, 2009). Nadat het binnengekomen commentaar is verwerkt en de tekst eventueel is aangepast, vindt er met de bijgewerkte conceptrichtlijn een praktijktest plaats (zie ▶ par. 14.2).
- Het Nederlands Centrum Jeugdgezondheid (NCJ) voert de regie over de richtlijnen jeugdgezondheidszorg (JGZ) en zet de conceptrichtlijn voor commentaar op het open deel van zijn website. Daarnaast worden de drie beroepsverenigingen van artsen, verpleegkundigen en doktersassistenten in de jeugdgezondheidszorg (AJN, V&VN en NVDA) én de brancheorganisaties (Actiz en GGD Nederland) gericht om commentaar gevraagd. Vervolgens vindt er met de bijgewerkte conceptrichtlijn een praktijktest plaats (zie ▶ par. 14.2).

14.3   Uittesten van een conceptrichtlijn

Hoewel al vijftien jaar geleden werd gepleit om naast systematische procedures voor de wetenschappelijke onderbouwing van richtlijnen en naast het verwerven van commentaar de toepasbaarheid van richtlijnen in de dagelijkse praktijk te testen (Fleuren, 1998; Grol en

Wensing, 2011), is dit nog geen gemeengoed. Onderzoek toont aan dat een praktijktest of proefimplementatie wezenlijk andere knelpunten laat zien dan uit de commentaarrondes naar voren komt (Fleuren, 1997). Daarnaast wordt in een praktijktest duidelijk wat de redenen (determinanten) daarvoor zijn. Met deze informatie kunnen gerichte invoerstrategieën worden ontwikkeld die aangrijpen op de meest kritieke determinanten en die de kans op daadwerkelijk gebruik van de richtlijn verhogen (Fleuren, 2004).

Het nadeel van een praktijktest is dat de definitieve richtlijn langer op zich laat wachten.

14.3.1 Praktijktest NVAB

Het doel van de praktijktest bij de NVAB is het testen van de praktische uitvoerbaarheid van de conceptrichtlijn en het opdoen van de eerste ervaringen met de implementatie ervan door een groep van twintig tot veertig bedrijfsartsen. Zij worden via het onlineverenigingsblad, vaktijdschriften en NVAB-bijeenkomsten geworven en krijgen eerst een korte training, vooral gericht op het overbruggen van de kloof tussen de gangbare en de vereiste handelwijze. Daarna registreren de deelnemers gedurende de looptijd van de test hun consulten of activiteiten op registratieformulieren die door het Kwaliteitsbureau van de NVAB worden geanalyseerd aan de hand van een aantal performance-indicatoren. Dit zijn meetbare programmatische of normatieve aspecten die vanuit de inhoud van de richtlijn belangrijk worden gevonden, meestal zijn dat procesindicatoren (zie ▶ H. 26). Zij zijn afgeleid van de kernaanbevelingen van de richtlijn. Hierover moet van tevoren consensus zijn binnen de groep die de richtlijn opstelt. Per casus wordt beoordeeld of aan de desbetreffende performance-indicatoren is voldaan. De analyse vindt op patiëntenniveau plaats bij ten minste honderd patiënten. De ervaringen van de deelnemers worden ook via een bijeenkomst in kaart gebracht. Met de resultaten wordt een beeld verkregen van de 'compliance': zijn de belangrijke elementen van de richtlijn in de praktijk daadwerkelijk uitgevoerd zoals bedoeld? Als dat voor een bepaalde performance-indicator in overwegende mate niet het geval is, is dat een belangrijk signaal voor de opstellers van de richtlijn. Dat betekent dat op dit punt wellicht de richtlijn moet worden bijgesteld óf dat bij de verdere implementatie en deskundigheidsbevordering extra aandacht aan dit aspect moet worden besteed. Op basis hiervan wordt een bijgestelde versie van de richtlijn opgesteld. In een uitzonderlijk geval kan zelfs van het uitbrengen van de richtlijn worden afgezien (Verweij, 2012). De voor de praktijktest gebruikte registratieformulieren kunnen worden omgewerkt tot een checklist voor eigen gebruik of voor intercollegiale toetsing. Ook is het feit dat een aantal beroepsbeoefenaren al in een vroeg stadium ervaring opdoet met de richtlijn een belangrijke stimulans. Zij krijgen feedback over hun eigen 'performance' en fungeren als opinieleiders in hun arbodienst of praktijk. Tot slot levert een praktijktest ook goodwill op bij de praktijkbeoefenaren. De praktijk wordt immers serieus genomen in het kwaliteitstraject.

14.3.2 Proefimplementatie JGZ

Voor alle JGZ-richtlijnen vindt, voordat de richtlijn definitief wordt vastgesteld, een proef-implementatie plaats onder circa dertig tot zestig uitvoerende JGZ-medewerkers en vijf hoofden/managers (Fleuren, 2010). Als de richtlijn ook organisatorische aanbevelingen bevat, nemen hele organisaties (alle medewerkers). In andere gevallen kan worden volstaan met individuele medewerkers uit verschillende organisaties. De deelnemers wordt gevraagd enkele maanden met de richtlijn te werken en deze uit te testen. Voorafgaand krijgen ze een instructie/scholing van de ontwikkelaars van de richtlijn. Ze houden registratieformulieren bij waarop ze hun werkwijze met betrekking tot de kernaanbevelingen uit de richtlijn noteren, uitvoeringsproblemen, maar ook de benodigde inwerktijd en eventuele extra tijd die het werken met de richtlijn vraagt ten opzichte van de huidige situatie. Na afloop vullen de deelnemers een vragenlijst in over hun algemene oordeel over het werken volgens de richtlijn, de randvoorwaarden voor de (landelijke) invoering en determinanten die het werken met de richtlijn hebben beïnvloed (Fleuren, 2012). Vervolgens vinden er (focus)groepinterviews plaats met de deelnemers aan de hand van de registratieformulieren en de (determinanten)vragenlijst. Op basis van de proefimplementatie wordt de richtlijn bijgesteld (inhoudelijk en qua vormgeving). Ook geeft de proefimplementatie zicht op het hele scala aan determinanten waar bij de landelijke invoering rekening mee moet worden gehouden. Soms wordt een handreiking met sturingsinformatie voor managers/hoofden gemaakt (Fleuren, 2010). Hierin staat beschreven wat de invoering van de richtlijn betekent in termen van in te zetten menskracht, middelen en tijd.

Literatuur

CBO. Evidence-based richtlijnontwikkeling. Handleiding voor werkgroepleden. Utrecht: CBO, 2012.

Fleuren MAH. Managing (imminent) miscarriage in primary health care. An evaluation of the (imminent) miscarriage guideline of the Dutch College of General Practitioners by general practitioners, midwives, obstetricians and patients. Thesis. Amsterdam: Vrije Universiteit, 1997.

Fleuren MAH. Waarom worden standaarden in de praktijk niet gevolgd en wat valt eraan te doen? Huisarts en Wetenschap 1998; 11:511–4.

Fleuren MAH, Paulussen TGWM, Dommelen P van, Buuren S van. Ontwikkeling MeetInstrument voor Determinanten van Innovaties (MIDI). Leiden: TNO, 2012.

Fleuren MAH, Wiefferink CH, Paulussen TGW. Determinants of innovation within health care organizations: Literature review and Delphi-study. International Journal for Quality in Health Care, 2004; 16:107–123.

Grol R, Wensing M. Implementatie. Effectieve verbetering van de patiëntenzorg. 4e druk. Amsterdam: Reed Business, 2011.

Hulshof CTJ. Introductie NVAB-richtlijnen. Utrecht: NVAB, 2009.

Nederlands Huisartsen Genootschap. Procedures voor de ontwikkeling van NHG-standaarden. 'Het procedureboek'. Utrecht: NHG, 2010.

Verweij LM, Proper KI, Leffelaar ER, Weel ANH, Nauta AP, Hulshof CTJ, et al. Barriers and facilitators to implementation of an occupational health guideline aimed at preventing weight gain among employees in the Netherlands. J Occup Environ Med 2012; 54:954–60.

Werkgroep Richtlijn voor richtlijnen. Richtlijn voor richtlijnen. 3e editie. Den Haag: Regieraad Kwaliteit van Zorg, 2012.

Autorisatie van richtlijnen

W.J.J. Assendelft, T.A. van Barneveld en T. Dunnink

Kernboodschappen
- Autorisatie van een richtlijn is een wezenlijk onderdeel van het richtlijnontwikkelingsproces; zonder autorisatie heeft de richtlijn geen waarde.
- Autorisatie dient onafhankelijk, bevoegd, deskundig en aan de hand van tevoren vastgestelde criteria plaats te vinden
- Autorisatie van een richtlijn waar meerdere beroepsgroepen of -verenigingen bij betrokken zijn, maakt het nodig autorisatieprocedures af te stemmen.
- Autorisatie van een herziening van een richtlijn dient procedureel dezelfde kwaliteitsborging te geven als die van een nieuwe richtlijn.
- Indien er over het onderwerp van een multidisciplinaire richtlijn al een monodisciplinaire richtlijn bestaat, moet de autorisatie afgestemd worden met de werkgroep van de desbetreffende monodisciplinaire richtlijn en de binnen die vereniging verantwoordelijke kwaliteitscommissie.

15.1   Inleiding

Organisaties van beroepsbeoefenaren in de gezondheidszorg in binnen- en buitenland zien het opstellen van richtlijnen als een belangrijk onderdeel van hun kwaliteitsbeleid (zie ► H. 1). Een formele en door de potentiële gebruikers van de richtlijn goedgekeurde autorisatieprocedure is niet altijd een vanzelfsprekend onderdeel van het hele traject van richtlijnontwikkeling. Dat zou het wel moeten zijn, omdat dit de status van richtlijnen duidelijk maakt en de implementatiekansen vergroot. Met de autorisatie zowel van monodisciplinaire als van multidisciplinaire richtlijnen is in Nederland het afgelopen decennium ervaring opgedaan. De procedures kunnen onderling verschillen, maar hebben in toenemende mate dezelfde grondslagen en in ieder geval hetzelfde doel: een gelegitimeerde richtlijn.

In dit hoofdstuk wordt eerst kort aandacht besteed aan verschillende vormen van autorisatie, waarna een aantal voorbeelden van toetsing en autorisatie worden besproken. Wij sluiten het hoofdstuk af met een aantal suggesties voor autorisatieprocedures voor mono- en multidisciplinaire richtlijnen, inclusief herziening of bijstelling daarvan.

15.2   Wat houdt autorisatie in?

Autorisatie betekent dat een richtlijn binnen een organisatie (beroepsgroep) geldig en bindend wordt verklaard. De richtlijn krijgt hiermee een officiële status en geldt als norm binnen de desbetreffende beroepsgroep(en). Voorafgaand aan autorisatie wordt de richtlijn ter toetsing voorgelegd. De toetsing vindt veelal plaats door de concepttekst voor te leggen aan (een selectie van) toekomstige gebruikers of door deze uit te testen in de praktijk. Deze toetsing is in het voorgaande hoofdstuk uitgebreid besproken. Hier beperken wij ons tot de goedkeuring, de autorisatie.

Autorisatie vindt plaats door een orgaan van een beroepsvereniging of door een onafhankelijke instantie. Dit bevordert de acceptatie van een richtlijn, mits de autoriserende instantie ook als autoriteit wordt erkend door de beroepsgroep die met de richtlijn moet gaan werken. Autorisatie van een richtlijn waar meerdere beroepsgroepen of -verenigingen bij betrokken zijn, maakt het nodig autorisatieprocedures af te stemmen. Een autorisatieprocedure maakt een richtlijn ook in juridische zin krachtiger als norm voor verantwoord medisch en professioneel handelen. Aan de autorisatie kleven een aantal juridische aspecten (zie ► H. 4). Voor de autorisatie is belangrijk dat de autorisatie apart is belegd, bevoegd en deskundig plaatsvindt en dat de autorisatie plaatsvindt aan de hand van tevoren bekende en aanvaarde criteria.

15.3   Methoden en voorbeelden van autorisatie

Er zijn verschillende vormen van autorisatie: inhoudelijke toetsing, procedurele toetsing en vaststelling. Bij een inhoudelijke toetsing wordt door deskundigen een oordeel gegeven over de selectie van de literatuur, de waardering daarvan en de aanbevelingen die op basis van de evidence zijn geformuleerd. Idealiter wordt de richtlijn getoetst aan criteria voor richtlijnontwikkeling, bijvoorbeeld met behulp van het AGREE-II-instrument (zie ▶ H. 3). Bij een procedurele toetsing wordt niet de inhoud van de richtlijn beoordeeld, maar alleen de wijze waarop de richtlijn tot stand is gekomen. Hiertoe dient de gewenste procedure te zijn beschreven, zodat de toetsende instantie kan aangeven of en waar de gevolgde werkwijze afwijkt van wat gewenst is. Vaak gaat het er bij autorisatie louter om dat een bestuur een richtlijn vaststelt of een algemene ledenvergadering een richtlijn goedkeurt. Inhoud en procedure komen dan niet meer aan de orde. Voor de acceptatie door de beroepsgroep kan deze 'formaliteit' echter wel belangrijk zijn.

In de loop van de tijd zijn door diverse richtlijnorganisaties beoordelings- en autorisatieprocedures ontwikkeld. De verscheidenheid aan procedures geeft duidelijk zicht op de overeenkomsten tussen de verschillende organisaties en geeft ook aan waar momenteel de verschillen momenteel nog zitten.

15.3.1 Nederlands Huisartsen Genootschap (NHG)

Het NHG is het enige richtlijninstituut in Nederland dat een autorisatiecommissie kent die de conceptrichtlijnen inhoudelijk toetst. Bij de ontwikkeling van een NHG-standaard wordt de concepttekst voor commentaar voorgelegd aan vijftig huisartsen, die aselect zijn gekozen uit het NHG-ledenbestand. Zij ontvangen een vragenlijst met vragen over de belangrijkste discussiepunten. De huisartsen wordt vooral gevraagd de richtlijn te beoordelen op toepasbaarheid in de dagelijkse praktijk. De concepttekst wordt ook aan een aantal relevante stakeholders (bijvoorbeeld patiëntenverenigingen en medisch specialisten) gezonden voor commentaar. De specialisten, deskundigen op het onderwerp van de desbetreffende standaard, wordt vooral gevraagd te kijken naar (eventuele hiaten in) de wetenschappelijke onderbouwing. De conceptrichtlijn wordt ook voorgelegd aan de NHG-Adviesraad Standaarden (NAS), die het oorspronkelijke basisplan voor de standaard heeft opgesteld. Het commentaar wordt verzameld en voorgelegd aan de werkgroep, die in een of meer bijeenkomsten de richtlijn zo nodig aanpast. Het huisartsstaflid dat de richtlijnwerkgroep begeleidt, voert de eindredactie. De aangepaste versie wordt vervolgens voorgelegd aan de autorisatiecommissie: een onafhankelijke NHG-commissie bestaande uit hoogleraren huisartsgeneeskunde, ervaren huisartsen met een grote staat van dienst bij het NHG en een vertegenwoordiger van de Landelijke Huisartsen Vereniging (LHV). In een vergadering wordt de richtlijn kritisch besproken en de werkgroep geeft toelichting op de gemaakte keuzes. De vergadering wordt besloten met autorisatie zonder meer, autorisatie na het doorvoeren van bepaalde wijzigingen, of afwijzing van de richtlijn. Na autorisatie wordt de standaard gepubliceerd in *Huisarts en Wetenschap* en in de algemene ledenvergadering formeel bekrachtigd (gelegitimeerd). Voor de autorisatie van bijstellingen en herzieningen van standaarden wordt dezelfde procedure gehanteerd.

15.3.2 Richtlijnen voor de jeugdgezondheidszorg

Richtlijnen voor de jeugdgezondheidszorg (JGZ) worden inhoudelijk geautoriseerd door de beroepsverenigingen in de jeugdgezondheidszorg en randvoorwaardelijk geautoriseerd door de koepel- en brancheorganisatie voor JGZ-organisaties. De drie beroepsverenigingen in de JGZ (voor jeugdartsen, doktersassistenten en jeugdverpleegkundigen) en de twee branche/koepelorganisaties die de JGZ-organisaties vertegenwoordigen, zijn de autoriserende leden van de Richtlijnadviescommissie (RAC) die het Nederlands Centrum Jeugdgezondheid (NCJ) heeft ingesteld.

Het proces van autorisatie begint tijdens de ontwikkeling van een richtlijn. Voordat een richtlijn ter autorisatie wordt aangeboden, wordt deze in twee fasen aan de autoriserende leden van de RAC voorgelegd en door hen getoetst. Daarbij wordt vooral gelet op de toepasbaarheid en uitvoerbaarheid van de richtlijn in de praktijk. De opmerkingen van de autoriserende leden worden tijdens een RAC bijeenkomst besproken met de projectleider van het ontwikkeltraject. De eerste keer gebeurt dit voordat de conceptrichtlijn wordt getest in de praktijk en de landelijke commentaarronde in gaat. De tweede keer wanneer de richtlijn als eindconcept gereed is (dus na aanpassing op basis van de praktijktest en de landelijke commentaarronde), waarbij dan de nadruk ligt op eventuele zaken in de richtlijn die de autorisatie kunnen belemmeren. Pas nadat een richtlijn is geautoriseerd door de drie beroepsverenigingen én de twee branche/koepelorganisaties stelt het NCJ de richtlijn formeel vast en kan gestart worden met de implementatie. Het NCJ doet dit in het kader van haar regietaak op de richtlijnencyclus in de jeugdgezondheidszorg. Omdat JGZ-richtlijnen in opdracht en onder verantwoordelijkheid van ZonMw worden ontwikkeld, ligt de procedurele toetsing bij ZonMw. Gedurende het gehele richtlijnontwikkelingsproces werken ZonMw en NCJ nauw samen.

15.3.3 Wetenschappelijke verenigingen van specialisten en de Orde van Medisch Specialisten (OMS)

De wetenschappelijke verenigingen en de Orde van Medisch Specialisten hebben de procedure waarmee zij richtlijnen ontwikkelen vastgelegd in het rapport *Medisch specialistische richtlijnen 2.0* (Adviescommissie Richtlijnen, Orde van Medisch Specialisten, 2012). Deze procedure is gebaseerd op de AGREE-II-criteria en de 'Richtlijn voor richtlijnen'. Binnen de wetenschappelijke verenigingen is er een kwaliteitsraad of -commissie die verantwoordelijk is voor de ontwikkeling van richtlijnen. Deze kwaliteitsorganen stellen de werkgroepen samen die de taak krijgen de desbetreffende richtlijn te ontwikkelen. De voorzitter en de leden van de werkgroep worden formeel benoemd (gemandateerd) door het bestuur van de wetenschappelijke vereniging (of het desbetreffende kwaliteitsorgaan als gedelegeerd verantwoordelijke van het bestuur). Nadat een richtlijn in concept gereed is, volgt een commentaarfase waarin de leden worden geraadpleegd over het concept. Dit gebeurt veelal door middel van plaatsing van de conceptversie van de richtlijn op de website van de vereniging met kennisgeving daarvan aan de leden. Tevens wordt in veel gevallen een aantal niet bij de ontwikkeling betrokken inhoudelijk experts gevraagd de conceptrichtlijn te reviewen. Het kwaliteitsorgaan van de desbetreffende vereniging bundelt en bespreekt het commentaar en verstuurt het aan de richtlijnwerkgroep. De op- en aanmerkingen worden besproken in de richtlijnwerkgroep en verwerkt in een nieuwe versie van de tekst. Deze wordt procedureel getoetst door het bestuur en indien dat in de procedure voor richtlijnontwikkeling van de desbetreffende vereniging is geregeld, ook nog formeel vastgesteld door de algemene ledenvergadering. Er zijn ook verenigingen die de gehele autorisatie overlaten aan een speciaal daartoe geïnstalleerde commissie of die de procedurele toetsing laten uitvoeren door de kwaliteitscommissie en de formele vaststelling bij het bestuur en de ledenvergadering leggen. De reden voor het instellen van een dergelijke procedure zijn veelal efficiency/slagvaardigheid en het versterken van onafhankelijkheid. In praktijk blijkt dat vrijwel alle richtlijnen met een grote impact op de klinische praktijkvoering formeel op de ledenvergadering worden voorgelegd.

Een belangrijk deel van de richtlijnen die door de wetenschappelijke verenigingen worden opgesteld is multidisciplinair. Financiering van de richtlijnontwikkeling in het medisch-specialistisch domein wordt verkregen van de Stichting Kwaliteitsgelden Medisch Specialisten (SKMS). In de subsidievoorwaarden is de eis opgenomen dat er een formele autorisatieprocedure van de richtlijn plaatsvindt door de verschillende deelnemende wetenschappelijke verenigingen.

15.3.4 Richtlijnen in de geestelijke gezondheidszorg (GGZ)

In de geestelijke gezondheidszorg (GGZ) worden zowel multidisciplinaire richtlijnen als monodisciplinaire richtlijnen ontwikkeld. De multidisciplinaire richtlijnen zijn 'moederrichtlijnen' waar monodisciplinaire richtlijnen van afgeleid kunnen worden, maar dit laatste gebeurt in de praktijk weinig. Veel GGZ-richtlijnen worden door het Trimbos-instituut ontwikkeld in opdracht van beroepsverenigingen in de GGZ, bijvoorbeeld de beroepsverenigingen voor psychiaters en die van psychologen. In de fase dat een conceptrichtlijn beschikbaar is, regelen de bij de richtlijn betrokken beroepsverenigingen een commentaarronde bij hun achterban en koppelen dit terug naar de werkgroep, die het commentaar bespreekt en verwerkt. Na aanpassing wordt de richtlijn opgeleverd aan de betrokken beroepsgroepen die zelf de autorisatie regelen. De definitieve richtlijn is van kracht voor alle beroepsgroepen waarvan de beroepsverenigingen de richtlijn hebben geautoriseerd. In de autorisatiefase worden ook betrokken patiëntenorganisaties om instemming gevraagd. Wanneer zij deze niet geven, beslist uiteindelijk de opdrachtgever (de beroepsgroep(en)) of zij de richtlijn dan toch autoriseren.

15.4 Aandachtspunten bij het vaststellen van een autorisatieprocedure

Zoals hiervoor al aan de orde is gekomen, is het essentieel om een autorisatieprocedure een vast onderdeel te laten zijn van de procedure voor richtlijnontwikking (zie ▶ H. 3). Bij multidisciplinaire richtlijnen dienen de deelnemende beroepsverenigingen het vooraf eens te zijn over de methode en het tijdpad van de autorisatieprocedure, teneinde het proces van richtlijnontwikkeling goed en efficiënt te laten verlopen. Ook voor een verandering van de inhoud van richtlijnen (herziening, bijstelling) dient een autorisatieprocedure te worden vastgelegd door de beroepsvereniging(en).

Wij geven een aantal aanbevelingen voor autorisatieprocedures voor monodisciplinaire respectievelijk multidisciplinaire richtlijnen, inclusief de herziening of bijstelling van de laatstgenoemde, en voor de situatie dat er voor hetzelfde onderwerp zowel mono- als multidisciplinaire richtlijnen worden ontwikkeld.

■ **Monodisciplinaire richtlijnen**

De richtlijnwerkgroep legt de concepttekst van de richtlijn ter inhoudelijke toetsing voor aan (vertegenwoordigers van) de achterban en, indien dit aan de orde is, aan de commissie die binnen de vereniging is belast met de richtlijnontwikkeling of met het opstellen van basisplannen voor de richtlijnen (zoals de NHG-Adviesraad Standaarden bij het Nederlands Huisartsen Genootschap). In deze commentaarfase kan ook aan externe referenten of aan experts binnen de eigen beroepsgroep om commentaar gevraagd worden.

Het verdient aanbeveling de conceptrichtlijn in een landelijke openbare commentaarronde voor te leggen aan de doelgroep van de richtlijn. Dit geeft ook professionals die niet direct bij de ontwikkeling betrokken waren of die geen lid zijn van een beroepsvereniging de kans te reageren op het concept van de richtlijn.

Commentaren op de concepttekst dienen binnen een aangekondigde termijn binnen te zijn, bijvoorbeeld binnen twee maanden.

De commentaren worden door de werkgroep in een nieuwe versie van de richtlijn verwerkt. De wijze van verwerking en de argumentatie daarbij wordt teruggekoppeld naar de referenten.

De aangepaste richtlijn wordt voorgelegd aan het orgaan dat binnen de vereniging belast is met de autorisatie: een autorisatiecommissie, de kwaliteitscommissie of het bestuur, of autoriserende commissieleden. In de regeling voor de autorisatie wordt duidelijk beschreven wat de taak en de bevoegdheid zijn van deze organen: nogmaals inhoudelijke toetsing, procedurele toetsing en/of formele vaststelling. Ook de criteria waaraan wordt getoetst, zijn duidelijk vastgelegd. Binnen een afgesproken termijn wordt de toetsing afgerond.

Indien dit in de procedure is vastgelegd wordt de richtlijn formeel bekrachtigd door de ledenvergadering. In de procedure moet duidelijk beschreven zijn dat dit om een louter formele vaststelling gaat.

Ingeval van een grote herziening van de richtlijn kan via dezelfde procedure geautoriseerd worden. Aangezien er steeds meer deelonderhoud (modulair onderhoud) van richtlijnen plaatsvindt is het van belang dat verenigingen een verkorte procedure (veelal via een gedelegeerde commissie, met specifieke reviewers) voor autorisatie vaststellen. Autorisatie van een herziening dient procedureel dezelfde kwaliteitsborging te geven als die van een nieuwe richtlijn.

■ **Multidisciplinaire richtlijnen**

Het traject van de multidisciplinaire richtlijnontwikkeling wordt zo veel mogelijk afgestemd met de richtlijntrajecten van de afzonderlijke beroepsverenigingen.

De leden van de richtlijnwerkgroep hebben tijdens de ontwikkelfase nauw contact met de kwaliteitscommissie, de richtlijnafdeling van hun beroepsvereniging of de organisatie die de regie heeft over de richtlijnontwikkeling. Dit waarborgt dat in een vroeg stadium mogelijke controverses worden gesignaleerd en dat de vertegenwoordigers in de werkgroepen de informatie die voor hun beroepsgroep van belang is optimaal kunnen inbrengen.

De conceptrichtlijn wordt op de wijze zoals afgesproken in de autorisatieprocedure (bijvoorbeeld via de besturen) voorgelegd aan de achterban van de betrokken verenigingen. Ook kan de vereniging kiezen voor een verkorte procedure waarbij bijvoorbeeld alleen de kwaliteits-, richtlijn- of autorisatiecommissie betrokken is.

Binnen een gezamenlijk afgesproken termijn wordt commentaar ontvangen op de conceptrichtlijn. De vertegenwoordigers van de beroepsverenigingen in de richtlijnwerkgroep zijn de aangewezen personen om het commentaar van hun vereniging te bundelen en in een voorstel voor verwerking aan te bieden.

Het commentaar wordt verzameld, besproken en verwerkt door de multidisciplinaire richtlijnwerkgroep. Door de werkgroep kan worden voorgesteld een landelijke bijeenkomst te organiseren om de discussie tussen de beroepsgroepen te stimuleren en controverses (bijvoorbeeld in de vorm van stellingen) voor het voetlicht te brengen. Een hoorzitting met experts is ook mogelijk. Voor de bespreking van blijvend controversiële onderwerpen wordt een aparte bijeenkomst georganiseerd met de betrokken vereniging(en). De voorzitter van de werkgroep regelt dit met het bestuur of de richtlijncommissie van de vereniging(en). De wijze waarop het commentaar is verwerkt, wordt met argumenten teruggekoppeld naar de referenten.

In de autorisatieprocedure wordt beschreven of, en zo ja onder welke voorwaarden, er ruimte is voor minderheidsstandpunten. De definitieve versie van de richtlijn wordt geredigeerd door de ondersteunende organisatie zodat eenheid in stijl en vorm wordt gegarandeerd. De aangepaste versie van de richtlijn wordt ter procedurele toetsing en formele vaststelling voorgelegd aan de besturen/ledenvergadering van de betrokken verenigingen. De termijn hiervoor wordt tevoren afgesproken. Het bestuur kan de procedurele toetsing eventueel delegeren aan de kwaliteits- of richtlijncommissie. De criteria voor de procedurele toetsing dienen beschreven te zijn.

- **Multidisciplinaire en monodisciplinaire richtlijnen over hetzelfde onderwerp**

Als er al een monodisciplinaire richtlijn voor een vergelijkbaar onderwerp bestaat kan dit betekenen dat bij aanvang van het multidisciplinaire traject tevens de revisie van een bestaande monodisciplinaire richtlijn wordt opgestart. Het is aan te raden de belangrijkste 'dragers' van de multidisciplinaire richtlijn (dus ook als zij niet tot de desbetreffende professie behoren) bij dit monodisciplinaire traject te betrekken, met name om hen vroegtijdig inzicht te geven in eventuele bezwaren die er bij de beroepsvereniging leven. Bij de NHG-standaard Hartfalen is het verstandig afstemming te houden met bijvoorbeeld cardiologen uit de multidisciplinaire richtlijn.

Als er nog geen monodisciplinaire richtlijn voor het onderwerp bestaat moet overwogen worden of deelname aan het multidisciplinaire traject tot een monodisciplinaire richtlijn zou kunnen of moeten leiden.

De afstemming tussen de multidisciplinaire richtlijn en de individuele beroepsvereniging zal vooral via de werkgroepleden van de desbetreffende richtlijn verlopen. Stafleden van de desbetreffende wetenschappelijke beroepsvereniging kunnen de werkgroepleden bij deze extra taak (afstemming) ondersteunen.

Als er binnen een vereniging een monodisciplinaire richtlijnwerkgroep over het desbetreffende onderwerp actief is, kan deze een belangrijke rol spelen in de commentaarfase.

Literatuur

Adviescommissie Richtlijnen, Raad Kwaliteit, Orde van Medisch Specialisten. Medisch specialistische richtlijnen 2.0. Utrecht: Orde van Medisch Specialisten, 2012.

National Health and Medical Research Council. Resources for guideline developers. A guide to the development, implementation and evaluation of clinical practice guidelines. ▶ www.nhmrc.gov.au/guidelines/resources-guideline-developers. Geraadpleegd 23 juni 2013.

National Institute for Clinical Excellence. Clinical guideline development methods. The guidelines manual, 2012.

Nederlands Centrum Jeugdgezondheid. Richtlijnen Jeugdgezondheidszorg. Procedures rond ontwikkeling, implementatie en onderhoud van richtlijnen jeugdgezondheidszorg. Utrecht: Nederlands Centrum Jeugdgezondheid, 2012.

Nederlands Huisartsen Genootschap. Procedures voor de ontwikkeling van NHG-standaarden. Utrecht: Nederlands Huisartsen Genootschap, 2010.

Scottish Intercollegiate Guidelines Network. SIGN 50: A guideline developer's handbook. Section 8: Consultation and peer review. ▶ www.sign.ac.uk/guidelines/fulltext/50/section8.html. Geraadpleegd 23 juni 2013.

Werkgroep Richtlijn voor richtlijnen. Richtlijn voor richtlijnen. 3e editie. Den Haag: Regieraad Kwaliteit van Zorg, 2012.

Deel 4. Special interests

Hoofdstuk 16 Gedeelde besluitvorming en richtlijnen – 165
T. van der Weijden, D.H.H. Dreesens en H. van de Bovenkamp

Hoofdstuk 17 Richtlijnontwikkeling en wetenschappelijk onderzoek – 175
M.M.J. Wiegerinck, B.W. Mol en H.J. Smid

Hoofdstuk 18 Organisatie van zorg in richtlijnen – 185
M. Langelaan, T.A. van Barneveld en B.P. Geerdes

Hoofdstuk 19 Doelmatigheid in richtlijnen – 193
L. Hakkaart, T.L. Feenstra en E. Buskens

Hoofdstuk 20 Indicatiestelling als essentieel onderdeel van richtlijnen – 203
J.J. van Croonenborg en W.C. Peul

Inleiding

In dit deel van het boek komen een aantal onderwerpen aan de orde, met een toenemend belang voor de ontwikkeling dan wel de toepassing van richtlijnen. De keuze voor de onderwerpen is enigszins arbitrair, maar kan niet los worden gezien van de centrale positie die richtlijnen hebben in maatschappelijke discussie over de kwaliteit, toegankelijkheid en transparantie van de geleverde zorg.

Met het versterken van de positie van de patiënt in de zorg en de politieke inzet op keuze-informatie mag een onderwerp als 'shared decision making' in een boek over richtlijnen niet onbesproken blijven, temeer daar dit onderwerp ook het centrale doel van richtlijnontwikkeling, namelijk het versterken van de besluitvorming in de spreekkamer, direct raakt.

Gegeven de discussie over de stijgende zorgkosten en het toenemend gebruik van richtlijnen in vergoedingsbesluiten is het van belang aandacht te besteden aan het onderwerp 'doelmatigheid in richtlijnen'. Hoe wordt in richtlijnen omgegaan met kostenaspecten? Hoe beïnvloeden deze de aanbevelingen die in richtlijnen worden gegeven? Welke methodieken zijn hierbij te gebruiken en op welke wijze analyseer je de kostenconsequenties van de richtlijn voor de dagelijkse praktijk?

Een ander onderwerp dat in de politiek-maatschappelijke belangstelling staat is praktijkvariatie, waarbij het in het debat meestal over ongewenste praktijkvariatie gaat. Aangezien richtlijnen mede als doel hebben het handelen van de zorgprofessionals zo veel mogelijk te uniformeren wordt extra aandacht besteed aan het onderwerp 'indicatiestelling'. Om de discussie over praktijkvariatie goed te kunnen voeren is een gedragen afspraak over een heldere en scherpe indicatiestelling voor de desbetreffende diagnostische of therapeutische interventies essentieel. Op welke wijze wordt dit in richtlijnen gerealiseerd en wat is daarvoor nodig?

Aanbevelingen in richtlijnen hebben niet alleen consequenties voor het handelen van zorgprofessionals, zij kunnen ook verregaande gevolgen (zowel in financiële als in organisatorische zin) hebben voor de instelling waarin de richtlijn wordt geïmplementeerd. De vraag die hierbij ontstaat is op welke wijze aandacht wordt besteed aan aspecten van organisatie van zorg in richtlijnen en ook hoe de belangrijkste stakeholders rond organisatie van zorg een plaats krijgen bij de richtlijnontwikkeling.

De discussie over de noodzaak tot onderbouwing van het medisch-professioneel handelen is actueel en relevant, zeker in het licht van richtlijnontwikkeling en de schaarste in publieke onderzoeksgelden. Het is steeds de vraag wanneer er voldoende onderzoeksresultaten bekend zijn om er een richtlijn op te kunnen baseren. Zodoende is er ook aandacht voor de wisselwerking tussen wetenschappelijk onderzoek en richtlijnen. De nadruk zal hierbij liggen op de introductie en diffusie van medisch-wetenschappelijke kennis via richtlijnen naar de praktijk en de rol die richtlijnontwikkeling kan spelen bij het bepalen van de medisch-wetenschappelijke onderzoeksagenda.

T.A. van Barneveld

Gedeelde besluitvorming en richtlijnen

T. van der Weijden, D.H.H. Dreesens en H. van de Bovenkamp

Kernboodschappen
- Men spreekt van voorkeursgevoelige of preferentiegevoelige beslissingen wanneer er sprake is van meer dan één behandeloptie, of van dilemma's over voor- en nadelen van de interventie.
- Gedeelde besluitvorming is een intensief model voor besluitvorming en communicatie, dat vooral is aangewezen bij voorkeursgevoelige beslissingen.
- Klinische praktijkrichtlijnen voor zorgverleners en keuzehulpen voor patiënten zijn geaccepteerde instrumenten om besluitvorming te ondersteunen, maar ze lijken uit verschillende werelden te ontspruiten.
- Richtlijnontwikkelaars kunnen verschillende strategieën toepassen om gedeelde besluitvorming in de spreekkamer faciliteren.
- De strategieën kunnen generiek zijn, zoals het publiceren van een patiëntversie van de richtlijn.
- De strategieën kunnen ook gerelateerd zijn aan specifieke richtlijnaanbevelingen, zoals het markeren van voorkeursgevoelige aanbevelingen in het richtlijndocument waarbij het is aangewezen de patiënt uit te nodigen voor gedeelde besluitvorming.
- Geïntegreerde ontwikkeling van richtlijnen en keuzehulpen voorkomt duplicatie van werk en zal het gebruik van keuzehulpen in de dagelijkse zorgpraktijk faciliteren.

16.1   Inleiding

Dit hoofdstuk beschrijft strategieën om richtlijnen zodanig vorm te geven dat gedeelde besluitvorming gedurende het zorgproces meer gefaciliteerd wordt.

De wederzijdse relatie tussen richtlijnen en keuzehulpen wordt goed zichtbaar in de grote overlap tussen de kwaliteitscriteria voor richtlijnen (Appraisal of Guidelines for Research and Evaluation, AGREE) en die voor keuzehulpen (International Patient Decision Aids Standards, IPDAS). De IPDAS-criteria bevatten aanvullende criteria die met beraadslaging te maken hebben, zoals het beschrijven van de voor- en nadelen van de verschillende opties. Richtlijnontwikkelaars kunnen profiteren van deze aanvullende criteria, bijvoorbeeld in termen van het presenteren van risico's en het gebalanceerd en neutraal presenteren van meerdere interventieopties. Zeker omdat de vorm en het framen van de evidentie over risico's en uitkomsten in richtlijnen meestal wordt verwoord door epidemiologen en onderzoekers, waardoor de manier van datapresentatie niet altijd toegankelijk is voor de praktiserende zorgverleners, die minder epidemiologisch geschoold zijn.

Wanneer richtlijn- en keuzehulpontwikkelaars gaan samenwerken ligt het voor de hand om de richtlijn als het moederdocument te beschouwen waaruit een keuzehulp wordt afgeleid (Van der Weijden, 2012). Het werk van de richtlijnontwikkelaar vindt dus plaats voordat de ontwikkelaars van de keuzehulp aan de slag gaan. De assumptie is hierbij dat de richtlijnontwikkelaars in de scoping-fase van de richtlijn het patiëntperspectief hebben meegenomen.

Voor succesvolle toepassing van richtlijnen moeten richtlijnen eenvoudig en overzichtelijk zijn. In de praktijk gebruiken zorgverleners vaak samenvattingen van richtlijnen waarin alleen de belangrijkste aanbevelingen en beslismomenten beschreven staan. Patiëntversies van richtlijnen, op papier of digitaal, kunnen ook bestaan uit een samenvatting van de belangrijkste aanbevelingen, maar dan in lekentaal. Het is niet ondenkbaar dat zorgverleners en patiënten van dezelfde samenvatting gebruik gaan maken, hetgeen bevorderlijk is voor de zorgverlener-patiëntcommunicatie.

16.2   De patiënt centraal

De patiënt staat centraal in het zorgproces. Het is de uitdaging voor de zorgverlener bij elk patiëntencontact te achterhalen waarom de patiënt nú op consult komt, de meest accurate diagnose/zorgbehoefte te formuleren, de juiste informatie op een neutrale manier te verstrekken, in te gaan op vragen en zorgen, en een passend beleid voor te stellen. Iedere patiënt zou moeten kunnen zeggen: 'Ik heb de hulp gekregen die ik nodig had en die ik wilde, op het juiste moment en op de juiste manier' (Berwick, 2009). Het gaat erom de patiënt de effectiefste zorg te bieden met de meest wenselijke balans voor die persoon tussen de voor- en nadelen van de interventie. Dit vergt maatwerk, zeker door de toenemende technologische mogelijkheden. De vraag 'Wil ik wel een (para)medische interventie, en zo ja, welke?' wordt steeds urgenter (Coulter, 2010). Dit hoofdstuk beschrijft de begrippen 'voorkeursgevoelige beslissing' en 'gedeelde besluitvorming', en hoe richtlijnen kunnen bijdragen aan gedeelde besluitvorming in de zorgpraktijk.

16.2.1 Voorkeursgevoelige beslissingen

Gedeelde besluitvorming is vooral aan de orde bij zogenoemde voorkeurs- of preferentie-gevoelige beslissingen (zie kader Voorkeurs- of preferentiegevoelige beslissingen).

Voorkeurs- of preferentiegevoelige beslissingen

Preferentiegevoelige beslissingen zijn beslissingen waarbij grote interindividuele variatie kan bestaan in de afweging die patiënten maken tussen voor- en nadelen per optie. Het kan gaan om verschillende typen beslissingen (Van der Weijden, 2013):

Het wel of niet accepteren van een medische interventie (*one option decision*):

- Wanneer het risico op de nadelen van een interventie niet zomaar opweegt tegen de voordelen.
- Wanneer onvoldoende kennis bestaat over de voor- en nadelen van een interventie.
- Wanneer het effect van de interventie sterk afhankelijk is van de medewerking van de patiënt, of wanneer de interventie sterk interfereert met de leefstijl van de patiënt.

Keuze tussen verschillende interventie opties (*more than one option decision*):

- Wanneer er meerdere opties zijn die vergelijkbaar zijn wat betreft de wenselijke uitkomsten (de tienjaarssterfte van borstamputatie versus borstsparend opereren en bestraling bij borstkanker is vergelijkbaar).
- Wanneer meerdere opties bestaan die niet vergelijkbaar zijn wat betreft de wenselijke uitkomsten, maar verschillende implicaties hebben voor patiënten, bijvoorbeeld door verschillen in toedieningsvorm of bijwerkingen (bijvoorbeeld chirurgisch ingrijpen bij benigne prostaathyperplasie met gemiddeld groot effect op de klachten maar ook risico op bijwerkingen als incontinentie, versus het dagelijks slikken van een medicament met een minder groot effect op de klachten maar zonder risico op schade). De GRADE Working Group heeft dit expliciet gemaakt in het onderscheid dat ze maken tussen sterke en conditionele (zwakke) aanbevelingen (Guyatt, 2008). De kracht van een aanbeveling wordt niet alleen bepaald door het niveau van de klinisch-epidemiologische evidentie over het effect van een interventie, maar ook door factoren als variaties in patiëntvoorkeuren ten aanzien van de gewenste uitkomst of de interventie, de balans tussen gewenste en ongewenste effecten (bijwerkingen), en overwegingen ten aanzien van kosten.

Dit zijn beslissingen waarbij er meerdere interventieopties zijn die vergelijkbare uitkomsten hebben, of waarbij een dilemma bestaat tussen voor- en nadelen van een of meer opties. Voor sommige problemen bestaan verschillende interventieopties naast elkaar met vergelijkbare uitkomsten, iedere optie is ongeveer even effectief en veilig. Zo kan een patiënt met een depressie kiezen voor cognitieve gedragstherapie, die confronterend kan zijn, of langdurig antidepressiva slikken, met de kans op bijwerkingen, of voor beide kiezen. De prognose lijkt voor de laatste optie wat beter, maar de effecten van de drie opties liggen niet

	paternalisme	gedeelde besluitvorming	geïnformeerde patiënt
informatietransfer	→	⇄	→
wikken en wegen	arts	arts en patiënt	patiënt
besluitvorming	arts	arts en patiënt	patiënt

◻ **Figuur 16.1**   Gedeelde besluitvorming (Charles et al, 1999).

ver uit elkaar. Dat geldt ook voor de behandeling van borstkanker. De kans op overleving na borstamputatie is vergelijkbaar met de overleving na borstsparende operatie met bestraling. De vraag is wat het beste past bij de patiënt. Wat patiënten willen en wat dokters denken dat patiënten willen, kan behoorlijk uiteenlopen. Terwijl artsen denken dat behoud van de borst prioriteit nummer één was voor 71% van de vrouwen met borstkanker, bleek dit zo te zijn voor slechts 7% van de vrouwen (Mulley, 2012).

Voorkeursgevoelige beslissingen kunnen ook gaan over de keuze voor een optie, of tussen verschillende opties, waarbij de uitkomsten en de bijwerkingen van de interventie verschillend worden gewaardeerd. De ene optie is effectief, of effectiever dan andere opties, maar heeft ook forse nadelen. Zo kan een oudere man met plasklachten door benigne prostaathyperplasie kiezen tussen niets doen, medicamenteuze behandeling en chirurgische interventie. De chirurgische interventie zal de plasklachten het meest verminderen. Mannen die de klachten als zeer hinderlijk ervaren, zijn meer geneigd te kiezen voor chirurgische interventie dan mannen die dezelfde symptomen beter verdragen. Mannen die bezorgd zijn over het risico op seksuele dysfunctie als complicatie van de chirurgische ingreep zijn veel minder geneigd te kiezen voor chirurgische interventie. De beste keus hangt dus mede af van hoe de patiënt de voor- en nadelen afweegt. Bij voorkeurgevoelige beslissingen is het van belang de patiënt uit te nodigen voor gedeelde besluitvorming.

16.2.2 Gedeelde besluitvorming

Elk zorgverlener-patiëntcontact kan in grote lijnen teruggevoerd worden naar minstens één van de modellen van patiëntenparticipatie, zie ◻ figuur 16.1 (Charles, 1999).

In het klassieke, paternalistische model is de zorgverlener de dirigent in het gesprek terwijl de patiënt een passieve, luisterende rol krijgt toebedeeld. Het gesprek verloopt via eenrichtingsverkeer waarbij de zorgverlener sturend optreedt. Dit model is geëigend in de spoedeisende zorg. In niet-spoedeisende zorg kunnen patiënten deze overdracht van verantwoordelijkheid als vertrouwenwekkend ervaren en kan het voor sommige patiënten een goed model zijn. Het andere uiterste is het model van de geïnformeerde patiënt. Ook hier is sprake van eenrichtingsverkeer. De zorgverlener geeft informatie en opties, maar laat het dan aan de patiënt over om zelf de afweging te maken tussen de opties. De zorgverlener is hier de expert en kan naast de objectieve informatie ook nog verklaringen

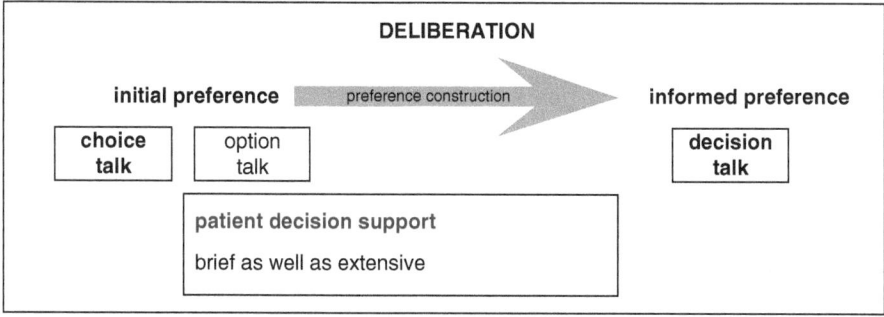

Figuur 16.2 Shared decision making: een model voor de klinische praktijk.

en toelichting geven, maar laat de geïnformeerde patiënt keuzes maken zonder te sturen (informatieve model). Deze vorm van zelfbeschikking kan voor mondige, rationaliserende patiënten belangrijk zijn. In de praktijk zijn er echter maar weinig patiënten die deze rol vervullen. Daarom is het hier van belang aandacht te besteden aan het tussenmodel.

Bij het tussenmodel is er sprake van wederzijds overleg en zijn beide gesprekspartners evenwaardig in het uitwisselen van informatie en sturing (gedeelde besluitvorming). De zorgverlener treedt op als expert, geeft informatie en verklaringen en betrekt de patiënt in elk van deze processen. De patiënt spreekt, als ervaringsdeskundige in zijn eigen leven en gezondheid, diens verwachtingen en voorkeuren uit en de patiënt en zorgverlener bepalen samen wat de beste behandeling is. Om tot een gedeeld besluit te komen legt de zorgverlener allereerst uit welke keuzes er zijn, dat er meerdere opties zijn voor screening, diagnostiek, behandeling, zorg, of palliatie (choice talk, zie ▪ figuur 16.2, (Elwyn, 2012)).

De opties worden op een neutrale wijze geschetst, met informatie over de gewenste effecten en bijwerkingen (*option talk*). In de deliberatie geeft de patiënt informatie over zijn behoeften, angsten, bedenkingen en wensen. De zorgverlener kan een optie aanbevelen. De patiënt brengt zijn voorkeur naar voren, of construeert die voorkeur op basis van zijn omstandigheden en waarden in het leven. De zorgverlener luistert en probeert te begrijpen waarom de patiënt eventueel een andere optie wil kiezen dan in zijn ogen de beste is. Tot slot is er de besluitvorming (*decision talk*). Soms schikt de patiënt zich naar de zorgverlener, soms de zorgverlener naar de patiënt, maar meestal wordt gestreefd naar consensus. Uiteraard kunnen de zorgverlener en patiënt alsnog overeenkomen dat de patiënt het besluit overlaat aan de zorgverlener (paternalistisch model), als de patiënt ondanks uitleg over de keuzes aangeeft echt niet te willen delen in de besluitvorming (Van der Weijden, 2010).

Bovenstaande beschrijving van gedeelde besluitvorming is een versimpeling van de werkelijkheid en niet altijd toepasbaar. Naast de zorgverlener en patiënt kunnen vele anderen betrokken zijn in het zorgproces, collega's van de zorgverlener, partner, familie (kind en ouders) en vrienden van de patiënt. Bovendien zijn lang niet alle beslissingen urgent; gedeelde besluitvorming is vaak een geleidelijk proces dat zich over verschillende contactmomenten verspreidt, zeker bij beslissingen met verstrekkende gevolgen. De Wet op de Geneeskundige Behandelingsovereenkomst (WGBO) schrijft minimaal *informed consent* voor. Informed consent heeft een achtergrond in de ethiek, en heeft vooral – maar niet alleen – betekenis gekregen in juridische contexten waarbij medische onderzoekers consent (toestemming) vragen aan hun testsubjecten voordat zij hen aan een experiment onderwerpen. Ideale/lineaire modellen van hoe de mens denkt gaan ervan uit dat we rationele afwegingen maken tussen de kans op de consequentie van het besluit, en hoe we die consequentie waarderen. Maar we zijn ons meestal niet bewust hoe we beslissen, we gebruiken vaak vaste denkpatronen, laten ons leiden door emoties, en zijn misschien wel veel meer heteronoom – we worden beïnvloed in onze keuzes door allerlei signalen en factoren in onze omgeving – dan autonoom (Wetenschappelijke Raad voor het Regeringsbeleid, 2009). In de moderne spreekkamer bewegen de besluitvormingsmodellen zich op het continuüm tussen het paternalistische en het informatieve model.

■ **Keuzehulpen voor patiënten**

Een keuzehulp voor patiënten vormt een belangrijk ondersteunend middel voor gedeelde besluitvorming. De patiënt kan in zijn eigen tijd en eigen omgeving de keuzehulp, bijvoorbeeld een folder of een website, bekijken om het gesprek met de zorgverlener goed te laten bezinken of ter voorbereiding op een gesprek. Een deel van de keuzehulp, het overzicht van de opties, kan tijdens het consult samen met de zorgverlener worden bekeken. Een goede keuzehulp wordt door onafhankelijke personen samengesteld. De informatie moet gebalanceerd en volledig zijn, en het taalniveau en de lay-out zo eenvoudig en aantrekkelijk mogelijk. De keuzehulp beoogt (Elwyn, 2006):

- het specifieke besluit en de specifieke patiëntendoelgroep te beschrijven, en de patiënt te laten begrijpen welke opties beschikbaar zijn, inclusief de optie af te wachten (afzien van behandeling, natuurlijk beloop);
- de mogelijke consequenties van iedere optie duidelijk te maken, door de voor- en nadelen per optie aan de hand van uitkomsten die relevant zijn voor de patiënt te beschrijven; wat is het natuurlijke beloop van de aandoening, wat is de kans op (fout-) positieve en (fout-)negatieve testresultaten, wat is de kans op succes en op schade (inclusief de ernst van de ongewenste bijwerkingen) van de interventie (screening, diagnostiek, behandeling, zorg of palliatie)?;
- de patiënt te ondersteunen in het waarderen van de consequenties van iedere optie (preferentieconstructie); patiënten worden geholpen hun voorkeuren te verhelderen, bijvoorbeeld door de mogelijke waarderingen van de opties te schetsen, geïllustreerd aan de hand van stellingen waarop de patiënt kan scoren, of door utiliteitsmetingen;
- een stappenplan in de besluitvorming te beschrijven en de mogelijke rol van de patiënt daarin.

16.3   Hoe kunnen richtlijnen bijdragen aan gedeelde besluitvorming?

Richtlijnen zijn gericht op (sub)groepen van patiënten waarvoor aanbevelingen worden gedaan. Ontwikkelingen als personalised medicine zullen leiden tot een differentiatie in steeds kleinere subgroepen, zoals te zien is in de richtlijn 'Cardiovasculair risicomanagement'. Er zal steeds meer maatwerk worden geleverd. Maar richtlijnen kunnen ook maatwerk

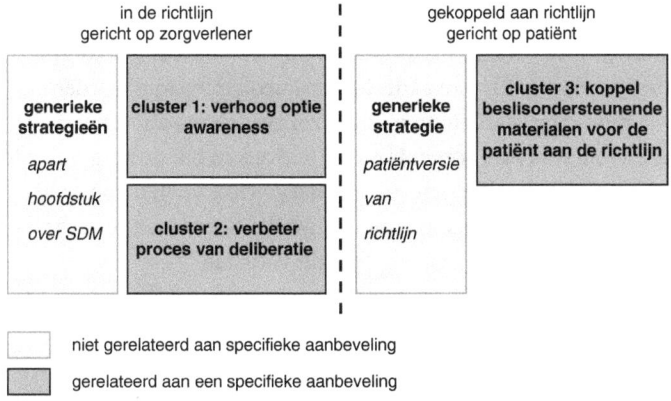

○ **Figuur 16.3** Strategieën om richtlijnen aan te passen zodat gedeelde besluitvorming meer gefaciliteerd wordt.

leveren op andere dan biomedische parameters, namelijk op persoonlijke voorkeuren. Er zijn al allerlei initiatieven om richtlijnen meer patiëntgericht te maken, bijvoorbeeld door patiënten en patiëntvertegenwoordigers te laten participeren in de richtlijnontwikkeling, door richtlijnen meer af te stemmen op de praktijk door rekening te houden met multimorbiditeit, door inventarisatie van de evidentie over patiëntpreferenties ten aanzien van gewenste uitkomsten en interventies, en door het faciliteren van gedeelde besluitvorming in het toepassen van richtlijnaanbevelingen. Op het laatste initiatief gaan we hier dieper in. ○ figuur 16.3 geeft weer hoe richtlijnontwikkelaars gedeelde besluitvorming kunnen faciliteren (Van der Weijden, 2013).

16.3.1 Generieke strategieën om gedeelde besluitvorming te faciliteren

Er bestaan generieke en specifieke strategieën waarmee richtlijnen het toepassen van gedeelde besluitvorming kunnen faciliteren. Voorbeelden voor generieke strategieën zijn:

▬ *Een patiëntversie van een richtlijn*; deze kan bestaan uit een vertaling van alle aanbevelingen in het gehele richtlijndocument in lekentaal. Hiervan kunnen zowel patiënt áls zorgverlener profiteren in de voorlichting over interventies. Als alternatief zou de patiëntversie juist een kort document kunnen zijn waarin alleen specifieke aanbevelingen toegelicht worden. In die korte versie worden dan alleen de beslispunten en de gerelateerde diagnostische, therapeutische en/of zorgopties van voorkeursgevoelige beslissingen in lekentermen beschreven. In patiëntversies zouden ook suggesties voor vragen die patiënten kunnen stellen aan de zorgverleners gegeven kunnen worden. Uit een Australische studie bleek dat de zorgverlener significant beter informeert wanneer de patiënt drie vragen stelt: 'Wat zijn mijn opties?'; 'Wat zijn de voor- en nadelen per optie?'; 'En hoe waarschijnlijk zijn die voor- en nadelen?' (Shepherd, 2011).

▬ *Een apart hoofdstuk in de richtlijn*; hier kan de zorgverlener gewezen worden op het belang van gedeelde besluitvorming, bijvoorbeeld door de frequentie van

therapie(on)trouw te beschrijven en de determinanten (zoals leeftijd, gender, ziekte-
geschiedenis, comorbiditeit, socio-economische status, familieomgeving of cultuur).
De bestaande evidentie over de waarde van gedeelde besluitvorming kan worden
beschreven, inclusief de randvoorwaarden op micro- (zorgverlener-patiëntinterac-
tie), meso- (zorgteam) en macroniveau (organisatie). Tot slot kan het de zorgverlener
helpen als bepaalde voorbeelden worden gegeven van belangrijke vragen voor pati-
entgericht werken, zoals: 'Hoe kan ik u helpen om uw kwaliteit van leven te verbeteren?', 'Wat is belangrijk voor u?', of: 'Hoe denkt u over dit voorstel?'

 Taal- en woordgebruik; door het hele richtlijndocument heen kan taal worden gebruikt waarin het betrekken van patiënten meer expliciet wordt gemaakt, bijvoorbeeld door aan te bevelen 'biedt de patiënt een statinerecept aan' in plaats van 'schrijf
statines voor aan de patiënt'. Een andere strategie is het stimuleren van zorgverleners
om dezelfde simpele taal te gebruiken in hun communicatie met collega's (verwijs-
brieven) als in de communicatie naar patiënten, zodat optimale patiëntgerichte communicatie wordt gefaciliteerd tijdens het hele zorgpad.

16.3.2 Strategieën gerelateerd aan specifieke aanbevelingen om gedeelde besluitvorming te faciliteren

Behalve generieke bestaan er ook strategieën waarmee specifieke aanbevelingen binnen
een richtlijn meer uitnodigen tot gedeelde besluitvorming in de zorgpraktijk.

▪ **Verhoog de alertheid voor alternatieve opties onder zorgverleners**
De richtlijnaanbeveling presenteert de aanbevolen optie en eventueel de alternatieve optie,
inclusief afwachtend beleid, op een gestructureerde wijze. De details over voor- en nadelen
van alle relevante opties worden beschreven wat betreft uitkomsten die relevant zijn voor
de patiënt, dus niet alleen overleving, maar vooral ook kwaliteit van leven, en andere attributen zoals bijwerkingen, de duur van ziekenhuisopname, het aantal controles, de duur
van revalidatieperiode, kosten, enzovoort. Ook in sterke aanbevelingen kan een 'second
best' of alternatieve optie zoals afwachten worden gegeven om patiënten die om wat voor
reden dan ook niet de aanbevolen optie willen kiezen een alternatief te bieden.

De redenen voor het indelen van aanbevelingen als conditioneel of zwak kunnen worden vermeld, zeker bij aanbevelingen met een hoog niveau van evidentie die zijn gede-
gradeerd vanwege grote variatie in voorkeuren van patiënten. Een andere strategie is de
evidentie (kwantitatief of kwalitatief) over de patiëntvoorkeuren en het keuzegedrag van
patiënten en attributen van de beslissing te beschrijven. Ook de perceptie van de zorgverleners over patiëntvoorkeuren kan gerapporteerd worden om de kloof te illustreren
tussen percepties van zorgverleners en de werkelijke voorkeuren van goed geïnformeerde
patiënten.

Door in de richtlijn aanbevelingen over voorkeursgevoelige besluitvorming te markeren kan de richtlijngebruiker snel overzien wanneer gedeelde besluitvorming speciaal
aangewezen is. De aanname hierbij is dat de informed-consentprocedure bij alle interventies wordt uitgevoerd, en dat gedeelde besluitvorming niet nodig en toepasbaar lijkt

bij ieder besluit in de spreekkamer. Hier is controverse over, sommigen zijn principieel van mening dat de informed-consentprocedure ontoereikend is en dat bij iedere besluitvorming samen met de patiënt moet worden gedelibereerd en alternatieve opties zoals behoedzaam afwachten moeten worden overwogen. Bovendien is 'voorkeursgevoeligheid' geen duidelijk en universeel goed omschreven begrip, ondanks de operationalisering van de GRADE-criteria. Wie bepaalt dan welke aanbevelingen worden gemarkeerd, en hoe gaat die markering eruitzien?

- **Faciliteer de deliberatie over wat voor de patiënt van waarde is**

Aanbevelingen binnen klinische praktijkrichtlijnen gaan doorgaans over indicaties voor interventies bij specifieke patiëntengroepen en de timing ervan in het zorgproces. Aanvullend hierop zouden er ook aanbevelingen kunnen worden gedaan over het proces van beraadslaging (deliberatie) met de patiënt. Ten eerste, de richtlijnaanbeveling kan voorschrijven dat de patiënt een kopie krijgt van het individuele zorgplan zodat de patiënt inzicht krijgt in het behandelplan en de beschikbare opties in verschillende stadia. Ten tweede, een richtlijn kan aanbevelen om aan de patiënt specifieke vragen te stellen over de opties zodat deze zich kan voorbereiden op de gedeelde besluitvorming. Iets verder gaat het aanbevelen van een lijst met topics en argumenten die de zorgverlener minimaal moet uitwisselen met de patiënt. Een nog verstrekkender uitwerking daarvan is een aanbeveling te formuleren die het tijdig aan de patiënt doen toekomen van een specifieke keuzehulp voorschrijft, en daarbij een performance-indicator en prestatienorm (benchmarks) definieert, bijvoorbeeld het percentage patiënten met een indicatie betrokken te worden in de besluitvorming aan wie tijdig een keuzehulp is overhandigd. Ten derde, een aanbeveling kan voorschrijven wie wat doet in het samen met de patiënt afwegen van een voorkeursgevoelige beslissing. Het is goed denkbaar dat deze taak wordt gedelegeerd, bijvoorbeeld naar een verpleegkundige. Ten vierde kan aanbevolen worden dat het van belang is te segmenteren binnen de doelgroep van patiënten door een stapsgewijs communicatieplan op maat. Zo kan onderscheid worden gemaakt tussen verschillende subgroepen van patiënten waarvoor verschillende vormen van gedeelde besluitvorming aangewezen zijn. Het gaat dan om patiëntkarakteristieken zoals geletterdheid of bepaalde (klinische) symptomen. Niet iedere communicatieaanpak is geschikt voor iedere individuele patiënt.

- **Integreer keuzehulpen voor patiënten in richtlijnen voor zorgverleners**

We staan aan het begin van een informatietijdperk waarin onafhankelijke, landelijk gevalideerde keuzehulpen vanzelfsprekend zullen worden. De verwachting is dat keuzehulpen worden geïntegreerd tot een samenhangend geheel met richtlijnen voor zorgverleners, en met de zelfmanagementinstrumenten die beschikbaar komen voor de patiënt. Keuzehulpen besteden veel aandacht aan risicocommunicatie, en geven de numerieke gegevens over de schattingen van risico's en kansen op uitkomsten samen met de relatieve en absolute risicoreducties vaak grafisch weer, bijvoorbeeld door populatie- of pictogrammen. Voor zorgverleners kunnen deze risicocommunicatietools ook inzichtelijk werken, hoewel een nadeel is dat de onzekerheid rondom de epidemiologische schattingen niet wordt aangegeven. De koppeling van een specifieke keuzehulp aan de gerelateerde aanbeveling in de richtlijn is de volgende stap. In de toekomst vraagt de patiënt, die dan toegang heeft tot het elektronisch patiëntendossier, een consult aan via dit dossier. De uitdaging is dan dat de patiënt een interactieve elektronische keuzehulp ontvangt die past bij de opgegeven reden van komst. De patiënt kan zich dan, als hij dat wenst, voorbereiden op het contactmoment en al voorkeuren aangegeven in het dossier, zodat die beschikbaar zijn bij het volgende contact.

Literatuur

Berwick DM. What 'Patient-centered' should mean: confessions of an extremist. Health Aff 2009; 28(4): 555–65.

Charles C, Gafni A, Whelan T. Decision-making in the physician-patient encounter: revisiting the shared treatment decision-making model. Soc Sci Med 1999;49:651–61.

Coulter A. Do patients want a choice and does it work? BMJ 2010;341:14.

Elwyn G, Frosch D, Thomson R, Joseph-Williams N, Lloyd A, Kinnersley P, et al. Shared decision making: a model for clinical practice. J Gen Intern Med 2012;27:1361–7.

Elwyn G, O'Connor A, Stacey D, et al. on behalf of the International Patient Decision Aids Standards Collaboration. Developing a quality criteria framework for patient deicison aids: Online international Delphi consensus process. BMJ 2006;333:417–21.

Guyatt GH, Oxman AD, Vist GE, Kunz R, Falck-Ytter Y, Alonso-Coello P, et al. GRADE: an emerging consensus on rating quality of evidence and strength of recommendations. BMJ 2008;336:924–6.

Mulley AG, Trimble C, Elwyn G. Stop the silent misdiagnosis: patients' preferences matter. BMJ 2012;345:e6572.

Shepherd HL, Barratt A, Trevena LJ, McGeechan K, Carey K, Epstein RM, et al. Three questions that patients can ask to improve the quality of information physicians give about treatment options: A cross-over trial. Pat Educ Couns 2011;84:379–85.

Weijden T van der, Boivin A, Burgers J, Schunemann HJ, Elwyn G. Clinical practice guidelines and patient decision aids. An inevitable relationship. J Clin Epidemiol 2012;65:584–9.

Weijden T van der, Pieterse AH, Koelewijn-van Loon MS, Knaapen L, Légaré F, Boivin A, Burgers JS, Stiggelbout AM, Faber M, Elwyn G. How can clinical practice guidelines be adapted to facilitate shared decision making? A qualitative key-informant study. BMJ Quaity & Safety 2013, in press.

Weijden T van der, Sanders-van Lennep A. Keuzehulpen voor de patiënt. Huisarts Wet 2012;55:516–21.

Wetenschappelijke Raad voor het Regeringsbeleid. De menselijke beslisser. Over de psychologie van keuze en gedrag. WL Tiemeijer, CA Thomas, HM Prast (red.). Amsterdam University Press, 2009.

Richtlijnontwikkeling en wetenschappelijk onderzoek

M.M.J. Wiegerinck, B.W. Mol en H.J. Smid

Kernboodschappen

- Richtlijnwerkgroepen moeten expliciet kennislacunes registreren, prioriteren en publiceren.
- Organisaties die richtlijnen ontwikkelen, kunnen verzamelde lacunes samenbrengen in een voorstel tot een onderzoeksagenda.
- Instanties die onderzoek financieren en programmeren, hebben idealiter bij het vaststellen van prioriteiten voor onderzoek aandacht voor lacunes.
- Een open indiening van onderzoeksvoorstellen is een goede manier om onderzoek op het gebied van geconstateerde kennislacunes te entameren.
- Onderzoek gebaseerd op in richtlijnen geïdentificeerde lacunes verhoogt de kans dat de studieresultaten daadwerkelijk impact hebben in de praktijk.
- Voor een vruchtbare samenwerking tussen professionals, richtlijnontwikkelaars en onderzoekers moeten er goede en directe lijnen bestaan voor het aanleveren van prioriteiten en het financieren van klinisch-wetenschappelijk onderzoek. Het huidige systeem voldoet hierin maar in beperkte mate
- Instanties die onderzoek financieren en programmeren, houden idealiter bij het ontwikkelen van hun programma rekening met alle fasen van de kwaliteitscyclus zodat klinisch onderzoek, richtlijnontwikkeling, implementatie en evaluatie van de zorg binnen één systeem ondervangen worden.

17.1   Inleiding

Wetenschappelijk onderzoek vormt de basis voor richtlijnontwikkeling. Door de systematische wijze van zoeken en beoordelen van de medisch-wetenschappelijke literatuur die nodig is voor richtlijnontwikkeling, worden lacunes in de kennis met betrekking tot het aandachtsveld van de desbetreffende richtlijn zichtbaar gemaakt. Door de geconstateerde kennislacunes te prioriteren, openbaar te maken en vervolgens aan te bieden aan organisaties als Raad voor Gezondheidsonderzoek (RGO) en ZonMw, kan men een stimulans geven aan het entameren van wetenschappelijk onderzoek om deze leemtes in de kennis op te vullen. De resultaten kunnen weer aanleiding geven om de richtlijn te herzien. Deze wisselwerking is in combinatie met het proces van implementatie van de richtlijn en het evalueren van de toepassing van de richtlijn een continue cyclus.

In dit hoofdstuk schetsen wij de wisselwerking tussen medisch-wetenschappelijk onderzoek en richtlijnen. De nadruk ligt daarbij niet op de beoordeling/waardering van medisch-wetenschappelijk onderzoek ten behoeve van richtlijnen, maar op de introductie en diffusie van medisch-wetenschappelijke kennis via richtlijnen naar de praktijk en de rol die richtlijnontwikkeling kan spelen bij het bepalen van de medisch-wetenschappelijke onderzoeksagenda. Dit wordt geïllustreerd aan de hand van de kwaliteitscyclus, waarin bovendien aandacht is voor de implementatie van richtlijnen en de evaluatie van de kwaliteit van zorg.

17.2   Van wetenschappelijk onderzoek naar richtlijnen

Tot dusver is slechts een klein deel (naar schatting 20-25%) van het medisch-professioneel handelen gebaseerd op wetenschappelijk bewijs dat voorkomt uit degelijk vergelijkend onderzoek. Het is echter onjuist om hier de conclusie aan te verbinden dat dit te wijten is aan onvoldoende gebruik van wetenschappelijke kennis door medische professionals. Juist door de inspanningen van de evidence-based medicine-beweging wordt bij de besluitvorming in de spreekkamer steeds meer gebruikgemaakt van medisch-wetenschappelijke kennis. De ontwikkeling van evidence-based richtlijnen heeft hierbij een belangrijke rol gespeeld.

De discussie over de noodzaak tot onderbouwing van het medisch-professioneel handelen is actueel en relevant, zeker in het licht van richtlijnontwikkeling en de schaarste in publieke onderzoeksgelden. Het is steeds de vraag wanneer er voldoende onderzoeksresultaten bekend zijn om er een richtlijn op te kunnen baseren. Enerzijds is er behoefte aan meer kennis omdat aan de grote praktijkvariatie die er op veel terreinen is, mogelijk een gebrek aan kennis ten grondslag ligt. Daar tegenover staat dat kennis per definitie lacunair is, aangezien ieder onderzoek weer nieuwe kennisvragen oproept. Zorgaanbieders moeten echter handelen, ook wanneer er nog veel vragen openstaan. De praktijk wacht niet. Onderzoek dat kennis oplevert met directe relevantie voor de zorgpraktijk is vaak een laatste stap in een langdurig proces.

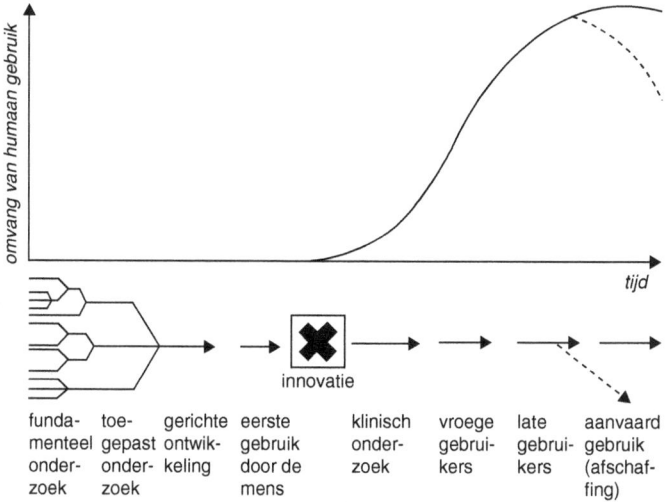

○ Figuur 17.1   Diffusiecurve van een nieuwe technologie in relatie tot het onderzoek.

17.2.1 Ontwikkeling, introductie en diffusie van kennis

Het proces van de ontwikkeling, introductie en diffusie van nieuwe kennis (bijvoorbeeld over nieuwe diagnostische technieken of behandelmethoden) kan worden geïllustreerd met ○ figuur 17.1.

De curve is een zogenoemde diffusiecurve: de omvang van toepassing van een innovatie op een bepaald moment uitgezet tegen de tijd. Onder de figuur is geschetst hoe een innovatie tot stand komt.

Fundamenteel onderzoek is onderzoek waarvan de vraagstelling wordt bepaald door wetenschapsinterne motieven. Resultaten zijn niet direct gericht op toepassing. Ideeën voor toepassing kunnen ontstaan door resultaten van dit soort onderzoek te combineren. In toegepast of strategisch onderzoek wordt de vraagstelling meer bepaald door wetenschapsexterne, maatschappijgedreven motieven. Daarbij wordt de toepassing van kennis en inzichten op kortere termijn beoogd. De plaats van de richtlijnontwikkeling in ○ figuur 17.1 is idealiter in de fase van vroege gebruikers. Er is klinisch onderzoek gedaan en er is ook al enige ervaring met het gebruik in de praktijk. Revisie van de richtlijn vindt bijvoorbeeld plaats als de innovatie in onbruik raakt en verdrongen wordt door nieuwe kennis.

Klinisch vergelijkend, toegepast onderzoek is in zijn aanleiding wezenlijk anders dan fundamenteel onderzoek. Toegepast onderzoek wordt niet primair gedreven door de nieuwsgierigheid van de onderzoeker, maar vooral gedreven door de vraag naar kennis vanuit het beleid en het zorgveld. De vraag naar kennis kan bijvoorbeeld ontstaan doordat uit de zorgpraktijk blijkt dat de huidige wijze van handelen niet tot het beoogde resultaat leidt. Ook kunnen opmerkelijke verschillen in uitkomsten van zorgprocessen worden geconstateerd. Dit kan leiden tot de vraag naar de doeltreffendheid en doelmatigheid van verschillende behandelstrategieën ten opzichte van elkaar.

De geschiedenis van dit vraaggedreven onderzoek naar de waarde van het professioneel handelen is nog relatief jong. Vergelijkend onderzoek waarbij het lot wordt ingezet om gelijke groepen te krijgen wordt bijvoorbeeld pas sinds de Tweede Wereldoorlog stelselmatig toegepast. Eerdere aanzetten waren er trouwens al in de zeventiende eeuw: de Vlaamse arts Jean Baptiste van Helmont was in 1662 in discussie met de volgelingen van Galenus over het nut van aderlaten en hij schreef: 'Laat ons tweehonderd of vijfhonderd arme mensen nemen met koorts of pleuritis. Laten we de groep in tweeën delen en laat het lot bepalen welk deel aan mij toevalt en welk deel aan jullie. Ik zal ze genezen zonder aderlating of ontlediging, in tegenstelling tot jullie. We zullen zien hoeveel begrafenissen ieder van ons zal hebben.' Helaas werd deze uitdaging toen niet opgepakt (Van Everdingen en Kleijnen, 2002).

Inmiddels geldt de gerandomiseerde controlled trial (RCT) als het beste onderzoeksdesign voor de medisch-wetenschappelijk evaluatie van (meestal therapeutische) strategieën. Kennis uit RCT's en – liever nog – uit een verzameling RCT's in systematische reviews en meta-analyses levert stevige fundamenten voor professionele richtlijnen. Hierbij is wel een kanttekening te plaatsen. De gecontroleerde omstandigheden van een RCT staan soms ver van de dagelijkse praktijk af. Hierdoor kan de generalisatie van het onderzoeksresultaat problematisch zijn, zeker bij ouderen of etnische groepen indien zij niet of onvoldoende in de studiepopulatie waren vertegenwoordigd. Bovendien hangt het van de vraagstelling af welke onderzoeksopzet de vraag het beste beantwoordt. Om die reden verdient het aanbeveling om aan het begin van de ontwikkeling van een richtlijn na te gaan welke studies, anders dan RCT's, in de overwegingen worden meegenomen (zie ▶ H. 10). Dit om te voorkomen dat relevante kennis onbenut blijft.

Uit het voorgaande blijkt dat een grondig proces van kennisverwerving tot toepassing in de praktijk de nodige tijd vraagt. Bij patiëntgebonden studies duurt het proces van kennisverwerving, vanaf de start van de patiëntinclusie tot en met publicatie van de bevindingen, gemiddeld 5,5 jaar. Dit proces duurt nog langer als er geen significante resultaten zijn (Ioannidis, 1998). Daarmee zijn de tijdslijnen van het verrichten van onderzoek en het opstellen van richtlijnen zeer verschillend. Richtlijnontwikkelaars zullen het moeten doen met de evidence die op een bepaald moment in de tijd aanwezig is.

17.2.2 Recente ontwikkelingen

Behalve bij gepubliceerde kennis zijn richtlijnontwikkelaars er ook bij gebaat terdege op de hoogte te zijn van 'kennis in ontwikkeling'. Een prospectief trialregister kan hierbij uitkomst bieden. Er bestaan enkele van deze registers, onder andere in de Verenigde Staten (▶ www.clinicaltrials.gov) en Engeland (▶ www.controlled-trials.com). In Nederland is door de Dutch Cochrane Centre, met financiering van ZonMw, een 'Nationaal Trial Register' opgezet (▶ www.trialregister.nl) dat eenzelfde status heeft als het Engelse register.

Als leidraad bij het opstellen van richtlijnen worden ook steeds vaker kostenaspecten in de overwegingen betrokken. Het veld van Health Technology Assessment (HTA), ook wel doelmatigheidsonderzoek genoemd, richt zich op het evalueren van verrichtingen ofwel interventies in de gezondheidszorg, waarbij naast de effectiviteit ook kosten en andere

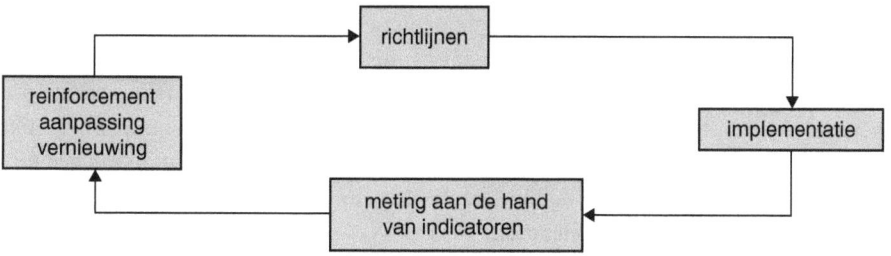

◘ Figuur 17.2 Kwaliteitscyclus.

mogelijk relevante aspecten (sociaal-economische, ethische, juridische) een rol spelen. Gegevens over de kosteneffectiviteit van interventies, vaak uitgedrukt in de kosten per kwaliteitsgecorrigeerd levensjaar (kosten per QALY (*quality-adjusted life years*)), zouden een centralere rol moeten spelen bij het opstellen van richtlijnen. Dit geldt niet alleen voor de specifieke interventies, maar ook voor de kosteneffectiviteit van de totale richtlijn als strategie. Deze ontwikkeling verdient verdere (methodologische) uitbouw en toepassing (Hoomans, 2009). Want hoe fraai de aanbevelingen ook mogen zijn, als de kosteneffectiviteit van het totaal discutabel is, zal verspreiding van de richtlijn in de praktijk moeizaam verlopen en kan de vergoeding een probleem gaan vormen. De maatschappij en politiek moeten kiezen welke zorg voor iedereen beschikbaar moet zijn. Het gebruik van kosteneffectiviteitsargumenten binnen richtlijnen kan hierbij een rol spelen (zie ► H. 19). Om dit te kunnen realiseren is het belangrijk dat kosteneffectiviteitsgegevens gebaseerd op degelijk evaluatieonderzoek in ruimere mate voorhanden komen dan nu het geval is. Met name buiten het veld van het geneesmiddelenonderzoek zijn goede kosteneffectiviteitsstudies nog schaars.

Het is niet altijd vanzelfsprekend dat resultaten uit onderzoek in richtlijnen terechtkomen en hun weg vinden naar beleid en zorgpraktijk. De kans hierop lijkt groter als het onderzoek tot stand is gekomen op aangeven van partijen die een kennislacune signaleerden. Vaak zijn gerichte implementatiestrategieën nodig om resultaten in de zorgpraktijk te introduceren (zie ► H. 21). Het is belangrijk deze strategieën te baseren op goed inventariserend onderzoek naar hoe er in de praktijk wordt gehandeld en hierbij de aandacht te richten op potentieel belemmerende en bevorderende factoren. Tot slot zullen de effecten van de implementatie moeten worden gemonitord en geëvalueerd aan de hand van indicatoren, waarna opnieuw aanpassingen kunnen worden gedaan om de zorg te verbeteren (zie ► H. 26). Dit continue proces staat weergegeven in de kwaliteitscyclus (zie ◘ figuur 17.2, zie ook ► H. 21).

Concluderend kunnen we stellen dat er sprake is van een 'Catch-22': er moet meer onderzoek worden gedaan ter onderbouwing van richtlijnen, maar er moet ook weer niet te lang worden gewacht met het maken van een richtlijn. Veel inzet en middelen zijn nodig om kennis te (blijven) genereren en deze kennisontwikkeling dient mede gestuurd te worden vanuit de vraag uit de zorgpraktijk en richtlijnontwikkeling legt nu juist deze kennislacunes bloot. Een continue cyclus met een gemiddelde looptijd van drie tot vijf jaar lijkt het beste compromis (Shekelle, 2001). Als op het moment van formuleren van een richtlijn ook geïnvesteerd wordt in implementatie en evaluatie van die implementatie met indicatoren, terwijl op hetzelfde moment kennislacunes gedefinieerd worden die in een periode van maximaal vijf jaar kunnen worden opgelost, dan kan na die periode een aangepaste richtlijn worden geformuleerd, aan de hand waarvan nieuwe implementatie-strategieën en nieuwe kennislacunes kunnen worden geïdentificeerd. In geval van een tussentijdse ontwikkeling die onmiddellijke aanpassing van de richtlijn noodzakelijk maakt, kan de richtlijn eerder worden aangepast.

Een goede coördinatie is hierbij van belang, ook in internationaal verband. Dit geldt zowel voor ontwikkeling en onderhoud van richtlijnen als ook voor het prioriteren en uitvoeren van medisch-wetenschappelijk onderzoek.

17.3   Van richtlijnen naar (prioriteiten voor) onderzoek

Voor een richtlijn wordt op systematische en transparante wijze de beschikbare kennis (evidence) in kaart gebracht voor het medisch handelen in de zorg voor een bepaalde patiëntengroep. Op grond van de beschikbare kennis en de waardering hiervan wordt een aanbeveling gegeven voor het medisch handelen. Inherent aan deze werkwijze is dat niet alleen de mate van bewijs voor een bepaald (para)medisch handelen in kaart wordt gebracht, maar ook, als dat bewijs heel gebrekkig is, de kennislacune. Deze kennislacune klemt des te meer als het een vraag betreft in de knelpuntenanalyse (zie ▶ H. 6). Kennislacunes kunnen zich ook uitstrekken tot constateringen over het ontbreken van gegevens over praktijktoepassing van het medisch handelen en over het ontbreken van kostengegevens. De vraag is hoe wordt omgegaan met de geconstateerde lacunes zowel in 'medische' wetenschappelijke kennis als in praktijk- en kostengegevens. Kunnen deze leiden tot een onderzoeksagenda? En op welke wijze kan deze onderzoeksagenda tot uitvoering worden gebracht?

Het is belangrijk dat richtlijnwerkgroepen volgens een vaste structuur de gesignaleerde lacunes formuleren, registreren en wellicht ook prioriteren. Dit lijkt een haalbare en valide werkwijze, aangezien de richtlijnwerkgroep idealiter representatief en evenredig is samengesteld uit alle betrokken zorgverleners rond een bepaalde patiëntengroep. Ook zijn in de werkgroep veelal patiënten vertegenwoordigd. Op deze wijze zou een toptien van kennislacunes binnen een bepaald zorgproces kunnen worden samengesteld. Een belangrijk aandachtspunt hierbij zijn de criteria waarop deze prioritering kan worden gestoeld. De relevantie van de kennis waaraan behoefte is, wordt onder andere bepaald door de omvang van de populatie waarop deze betrekking heeft, de ernst van de aandoening, het natuurlijk beloop en het beloop met de huidige interventies, de mogelijke doelmatigheidswinst in termen van effecten op de gezondheid, de kosten van het te evalueren (para)medisch handelen en de kans op toepassing van het onderzoeksresultaat, gezien de context. Bij het Nederlands Huisartsen Genootschap (NHG) en enkele specialistische beroepsverenigingen (zoals de Nederlandse Vereniging voor Obstetrie en Gynaecologie en Nederlandse Vereniging voor Keel-, Neus- en Oorheelkunde) is ervaring opgedaan met het opstellen van kennislacunes als onderdeel van de richtlijnontwikkeling (zie kader Voorbeeld van hoe een richtlijn kan leiden tot wetenschappelijk onderzoek en vice versa).

Voorbeeld van hoe een richtlijn kan leiden tot wetenschappelijk onderzoek en vice versa

Uit een onderzoek naar de haalbaarheid van de NHG-standaard (Dreigende) Miskraam bleek een afwachtend beleid in de praktijk vaak moeilijk te realiseren (Fleuren, 1993). Vaak was de voorkeur van de patiënt een reden om de standaard niet op te volgen: sommige patiënten drongen bij de huisarts aan op een echo, anderen regelden een echo via een verloskundige, en weer anderen gingen rechtstreeks naar het ziekenhuis. Dit knelpunt is meegenomen bij de totstandkoming van de herziene versie van de standaard in 1997. Zo werd de periode van de controleafspraak vervroegd van tien dagen tot een week, maar het standpunt om eerst het natuurlijke beloop af te wachten (bij afwezigheid van alarmsymptomen) bleef ongewijzigd. Als vervolg hierop is een trial uitgevoerd waarbij de vrouwen werden gerandomiseerd in drie groepen: een groep waarin de vrouwen zelf mochten kiezen tussen curetteren of afwachten, een groep waarin curetteren de optie was en een groep waarin een afwachtend beleid werd gevoerd (Wieringa-De Waard, 2003). Het bleek dat de vrouwen in de eerste groep zich het beste voelden. Het blijkt dat wanneer de vrouw geen duidelijke voorkeur heeft, er niet direct door curettage hoeft te worden ingegrepen. Dit komt overeen met de geldende richtlijn. Dit onderzoek is een mooi voorbeeld van hoe richtlijnen aanleiding kunnen geven tot wetenschappelijk onderzoek en ook hoe onderzoek weer tot de revisie van een richtlijn kan leiden.

In de landelijke HYPITAT-trial uit 2009 (mede geïnitieerd op basis van discussie bij het opstellen van richtlijnen rondom dit onderwerp) bleek dat inleiden van de bevalling bij vrouwen met à terme zwangerschapshypertensie of milde pre-eclampsie tot een betere maternale conditie en lagere kosten leidt, zonder extra risico op een keizersnede (Koopmans et al, 2009). De implementatie van deze trial werd onderzocht door Van der Tuuk en collegae (Van der Tuuk, 2011; Mevius, 2011).

In totaal kregen 22.830 vrouwen vóór, 11.298 vrouwen tijdens en 9.513 vrouwen na de HYPITAT-trial een kind. Het aantal vrouwen met een ingeleide bevalling steeg van 58% vóór tot 67% na HYPITAT, voornamelijk omdat ziekenhuizen die hadden deelgenomen aan de HYPITAT-studie vaker de baring inleidden (12% versus 5% in niet-deelnemende ziekenhuizen). Het eclampsierisico (bij een zwangerschapsduur van meer dan 36 weken) daalde van 0,85% voor de trial naar 0,19% erna. Ook deze daling was vooral te zien in ziekenhuizen die deelnamen aan de HYPITAT-trial. In de deelnemende ziekenhuizen daalde de prevalentie van 0,95% naar 0,13% vergeleken met een daling van 0,72% naar 0,28% in niet-deelnemende ziekenhuizen.

In dit voorbeeld had een landelijke trial de praktijk al veranderd nog voordat de resultaten vertaald waren in (herziene) richtlijnen. Een belangrijke bevinding als deze moet het mogelijk maken een richtlijn direct te updaten op deze specifieke aanbeveling.

17.3.1 Lacunes prioriteren en onderhouden

Lacunes uit diverse richtlijnwerkgroepen kunnen per onderwerp worden gebundeld, zoals de NHG dat doet (zie kader De NHG-lacunedatabase).

> **De NHG-lacunedatabase**
>
> Sinds ruim tien jaar worden de hiaten in de wetenschappelijke onderbouwing van de NHG-standaarden op systematische wijze geïnventariseerd (Tasche, 2001). De gevonden lacunes worden vastgelegd in de vorm van een onderzoeksvraag, voorzien van een toelichting, een of meer trefwoorden, het gewenste onderzoeksontwerp en het verwachte effect, opgeslagen in een database ('lacunebak' genoemd). Doelen van de database zijn zowel input te leveren voor onderzoeksvragen en -prioriteiten als input te krijgen in de vorm van onderzoeksresultaten om lacunes in de kennis aan te vullen.
>
> Op de indexpagina van de NHG-standaarden staat bij elke standaard een link naar de onderzoeksvragen die behoren bij die standaard. Alle domeinen van de (klinische) epidemiologie worden bestreken: etiologie, prognose, diagnose en therapie. De vragen betreffen somatische en psychische aandoeningen en hebben betrekking op alle orgaansystemen. Voor onderzoekers en subsidiegevers is de lacunedatabase dus een fraaie bron van relevante vragen voor wetenschappelijk onderzoek in de huisartsgeneeskunde.

Verder kan een richtlijnorganisatie of beroepsorganisatie ook een prioritering uitvoeren over het geheel van uitstaande lacunes, om zo, bijvoorbeeld jaarlijks, de meest dringende onderzoeksvragen onder de aandacht te brengen. Het zal echter vaak niet eenvoudig zijn om de verschillende onderwerpen ten opzichte van elkaar te prioriteren. Naast het feit dat een dergelijke prioritering in methodologisch opzicht lastig is, kleeft er ook het nadeel aan dat de prioritering dan veelal plaatsvindt vanuit het perspectief van de beroepsorganisatie dan wel richtlijnorganisatie. Het ligt dan ook voor de hand een prioritering over onderwerpen/richtlijnen over te laten aan een daarvoor geëquipeerde landelijke organisatie als de RGO, die onderzoek prioriteert of ZonMw, dat onderzoek programmeert, uitzet en implementatie faciliteert. Het is raadzaam om over prioriteiten van onderzoek in een vroeg stadium het overleg met ZonMw aan te gaan, om te bezien of deze in onderzoeksprogramma's kunnen worden opgenomen. Een aandachtspunt bij de prioritering is de versterking van het patiëntperspectief. In het buitenland zijn hieromtrent goede voorbeelden beschikbaar, zie bijvoorbeeld de inspanningen van de Engelse James Lind Alliance (▶ www.lindalliance.org).

Indien een richtlijnorganisatie of beroepsorganisatie een lacuneregistratie voert, is het belangrijk ook aandacht te besteden aan het onderhoud ervan. Bij een revisie van een richtlijn of bij het verschijnen van een nieuwe richtlijn dienen de lacunes direct te worden geactualiseerd of aangevuld. Daarnaast kan het zinvol zijn om de lacunes geregeld na te lopen om te kijken of er nieuwe evidence is die een revisie van of een toevoeging aan (addendum) de richtlijn nodig maken. Het periodiek nalopen van de lacunes is een vanzelfsprekend onderdeel van een zogenoemde levende richtlijn (zie ▶ H. 29).

17.3.2 Gebruik van lacuneregistraties

Voor de wijze waarop een systematische registratie van kennislacunes kan leiden tot een onderzoeksagenda, op grond waarvan daadwerkelijk onderzoek wordt geprogrammeerd, bestaat in Nederland op dit moment nog geen vaste procedure.

Duidelijk is wel dat financiers van onderzoek alleszins belang hebben bij op systematisch wijze tot stand gekomen lacuneregistraties. Zo werkt ZonMw in belangrijke mate programmatisch. Dat wil zeggen dat uitgaande van een bepaalde vraag of probleemstelling op een specifiek inhoudelijk terrein een samenhangend geheel aan acties wordt ondernomen, inclusief raadpleging van de betrokken partijen, uiteindelijk resulterend in onderzoeks-, ontwikkelings- of implementatieprojecten. In samenhang leveren deze projecten kennis en inzichten op die beleids- of praktijkproblemen in de zorg dichter bij een oplossing kunnen brengen. Beroepsverenigingen kunnen de lacuneregistratie bij uitstek gebruiken bij het beantwoorden van vragen van subsidiegevers in veldraadplegingen. Op basis van de vraagstelling van de subsidiegever kan bijvoorbeeld een prioritering binnen de registratie worden aangebracht en aangeboden. Zodoende kan bij het bepalen van prioriteiten voor onderzoeksprogramma's op een bepaald inhoudelijk terrein de input van lacuneregistraties vanuit richtlijnontwikkeling van grote waarde zijn. Een voorbeeld waar dit gestalte heeft gekregen, is het ZonMw/NHG-programma 'Alledaagse Ziekten'. Dit programma richtte zich op veelvoorkomende ziekten in de huisartspraktijk. Voor het bepalen van de prioriteiten voor de onderzoeksagenda van het programma wordt onder andere geput uit het lacuneoverzicht van het NHG.

Niet altijd zal een dergelijke directe link mogelijk zijn tussen richtlijnen en de focus van een subsidiegever en zijn programma's. Om voldoende mogelijkheden te vinden voor de uitvoering van de onderzoeksagenda op basis van lacuneregistraties zal een basis moeten worden gevonden in programma's waarbij een open indiening van onderzoeksaanvragen mogelijk is. Dat wil zeggen dat programma's (deels) worden opengesteld voor klinisch-wetenschappelijk onderzoek in het algemeen, zonder inhoudelijke restricties. Onderzoekers kunnen zich dan laten inspireren door lacuneregistraties. Ter onderbouwing van de relevantie van hun voorstel komt het dan goed te pas als zij kunnen aangeven dat hun onderzoeksvoorstel aansluit bij een of meer lacunes. De ZonMw-programma's 'DoelmatigheidsOnderzoek' en 'Kwaliteit van Zorg' bieden hiertoe een goede mogelijkheid.

In het voorgaande hebben wij ons beperkt tot kennislacunes binnen richtlijnen. Soms wordt echter vanwege het ontbreken van medisch-wetenschappelijke gegevens besloten een bepaald onderwerp nog maar niet als richtlijn aan te pakken. De NHG-Adviesraad Standaarden (NAS) heeft in het verleden bijvoorbeeld meerdere malen onderwerpen om deze reden afgeraden (Querido, 1996). Het verdient aanbeveling ook deze categorie kennislacunes mee te nemen in de lacuneregistratie.

Literatuur

Bos AB, Ballegooijen M van, et al. Endocervical status is not predictive of the incidence of cervical cancer in the years after negative smears. Am J Clin Path 2001;115:851–5.

Eccles M, Mason J. How to develop cost-conscious guidelines. Health Technol Ass 2001;5:1–69.

Everdingen JJE van, Kleijnen J. Het gerandomiseerde onderzoek dateert van de jaren 50. Kaandorp CJE, Ever-dingen JJE van. Medische misvattingen. Houten: Bohn Stafleu Van Loghum, 2002.

Fleuren MAH, Haan M de, et al. Wordt de NHG-standaard (Dreigende) Miskraam door huisartsen gevolgd? Huisarts Wet 1993;36:370–4.

Flikweert F, Wieringa-De Waard M, et al. NHG-standaard Miskraam (tweede herziening). Huisarts Wet 2004; 47:147–55.

Hoomans T, Severens JL, Evers SM, Ament AJ. Value for money in changing clinical practice: should decisions about guidelines and implementation strategies be made sequentially or simultaneously? Med Decis Making 2009 Mar-Apr;29(2):207–16.

Ioannidis JP. Effect of the statistical significance of results on the time to completion and publication of rando-mised efficacy trials. JAMA 1998:279;281-6.

Koopmans CM, Bijlenga D, Groen H, Vijgen SM, Aarnoudse JG, Bekedam DJ, et al. Induction of labour versus expectant monitoring for gestational hypertension or mild pre-eclampsia after 36 weeks' gestation (HYPITAT): a multicentre, open-label randomised controlled trial. Lancet. 2009 Sep 19;374(9694):979–88.

McNeil B. Hidden barriers to improvement in the quality of care. N Engl J Med 2001;345:1612–20.

Mevius L. HYPITAT-trial van invloed op beleid en gezondheid moeders. Ned Tijdschr Geneeskd 2011;155:C1116.

Querido JD. Waarover NHG-standaarden? Zes jaar wikken en wegen door de NHG-Adviesraad Standaarden. Med Cont 1996;51:361–4.

Shekelle PG, Ortiz E, Rhodes S, Morton SC, Eccles MP, Grimshaw JM, Woolf SH. Validity of the Agency for Health-care Research and Quality clinical practice guidelines: how quickly do guidelines become outdated? JAMA 2001;286:1461–7.

Tasche MJA, Oosterberg EH, et al. Inventarisatie van lacunes in huisartsgeneeskundige kennis. Zeventig stan-daarden doorgelicht. Huisarts Wet 2001;44:91–4.

Tuuk K van der, Koopmans CM, Groen H, Mol BW, Pampus MG van; HYPITAT study group. Impact of the HYPITAT trial on doctors' behaviour and prevalence of eclampsia in the Netherlands. BJOG. 2011;Dec;118(13):1658–60.

Wieringa-De Waard M. Afwachten of curetteren? Effectiviteit van de behandeling en kwaliteit van leven bij vrouwen met een miskraam. Huisarts Wet 2003;6:299–302.

Organisatie van zorg in richtlijnen

M. Langelaan, T.A. van Barneveld en B.P. Geerdes

Kernboodschappen

– Om verbeteringen in de zorg te realiseren is het belangrijk in richtlijnen niet alleen aandacht te besteden aan het professioneel handelen, maar ook aan de organisatorische vormgeving van zorg.
– Bij de ontwikkeling van een richtlijn is het van belang om vertegenwoordigers van zorgverleners, bestuurders van instellingen, patiëntenorganisaties, verzekeraars en de Inspectie voor de Gezondheidszorg te betrekken om eventuele organisatorische belemmeringen tijdig te kunnen signaleren en op te lossen. Voor iedere richtlijn dient een afweging te worden gemaakt op welke wijze deze betrokkenheid het beste kan plaatsvinden.
– Bij de ontwikkeling van een richtlijn moet een balans worden gevonden tussen dat wat gewenst is en dat wat haalbaar is. Over het algemeen geldt dat een aanbeveling voldoende uitdagend, maar ook realistisch is, wanneer verwacht wordt dat deze binnen een termijn van vijf jaar te realiseren is.
– Richtlijnen hebben invloed op het beleid en de interne organisatie van een ziekenhuis of zorginstelling en vormen zodoende een van de fundamenten van het kwaliteitsbeleid.

18.1   Inleiding

Richtlijnen zijn middelen om de kwaliteit van de zorg te verbeteren. Dit wordt niet alleen bereikt door verandering van het gedrag van zorgverleners, veelal zijn er ook veranderingen in de organisatie van zorg voor nodig. Onder organisatie van zorg in richtlijnen wordt verstaan 'de randvoorwaarden, zoals (financiële) middelen, mankracht en infrastructuur, die het mogelijk maken om de gewenste zorg te kunnen leveren'. Het niet realiseren van deze randvoorwaarden kan een belemmering zijn voor de implementatie van richtlijnen in de dagelijkse praktijk. Om deze belemmeringen zo veel mogelijk te voorkomen, is het van belang ook managers van zorginstellingen of vertegenwoordigers van koepelorganisaties van instellingen en ook zorgverzekeraars een plaats te geven bij het opstellen van richtlijnen.

Vanwege de organisatorische aspecten die aan richtlijnen kleven, zijn zij niet alleen belangrijk voor professionals, maar ook voor de leiding van zorginstellingen. Betrokkenheid van zorgprofessionals, bestuurders en externe partijen bij de ontwikkeling van de richtlijn is daarom noodzakelijk. Een op kwaliteit gerichte organisatiecultuur, die de invoering van richtlijnen actief ondersteunt, is nodig om richtlijnen effectief te kunnen implementeren in de dagelijkse zorg. Zorginstellingen kunnen richtlijnen gebruiken om de kwaliteit van zorg te verbeteren en via indicatoren verantwoording af te leggen aan externe partijen zoals zorgverzekeraars, de Inspectie voor de Gezondheidszorg (IGZ) en patiëntenorganisaties.

In dit hoofdstuk gaan we kort in op de relatie tussen richtlijnen en de effecten op de kwaliteit van de geleverde zorg in de gezondheidszorg. Vervolgens bespreken we de rol van de organisatie van zorg bij de richtlijnontwikkeling. Daarna wordt de rol van de organisaties bij de implementatie van richtlijnen in de dagelijkse praktijk besproken.

18.2   Kwaliteitszorg in zorginstellingen en richtlijnen

Zorginstellingen hebben in de afgelopen tientallen jaren allerlei initiatieven genomen om de kwaliteit van de geleverde zorg te verbeteren. Richtlijnen zijn daarbij het fundament gebleken voor het realiseren van de verbeteringen en zijn een vast onderdeel geworden van het geïntegreerde kwaliteitssysteem in alle sectoren van de gezondheidszorg.

De aanbevelingen die in richtlijnen worden gegeven om de meest doeltreffende en doelmatige zorg te verlenen, hebben inherent consequenties voor de wijze waarop de diverse vakgroepen, maatschappen, afdelingen en divisies van instellingen de zorg organiseren. Bij de implementatie van richtlijnen in de dagelijkse praktijk dient dan ook niet alleen gelet te worden op het veranderen van het gedrag van de professional, maar zal ook moeten worden beoordeeld welke investeringen in middelen (financieel, materieel) en menskracht (aantallen, benodigde competenties, enz.) er nodig zijn om de aanbevolen zorg ook te kunnen leveren. Daar tot dusver in richtlijnen de benodigde investeringen in de organisatorische aspecten van zorg nog slechts in beperkte mate expliciet worden aangegeven, kunnen bij de implementatie van de richtlijnen in instellingen aanzienlijke vertragingen optreden.

Zorginstellingen maken steeds meer gebruik van accreditatiesystemen, zoals die van het Nederlands Instituut voor Accreditatie in de Zorg (NIAZ), de Joint Commission International (JCI), de Coördinatie Commissie ter bevordering van de Kwaliteitsbeheersing op het gebied van Laboratoriumonderzoek (CCKL) en certificatie volgens ISO- of HKZ-schema's (respectievelijk International Standardisation Organisation en de stichting Harmonisatie Kwaliteitsbeoordeling in de Zorgsector). In veel van deze accreditatieschema's wordt ook aandacht besteed aan de toepassing van de richtlijnen, waarbij de accrediterende organisaties veelal expliciet toetsen of de organisatorische randvoorwaarden voor het leveren van de juiste zorg ook daadwerkelijk aanwezig zijn.

Ook krijgen zorginstellingen steeds meer te maken met externe partijen die de uitkomsten van de geleverde zorg beoordelen aan de hand van richtlijnen. Patiënten hebben behoefte aan transparantie inzake de uitkomsten van de geleverde zorg om beslissingen over behandelingen te ondersteunen. De IGZ gebruikt richtlijnen bijvoorbeeld voor het bepalen van veldnormen en het vormen van een handhavingkader. Ook de overheid en verzekeraars gebruiken de informatie uit richtlijnen steeds vaker om de bekostiging van de zorg te verantwoorden dan wel zorg selectief in te kopen. Het niet opvolgen van richtlijnen kan namelijk resulteren in over- of onderbehandeling (Berden, 2012) en onnodige fouten (Wagner, 2009). Dit leidt uiteindelijk tot hoge kosten voor zorginstellingen en de maatschappij.

18.3 Organisatie van zorg binnen de richtlijnontwikkeling

Aanbevelingen in richtlijnen kunnen verregaande consequenties hebben voor de instelling waarin de richtlijn wordt geïmplementeerd. De organisatorische en financiële gevolgen van de implementatie van richtlijnen zijn zoals eerder gesteld veelal nog onderbelicht. Vaak worden bijvoorbeeld criteria gegeven voor de verwijzing van patiënten of wordt aanbevolen om een bepaalde behandeling te concentreren binnen een regio. Dit zal gevolgen hebben voor de instroom van patiënten op de desbetreffende locaties en de vervoerskosten voor de patiënt. Daarnaast moeten mogelijk maatregelen worden getroffen om op de desbetreffende locatie voldoende geschoolde zorgverleners te hebben en voldoende materiaal/apparatuur.

Bij onvoldoende inzicht in de organisatorische gevolgen van een richtlijn, kunnen zich tijdens de implementatiefase (onverwachte) belemmeringen voordoen. Wanneer de noodzakelijke randvoorwaarden niet beschikbaar blijken te zijn, zal dat de naleving van de richtlijn in de weg staan. Het is daarom van belang om vanaf het begin van de richtlijnontwikkeling aandacht te hebben voor de organisatorische gevolgen van aanbevelingen en de haalbaarheid daarvan (zie kader Aandacht voor organisatorische aspecten in richtlijnen). De haalbaarheid van organisatorische veranderingen zullen voor een belangrijk deel afhankelijk zijn van de belangen en wensen van betrokken zorginstellingen. Door deze organisaties al vroeg in het richtlijnontwikkeltraject te betrekken, kunnen belemmeringen voor implementatie tijdig gesignaleerd en eventueel opgelost worden.

Aandacht voor organisatorische aspecten in richtlijnen

Het NIVEL voerde in samenwerking met de Orde van Medisch Specialisten een onderzoek uit naar het vóórkomen in richtlijnen van organisatorische aanbevelingen en aanbevelingen voor implementatie in de praktijk (Lubberding, 2011). Er werden 67 richtlijnen bestudeerd uit diverse sectoren van de gezondheidszorg. Elf richtlijnen hadden aanzienlijke gevolgen voor de personele bezetting in de zorg, bij acht richtlijnen moesten er specifieke materialen of apparaten worden aangeschaft, en bij 43 richtlijnen werden multidisciplinaire overlegmomenten aanbevolen. Tien richtlijnen hadden verder grote gevolgen voor de financiën van de zorginstelling.

In dertig richtlijnen werd een apart hoofdstuk/paragraaf aangetroffen waarbij expliciet werd ingegaan op de organisatie van de zorg. Vertegenwoordigers van patientenverenigingen en verzekeraars bleken nog vrijwel niet betrokken te worden bij de ontwikkeling van de richtlijnen.

In Landelijke Eerstelijns Samenwerkingsafspraken (LESA's) en Landelijke Transmurale Afspraken (LTA's) is vaak wel aandacht voor de organisatorische gevolgen van de implementatie van de richtlijn.

Verder werd een vervolgonderzoek uitgevoerd naar het perspectief van bestuurders in de zorg over richtlijnen (Venhorst, 2012), waarbij werd gesproken met vertegenwoordigers van koepelorganisaties van instellingen zowel in de curatieve zorg als in de care-sector. Alle vertegenwoordigers herkenden problemen met de implementatie van richtlijnen die organisatorisch niet tot nauwelijks haalbaar waren of grote financiële inspanningen vergden. Allen zagen een oplossing in het betrekken van bestuurders in de zorg, bijvoorbeeld via de koepelorganisaties, bij de richtlijnontwikkeling. Op deze manier kunnen organisatorische gevolgen van een richtlijn beter en eerder in het traject worden belicht en zouden beter haalbare aanbevelingen kunnen worden geformuleerd.

Bestuurders hadden nog weinig concrete ideeën over de manier en het moment waarop ze betrokken moeten worden, gedacht werd aan de fase van knelpuntenanalyse en minimaal ook de commentaarfase. Ook waren de meningen verdeeld of bij alle onderwerpen betrokkenheid is vereist. Geconcludeerd kon worden dat het onderwerp en de context van de richtlijn hier een belangrijke rol in spelen en dat er een balans moet worden gevonden in het formuleren van haalbare en zorginhoudelijk juiste aanbevelingen.

Al in de voorbereidingsfase moeten de initiatiefnemers van de ontwikkeling van de richtlijn de primair betrokken organisaties, waaronder ook organisaties van zorginstellingen, zorgverzekeraars en patiëntenorganisaties identificeren (Werkgroep Richtlijn voor richtlijnen, Regieraad Kwaliteit van Zorg, 2012). Deze organisaties dienen betrokken te worden bij de ontwikkeling van de richtlijn. De wijze waarop dit gebeurt zal afhankelijk zijn van het onderwerp en de context van de richtlijn en de grootte van verwachte consequenties.

Voor iedere richtlijn wordt aangeraden om organisaties van zorginstellingen te betrekken in de knelpuntenanalyse. De knelpuntenanalyse geeft organisaties de mogelijkheid hun wensen en belangen kenbaar te maken en aandacht te vragen voor specifieke (knel) punten. Door deze organisaties te horen kan inzicht worden verkregen in hoeverre organisaties bereid zullen zijn om mee te werken aan het beschikbaar stellen van de noodzakelijke randvoorwaarden voor de implementatie van de richtlijn in de praktijk.

Ook tijdens de commentaarfase kunnen organisaties van zorginstellingen kenbaar maken of de richtlijn overeenkomt met hun wensen en belangen. Wanneer op basis hiervan belemmeringen voor de implementatie naar voren komen, kan er alsnog voor worden gekozen om een aanbeveling bij te stellen of om samen met de organisaties naar een andere oplossing te zoeken. Ook kan er tijdens de ontwikkeling van de richtlijn voor worden gekozen om organisaties naar hun mening te vragen bij de desbetreffende specifieke onderdelen van de richtlijn. Dit zal met name zinvol zijn wanneer medewerking van een organisatie voor dat onderdeel van essentieel belang is voor implementatie ervan. Bij een richtlijn met zeer grote organisatorische impact (zoals de richtlijn rond de organisatie en werkwijze op intensive care) kan het ook wenselijk zijn dat organisaties gedurende het gehele traject nauw betrokken zijn.

Een andere mogelijkheid is het inrichten van een specifieke implementatie(sub)groep bij de start van het ontwikkeltraject. Deze werkgroep zal gedurende het ontwikkeltraject mede op basis van de knelpuntenanalyse expliciet de haalbaarheid moeten bewaken en analyses moeten uitvoeren van de organisatorische consequenties, zodat uiteindelijk praktische en haalbare aanbevelingen kunnen worden gedaan. Bij eenvoudige monodisciplinaire richtlijnen kan worden volstaan met een kleine subgroep die geïntegreerd is in de inhoudelijke ontwikkelwerkgroep. Managers, bestuurders, professionals en patiëntenvertegenwoordigers moeten minimaal bij de werkgroep betrokken zijn. Bij richtlijnen met grote organisatorische consequenties zal de implementatiegroep breder kunnen zijn. In deze implementatiegroep kunnen vertegenwoordigers van patiëntenorganisaties en koepelorganisaties plaatsnemen, zoals de NVZ, Actiz en VNG. Ook kan gedacht worden aan het betrekken van een vertegenwoordiger van een Medisch Coördinerend Centrum (MCC) of vertegenwoordigers van externe partijen, zoals de IGZ en zorgverzekeraars.

Het is de taak van de implementatiegroep om scenario's voor implementatie op te stellen. Deze scenario's kunnen als voorbeeld dienen voor regionale en lokale implementatie. In ieder geval moet de focus vanaf het begin liggen op de logistieke consequenties, de randvoorwaarden voor implementatie, de budgetimpactanalyse, en de relevantie van verschillende indicatoren. Een proefimplementatie kan deel uitmaken van de ontwikkeling van de richtlijn om de organisatorische consequenties van de richtlijn in de praktijk te toetsen. Deze proefimplementatie wordt idealiter uitgevoerd bij zorginstellingen die niet betrokken waren bij de ontwikkeling van de richtlijn. De ervaringen uit de proefimplementatie kunnen worden gebruikt om de richtlijn verder te optimaliseren. Bij de ontwikkeling van richtlijnen hoort altijd in de eerste plaats te worden gestreefd naar inhoudelijk de meest optimale zorg. Wanneer een richtlijnwerkgroep na het aanhoren van de betrokken organisaties van instellingen van mening is dat realisatie van deze zorg niet binnen een redelijke termijn haalbaar is, is het bijstellen van de aanbeveling naar een 'second best'-optie raadzaam. Voor uitdagende, maar realistische aanbevelingen wordt in het algemeen een periode van vijf jaar als redelijke termijn beschouwd. Afhankelijk van de te behalen gezondheidswinst zou ook een langere termijn kunnen worden gehanteerd.

18.4   Implementatie en organisatie van zorg

Richtlijnen hebben niet alleen een grote invloed op de kwaliteit van het handelen van individuele zorgverleners, maar ook op de organisatie van de zorg op lokaal, regionaal en landelijk niveau. De richtlijnen vormen een objectieve leidraad om bij organisatorische veranderingen als ontwerpmodel en professionele kwaliteitstoets te fungeren. De richtlijnen kunnen helpen bij het herinrichten van de organisatie en het investeringsbeleid (prioriteitstelling en besluitvorming).

Goed onderbouwde evidence-based richtlijnen kunnen zorgverleners helpen in hun discussies met bestuurders. Andersom kunnen bestuurders richtlijnen gebruiken om zorgverleners te wijzen op hun verantwoordelijkheid voor (het ontbreken van) de kwaliteit van zorg. Daarnaast kunnen richtlijnen de bestuurders ondersteunen bij hun onderhandelingen met de zorgverzekeraar. Op deze wijze toegepast kunnen richtlijnen behulpzaam zijn om inhoudelijke en niet-inhoudelijke argumenten (financieel of organisatorisch gekleurd) op een objectiveerbare manier te scheiden.

> ### Een richtlijn op de deurmat
> Tweemaal per jaar ontvangen ziekenhuizen een grote envelop met een aantal fraai vormgegeven boekjes. Inhoud: drie of vier richtlijnen, elk in drievoud, en een aanbiedingsbrief, waarin wordt verzocht de richtlijnen ter kennis te brengen van de betrokken medische specialismen. In sommige ziekenhuizen gaat het pakketje rechtstreeks naar het stafbestuur, in andere ziekenhuizen naar de bibliotheek. Wat doet men daar met deze boekjes?
>
> Een (inmiddels oud-)directeur patiëntenzorg van een ziekenhuis ontving in de jaren negentig van de twintigste eeuw regelmatig een pakket richtlijnen van het CBO en iedere keer vroeg hij zich af: 'Hoe kan ik die gebruiken om de kwaliteit van het medisch handelen te bevorderen?' Hij verdeelde het pakketje in drieën: één setje voor de bibliotheek, één voor de Medical Audit Commissie van de staf en één voor de meest betrokken maatschap. Aan de laatste twee deed hij in een begeleidende brief het verzoek om binnen drie maanden mede te delen wat zij met de desbetreffende richtlijnen hadden gedaan. Ondanks rappelleren kreeg hij daar nooit een reactie op. Bij navraag kreeg hij dan een antwoord in de trant van: 'Ja, natuurlijk, die richtlijnen zijn erg belangrijk', en daar bleef het dan bij. In het tweemaandelijkse overleg met collega-directeuren patiëntenzorg bracht hij dit weleens ter sprake. Het bleek in vrijwel alle ziekenhuizen zo te gaan.

Op organisatieniveau zijn echter vaak activiteiten noodzakelijk om het de individuele zorgverlener mogelijk te maken de richtlijn in de dagelijkse praktijk te kunnen implementeren en de kwaliteit van de zorg te verbeteren. Om in een zorginstelling een verandering door te voeren die gebaseerd is op nieuwe inzichten afkomstig van een richtlijn, moeten er voldoende sterke motieven en organisatorische middelen zijn om eventuele barrières te omzeilen of te verwijderen. Barrières op organisatorisch niveau zijn bijvoorbeeld het ontbreken van financiën om de richtlijn in te kunnen voeren, het ontbreken van voldoende tijd en/of personeel en onvoldoende support van het management om zorgverleners te motiveren om de richtlijn in te voeren (Addington, 2010; Francke, 2008; Swinkels, 2011).

Een van de belangrijkste motieven om bovengenoemde barrières te slechten ligt op het vlak van doelmatigheid. Een economische evaluatie in de richtlijn maakt het mogelijk om verantwoorde keuzes te maken bij de besteding van middelen in de zorg. De economische overwegingen in de richtlijn kunnen vervolgens worden gebruikt in beleidsbeslissingen op lokaal, regionaal en nationaal niveau (Werkgroep Richtlijn voor richtlijnen, Regieraad Kwaliteit van Zorg, 2012).

De richtlijnimplementatie zou bevorderd kunnen worden door te zorgen voor eenvoudige toegang tot de richtlijn via een goede ICT-infrastructuur. De inbouw van richtlijnen in het elektronisch patiëntendossier (EPD) leidt tot een betere implementatie ervan (zie ook ▶ H. 23). Dit geldt des te meer wanneer het EPD tevens een beslissingsondersteunend systeem op basis van de richtlijn kent, waarbij automatisch suggesties op het scherm verschijnen voor diagnose, aanvullende diagnostiek en behandeling én waarschuwingen als de zorgverlener anders beslist dan de richtlijn aangeeft. Inbouwen van richtlijnen in het elektronisch patiëntendossier maakt het ook mogelijk om op relatief eenvoudige wijze de uitkomsten op verschillende indicatoren snel te berekenen. De inbouw in het elektronisch patiëntendossier is niet altijd eenvoudig, maar levert veel kennis op.

Richtlijn op scherm in spreekkamer

In veel praktijken staat er een computer op het bureau van de arts en is er continu verbinding met internet. Niet alleen laboratoriumuitslagen, röntgenfoto's en medicatie komen per computer de spreekkamer binnen, ook de landelijke richtlijnen en de lokale protocollen zijn op die manier direct voorhanden. Bij een patiënt die wegens een uitgebreide vorm van psoriasis wordt behandeld met methotrexaat, moet volgens de richtlijn van de Nederlandse Vereniging voor Dermatologie en Venereologie (NVDV) om de paar maanden de leverfunctie worden gecontroleerd en na een bepaalde cumulatieve dosis (drie gram) wordt zelfs een leverbiopsie aangeraden. Wat is er functioneler dan de richtlijn op het scherm op te roepen en de desbetreffende paragraaf met de patiënt te bekijken en te bespreken?

Richtlijnen als richtinggevend instrument voor ziekenhuisbeleid, inclusief kwaliteitsbeleid, zouden vaker kunnen worden toegepast. Dit zal ten goede komen aan de uitkomst voor de patiënt, de doelmatigheid van zorg en niet in de laatste plaats ter bescherming van de interne verhoudingen tussen de verschillende zorgverleners en tussen zorgverleners en ziekenhuis.

Literatuur

Addington D, Kyle T, Desai S, Wang J. Facilitators and barriers to implementing quality measurement in primary mental health care: systematic review. Canadian Family Physician. 2010;56:1322–31.

Adviescommissie Richtlijnen, Raad Kwaliteit, Orde van Medisch Specialisten. Medisch specialistische richtlijnen 2.0. Utrecht: Orde van Medisch Specialisten, 2012.

Berden HJJM, Laarhoven CJHM van, Westert GP. Stijgende zorgkosten in Nederland. Ned Tijdschr Geneeskd 2012;156:A5352.

Francke AL, Smit MC, Veer AJE de, Mistiaen P. Factors influencing the implementation of clinical guidelines for health care professionals: a systematic meta-review. BMC Medical Informatics and Decision Making 2008;8:38.

Lubberding S, Langelaan M, Molag M, Berdowski J, Barneveld TA van, Wagner C. Richtlijnen en organisatie van zorg. Utrecht: NIVEL en Orde van Medisch Specialisten, 2011.

Swinkels RAHM, Peppen RPS van, Witting H, Custers JWH, Beurskens AJHM. Current use and barriers and fascilitators for implementation of standardized measures in physical therapy in the Netherlands. BMC Muskuloskeletal Disorders 2011;12:106.

Venhorst K, Ploegmakers MMJ, Barneveld TA van. Bestuurders over organisatie van zorg in richtlijnen: een advies aan de Regieraad. Utrecht: Orde van Medisch Specialisten, 2012.

Wagner C, Zegers M, Bruijne MC de. Patiëntveiligheid: onbedoelde en potentieel vermijdbare schade bij snij-dende specialismen. Ned Tijdschr Geneeskd 2009;153:B62.

Werkgroep Richtlijn voor richtlijnen. Richtlijn voor richtlijnen. 3e editie. Den Haag: Regieraad Kwaliteit van Zorg, 2012.

Doelmatigheid in richtlijnen

L. Hakkaart, T.L. Feenstra en E. Buskens

Kernboodschappen

- De huidige aanpak van inbedding van economische aspecten in richtlijnen is gefragmenteerd en niet geformaliseerd.
- Richtlijnen die rekening houden met economische gevolgen kunnen goed als basis dienen voor keuzes over de omvang van het te verzekeren pakket.
- Een HTA-expert binnen een richtlijnwerkgroep kan de kwaliteit van economische evaluaties en toepasbaarheid voor de Nederlandse setting beoordelen en bijdragen tot een goede integratie van deze kennis in de aanbevelingen van de richtlijn.
- Een stappenplan beschrijft hoe economische aspecten kunnen worden betrokken bij het opstellen van richtlijnen.

19.1   Inleiding

In het verleden waren medisch professionals autonoom in keuzes over diagnostiek en behandeling. Die keuzes berustten toen vooral op de universitaire bagage aangevuld met individuele expertise. Dat is vandaag de dag niet meer denkbaar. Beschikbare inzichten en kennis worden zo veel mogelijk in richtlijnen opgenomen, die vervolgens worden ingezet om kwaliteit en effectiviteit te bevorderen en te bewaken. Deze transitie heeft zich sinds halverwege de vorige eeuw voltrokken. Daarmee is dit proces uiteraard niet tot stilstand gekomen. Uiteraard zijn richtlijnen voor medisch handelen allereerst bedoeld om clinici te ondersteunen bij hun behandelkeuzes. Ze worden veelal door en voor beroepsgroepen ontwikkeld. Het beschikbare bewijs over de effectiviteit van verschillende behandelopties en de klinische ervaring staat centraal (Rutten, 2005). Daarnaast krijgen richtlijnen tegenwoordig echter steeds vaker een rol als maatstaf van 'gepaste zorg' (Raad voor de Volksgezondheid en Zorg, 2006). Zo kunnen patiënten met een beroep op de richtlijn met succes eisen dat bepaalde behandelingen worden toegepast en vergoed.

Wanneer richtlijnen steeds meer voor bredere doeleinden dan puur ondersteuning van clinici worden gebruikt, veranderen de eisen die aan een richtlijn moeten worden gesteld. Zonder nadere invulling kan gemakkelijk wrijving ontstaan tussen wat als gepaste zorg wordt gezien conform de richtlijn en dat wat mede op grond daarvan wel of niet tot het basispakket wordt gerekend en al of niet voor vergoeding in aanmerking komt. Tegen deze achtergrond wordt het dus steeds belangrijker voor richtlijnontwikkelaars om aandacht te besteden aan doelmatigheid en andere economische aspecten. Doelmatigheid refereert in deze context aan de balans tussen inzet van (extra) middelen en de daaruit voortvloeiende opbrengsten in termen van gezondheid (Rutten, 2005).

In de jaren negentig van de vorige eeuw zijn er pogingen gedaan om systematisch economische evaluaties op te nemen in de ontwikkeling van richtlijnen. Minister Borst kende in 1997 een bedrag van tien miljoen gulden toe aan het onderzoeksprogramma 'bevordering doelmatig handelen' onder leiding van het Instituut voor Medical Technology Assessment (iMTA) in Rotterdam. Deze pilotprojecten zijn daarna niet meer gecontinueerd (Rutten, 2005). Destijds zijn bij 31 richtlijnen gezondheidseconomen betrokken. Het bleek voor deze gezondheidseconomen moeilijk een goede bijdrage te kunnen leveren, vooral omdat een specifiek kader voor doelmatigheid binnen richtlijnen ontbrak. De betrokken partijen bleken geen natuurlijke partners te zijn en daarmee kwamen verdere ontwikkeling en inbedding van doelmatigheid bij richtlijnen tot stilstand. Ook de relatief hoge kosten voor het inhuren van gezondheidseconomische expertise waren een belemmerende factor. Een quickscan uitgevoerd door Hakkaart-Van Roijen en coauteurs in opdracht van het Ministerie van Volksgezondheid, Welzijn en Sport liet zien dat in acht van de tien richtlijnen voor medicatiegebruik slechts beperkt aandacht voor economische aspecten zoals doelmatigheid en budgetimpact was (Hakkaart, 2010) Doelmatigheid binnen richtlijnen was opnieuw een belangrijk aandachtspunt bij het programma 'Kennisbeleid Kwaliteit Curatieve Zorg' (KKCZ) van ZonMw (▶ www.zonmw.nl). Vanaf 2006 zijn in dit programma meer dan 45 richtlijnen ontwikkeld, waarbij echter in veel gevallen geen gezondheidseconoom was betrokken. Dat wil zeggen dat ondanks de expliciete doelstelling van dit programma de inzet van gezondheidseconomen en de uiteindelijke rol die economische evaluaties in de richtlijn speelden zeer wisselend was. Wel is economische evidentie vaak impliciet meegewogen in de 'overige overwegingen', zonder dat er concrete schattingen en analyses zijn gedaan. Om de transparantie te bevorderen is een meer expliciete afweging aan te bevelen.

In het buitenland zijn er diverse richtlijnprogramma's waar doelmatigheid een rol speelt. Het bekendste voorbeeld is Engeland, waar NICE praktijkrichtlijnen voor de National Health Service uitbrengt mede op basis van doelmatigheidsinformatie. Kortom, in Nederland is er tot nu toe met zeer wisselend succes geprobeerd om doelmatigheid een plaats te geven binnen richtlijnen.

Dit hoofdstuk geeft een overzicht van de mogelijke rol van doelmatigheid en aanvullende economische gegevens in richtlijnen. Vervolgens geven wij aan hoe deze aspecten geoperationaliseerd kunnen worden bij het opstellen van een richtlijn. Om de kaders nader te duiden en duidelijk te maken waarop de 'doelmatigheidsdiscussie' betrekking heeft, beschrijven we eerst de begrippen 'doelmatigheid' en 'budgetimpact' om daarna de relevantie van economische bewijsvoering bij richtlijnontwikkeling te omschrijven.

19.2 Begrippen

19.2.1 Doelmatigheid in de zorg

Doelmatigheid ofwel efficiëntie kan gedefinieerd worden als het optimaal benutten van de beschikbare middelen. Wat optimaal is wordt daarbij bepaald door het doel. In de gezondheidszorg is dat meestal gezondheidswinst. Doelmatige zorg betekent met een beperkt budget zo veel mogelijk mensen zo goed mogelijk helpen, dan wel het gewenste effect (adequate zorg) genereren met minimale inzet van middelen. Effecten worden vaak gemeten in termen van gezondheidswinst, maar het kan ook gaan om patiënttevredenheid of belasting van mantelzorgers. De middelen zijn de beschikbare zorginstellingen, apparatuur, geneesmiddelen, hulpmiddelen en inzet van professionals. Op een hoger niveau zijn deze beschikbare middelen vrijwel zonder uitzondering in financiële middelen uit te drukken. Zo kunnen met extra geld bijvoorbeeld extra verpleegkundigen worden gefinancierd.

19.2.2 Kosteneffectiviteitsanalyse

Om een concrete invulling te geven aan het streven naar doelmatigheid is het steeds gebruikelijker om een kosteneffectiviteitsanalyse uit te voeren. Een kosteneffectiviteitsanalyse vergelijkt een bepaalde medische interventie, bijvoorbeeld een nieuw middel tegen de gevolgen van diabetes, met het best beschikbare alternatief, bijvoorbeeld het huidige meest gangbare medicijn. Door de verhouding te bepalen tussen de extra kosten van het nieuwe middel en de extra gezondheidswinst verkregen dankzij de betere behandelmogelijkheden ontstaat inzicht in de kosteneffectiviteit: de extra kosten die betaald moeten worden per eenheid extra gezondheidswinst (Rutten-Van Mölken, 2010).

Stappen in elke kosteneffectiviteitsanalyse zijn:
- bepalen van de interventie die wordt geëvalueerd;
- bepalen van het best beschikbare alternatief;
- bepalen van het perspectief in de evaluatie; dit is het gezichtspunt van waaruit de berekeningen worden gemaakt, bijvoorbeeld het maatschappelijk perspectief of het perspectief van de gezondheidszorg of van een verzekeraar;
- bepalen van de aanpak van de evaluatie, rechtstreeks gekoppeld aan een specifieke klinische studie of een combinatie van alle beschikbare evidentie door modellering;
- uitvoeren van de evaluatie;
- presenteren van de resultaten.

Het voert hier te ver om deze stappen uitgebreid toe te lichten. Meer informatie is te vinden in diverse Nederlandstalige en internationale tekstboeken (Rutten-Van Mölken, 2010).

19.2.3 Budgetimpactanalyse

Bij richtlijnadviezen die een wijziging van de huidige praktijk beogen kan naast informatie over de doelmatigheid ook informatie over de impact van adviezen op populatieniveau van grote waarde zijn. Daarbij zijn verschillende aspecten van belang. Ten eerste zijn dat de totale financiële consequenties en de opsplitsing daarvan. Die opsplitsing kan naar verschillende sectoren, bijvoorbeeld verschuivingen van eerste naar tweede lijn of vice versa, of naar verschillende partijen, zoals de zorgverlener, de zorginstelling, de patiënt, de financier. Deze detailanalyse van de totale financiële consequenties wordt meestal budgetimpactanalyse genoemd. Ten tweede heeft informatie over capaciteitsbeslag op onderdelen een grote waarde, bijvoorbeeld informatie over het aantal inzetbare medische professionals of het aantal aanvragen diagnostiek. Ten derde zijn de totale gezondheidseffecten en hoe die verdeeld zijn in de populatie belangrijk. Het vereiste inzicht in de organisatie van de zorg, de omvang van potentiële gebruikersgroepen en de samenhang met de indicatiestelling is juist bij het opstellen van richtlijnen naar verwachting aanwezig. Een grote budgetimpact is niet per definitie onwenselijk, als tegelijk grote gezondheidswinst wordt geboekt. Inzicht in verwachte totale effecten, totale kosten en capaciteitsbeslag is noodzakelijk voor een adequate planning. De rol van dit type economische evaluatie zal daarnaast vooral ook signalerend zijn (van knelpunten die aandacht moeten krijgen bij implementatie).

19.2.4 Gezondheidswinst

Doelmatigheid kan in principe bepaald worden ten opzichte van elk willekeurig doel, maar zal in de praktijk vaak draaien om het behalen van gezondheidswinst. Gezondheidswinst is altijd te meten in specifieke maten die per aandoening verschillen, bijvoorbeeld toename van de progressievrije overleving bij kanker. Voor vergelijkbaarheid tussen verschillende aandoeningen en bij gebruik van een algemene drempelwaarde is een generieke maat noodzakelijk. Vaak worden daarvoor voor kwaliteit van leven gecorrigeerde gewonnen levensjaren gebruikt, QALY's (*quality-adjusted life years*). Hierbij wordt ieder jaar dat een persoon in leven is gewogen voor de kwaliteit ervan, zodat tijd die worden gewonnen in een matige gezondheid minder meeweegt dan tijd in een goede gezondheid (denk hierbij bijvoorbeeld aan ernstig belastende kankerbehandelingen die slechts een korte verbetering van de overleving geven, deze zullen relatief weinig QALY's opleveren). De QALY als maat voor gezondheidswinst is niet onomstreden, maar het is wel de enige maat die zowel kwaliteit van leven als kwantiteit van leven meeweegt (Brouwer, 2012).

Het is essentieel om de kwaliteit van leven op een goede manier te kunnen wegen. Hiervoor zijn diverse instrumenten ontwikkeld, zoals de EQ5D en HUI. Elk van deze heeft zijn eigen voor- en nadelen. In Nederland wordt de EQ-5D het meest toegepast.

19.3 Doelmatigheid in richtlijnen

De rol van doelmatigheid en aanvullende economische gegevens in richtlijnen is onlosmakelijk verbonden met de rol(len) die richtlijnen hebben en zouden moeten krijgen. Deze rol kan op verschillende manieren worden ingevuld.

Een uitgangspunt zou kunnen zijn dat de resultaten van economische evaluaties slechts ondersteunende informatie bieden, die eventueel een rol kan spelen in de 'overige overwegingen'. Zolang richtlijnen als advies aan professionals ten aanzien van de best mogelijke zorg worden beschouwd, is het zelfs discutabel of doelmatigheid een onderdeel van de richtlijn zou moeten zijn. Het is voorstelbaar dat de doelmatigheidsafweging, die bijvoorbeeld ten grondslag ligt aan keuzes over de omvang van het te verzekeren pakket, afwijkt van de medisch georiënteerde richtlijn. De richtlijn beschrijft in dat geval 'de beste zorg', het pakket biedt 'optimale zorg gegeven de budgettaire grenzen'. Anderzijds zouden resultaten van economische evaluaties een normatieve rol kunnen spelen in richtlijnen en expliciet kunnen worden meegewogen in richtlijnadviezen. Dit wordt onvermijdelijk wanneer richtlijnen invloed krijgen op het te verzekeren pakket. Zodra richtlijnen het karakter krijgen van een zorgstandaard waarnaar patiënten kunnen verwijzen als iets waar ze rechten aan ontlenen, impliceert dit dat zorg die in de richtlijnen wordt aanbevolen zal moeten worden vergoed. Omdat vergoeding van één type zorg binnen de kaders van een collectief zorgsysteem altijd implicaties heeft voor de beschikbare budgetten voor andere behandelingen, hebben zogenoemde puur medisch georiënteerde richtlijnen in dat geval ook bredere economische implicaties.

Het ligt in het huidige tijdsgewricht daarom zeer voor de hand een meer normatieve invulling te geven aan de rol van economische evaluaties, zodat binnen en tussen richtlijnen kan worden vergeleken en keuzes beter kunnen worden onderbouwd. Een meer normatieve rol voor economische evaluatie, sluit aan bij de wijze waarop professionals in de praktijk rekenschap moeten geven van hun 'verantwoordelijkheid voor de samenleving' (NFU, 2009). Hierdoor kunnen richtlijnen als basis dienen voor keuzes over de omvang van het te verzekeren pakket. Zo wordt 'de beste zorg' die de richtlijn beschrijft ook de 'haalbare zorg', waarbij de budgettaire grenzen en capaciteitsbeperkingen mede bepalen wat het best is. Op goede gronden kan hiervan welbewust worden afgeweken. Dit principe geldt onverminderd voor richtlijnen waarvan een economische evaluatie integraal onderdeel is. Wel zal er rekening moeten worden gehouden met de economische gevolgen van bepaalde adviezen voor patiënten als deze niet vergoed worden.

19.4 Drempelwaarden

Om een normatieve weging op basis van doelmatigheid te kunnen uitvoeren is een grenswaarde voor (on)doelmatigheid nodig. Daarvoor is een drempelwaarde nodig die het kader voor verdere discussies stelt. Dat werd destijds al door Dunning e.a. in het rapport 'Kiezen en delen', advies in hoofdzaken, gepropageerd: 'De derde zeef selecteert op doelmatigheid, hetgeen met behulp van kosteneffectiviteitanalyses en kostenutiliteitanalyses kan gebeuren. (…) De commissie is van mening dat voor opname van een vorm van zorg in het basispakket een ondergrens van doelmatigheid moet worden gehanteerd, die wordt bereikt bij een lage effectiviteit met zeer hoge kosten.' Tot nu toe is er in Nederland geen expliciete algemeen aanvaarde drempelwaarde in gebruik. Wel werd in 1998 in het kader van de CBO-behandelrichtlijn cholesterolverlagers voor het eerst een duidelijk uitspraak gedaan: 'De grens van een 10-jaarsrisico op sterfte door hartinfarct of beroerte van 25% komt overeen met een kosteneffectiviteit van ongeveer ƒ 40.000,- per gewonnen levensjaar. (…) Voor een harttransplantatie zijn de kosten per gewonnen levensjaar ongeveer ƒ 60.000,-, voor een levertransplantatie ƒ 80.000,- en voor screening op borstkanker ƒ 30.000,-. (…) In vergelijking met andere programma's acht de richtlijnwerkgroep een kosteneffectiviteitsratio van ƒ 40.000,-/gewonnen levensjaar redelijk' (Casparie, 1998). In Groot-Brittannië wordt door NICE de waarde van £ 20.000 tot £ 30.000 per QALY gehanteerd, waarbij resultaten in het tussengebied speciale aandacht krijgen, terwijl interventies met een doelmatigheid beneden de ondergrens zonder meer acceptabel zijn en interventie boven de bovengrens in principe juist niet acceptabel zijn (▶ www.nice.org.uk) (Towse, 2009; Cabe, 2008). In de VS wordt meestal een hogere drempelwaarde gekozen. De WHO heeft voorgesteld om de drempelwaarde te relateren aan het BNP per hoofd van de bevolking, wat voor Nederland resulteert in een waarde voor de bovengrens (driemaal BNP per capita) rond de € 78.000 per QALY.

De Raad voor Volksgezondheid en Zorg (RVZ) heeft in 2006 de discussie in Nederland willen (her)openen door een met de ernst van de ziektelast variërende drempelwaarde (tot € 80.000 per QALY) voor te stellen. Het spreekt voor zich dat hiermee de discussie over de validiteit van QALY's verder gecompliceerd wordt door deze te vermengen met iets dat vrijwel even ongrijpbaar is als de ernst van de ziekte. Intussen heeft het College voor Zorgverzekeringen (CVZ) de suggestie om een variabele grens te hanteren overgenomen door een range tussen € 10.000 en € 80.000 per QALY voor te stellen voor pakketbeheer (Raad voor de Volksgezondheid en Zorg, 2006).

Duidelijk is dat er problemen zullen ontstaan wanneer in verschillende richtlijnen impliciet (door doelmatigheid te negeren) of expliciet verschillende drempelwaarden worden gehanteerd. Dat maakt het ontbreken van een expliciete drempelwaarde extra prangend. Nader onderzoek is daarom aangewezen. De formulering van een drempelwaarde dan wel een range van drempelwaardes kan een bijdrage leveren aan transparantie. Een dergelijk systeem zou namelijk ook een onderbouwing vereisen indien men hiervan zou afwijken.

Bovendien blijkt impliciet soms al een grenswaarde te worden gehanteerd. Een voorbeeld hiervan is dat bij het toekennen van ZonMw-subsidies wordt gesteld dat aanvragen waarbij de interventie meer gezondheidswinst tegen lagere kosten behaalt de voorkeur hebben (► www.zonmw.nl), dit komt neer op een drempelwaarde van € 0, wat bijzonder laag is.

19.5 Instrument/Operationalisatie

Er is recentelijk een instrument ontwikkeld dat aangeeft hoe doelmatigheid en/of budgetimpact betrokken kunnen worden bij het opstellen van een richtlijn en welke keuzes gemaakt moeten worden. Tevens kan deze tool ondersteuning geven bij het beoordelen of aanvullende analyses en expertise nodig zijn.

Het instrument stelt overeenkomstig de 'Richtlijn voor richtlijnen' voor dat bij onderwerpen met mogelijk grote organisatorische en financiële consequenties wordt gekeken naar literatuur over kosteneffectiviteit en dat er zo nodig een eigen economische evaluatie wordt uitgevoerd (► www.regieraad.nl). Belangrijk is dat bij aanvang van het richtlijntraject de werkgroep in overleg met een HTA-expert vaststelt bij welke onderwerpen en uitgangsvragen in de richtlijn doelmatigheid en/of budgetimpact een belangrijke rol kunnen spelen. Eigenlijk zou voor iedere interventie die duurder is dan de nu gebruikelijke zorg een kosteneffectiviteitsanalyse van belang zijn, om te onderbouwen dat de meerkosten opwegen tegen de extra gezondheidswinst en/of om inzicht te krijgen in de mogelijke besparingen verderop in de keten dankzij betere zorg. Een budgetimpactanalyse kan van belang zijn bij de aanbevelingen die leiden tot grote verschuivingen in de organisatie van zorg.

Vervolgens geeft het instrument een stappenplan hoe kosteneffectiviteit en/of de budgetimpact per fase van richtlijnontwikkeling te implementeren. De volgende stappen worden hierbij onderscheiden:

- *Stap 1. Knelpuntenanalyse en opstellen uitgangsvragen*
  Bij de start van de richtlijnontwikkeling vindt een knelpuntenanalyse plaats. Het is van belang bij het bevragen van organisaties en verenigingen naar knelpunten ook te vragen naar knelpunten gerelateerd aan doelmatigheid, bijvoorbeeld ten aanzien van de inzet van personeel en middelen, efficiëntie, enzovoort. Daarna worden relevante uitgangsvragen opgesteld.
- *Stap 2. Het zoeken naar literatuur*
  Het zoeken naar literatuur over doelmatigheidsonderzoek wordt bij voorkeur gelijktijdig uitgevoerd met het zoeken naar klinische evidentie. De informatie kan bestaan uit een overzicht van bestaande kosteneffectiviteitstudies en de resultaten daarvan, een vertaling van internationale resultaten naar de eigen situatie of nieuwe berekeningen. Een en ander zal afhangen van de beschikbare gegevens en het verschil tussen de Nederlandse en internationale situatie. Dergelijke informatie kan de aanbevelingen in richtlijnen ondersteunen en aanscherpen.
- *Stap 3. Beoordelen van gevonden informatie*
  De literatuur wordt daarna beoordeeld op validiteit, relevantie en toepasbaarheid. Het is essentieel dat de informatie wordt verzameld en geïnterpreteerd door een HTA-deskundige om een juiste interpretatie van internationale studies te garanderen.

De resultaten van kosteneffectiviteitstudies uit het buitenland laten zich zelden een-op-een vertalen naar de Nederlandse situatie. Bovendien is toegang tot grijze literatuur en databases specifiek voor economische evaluaties (Health Economic Evaluations Database en NHS Economic Evaluations Database) gewenst. Daarnaast kan een HTA-deskundige ondersteuning bieden bij het interpreteren van de resultaten van economische evaluaties. Er is vaak verschil tussen de goedkoopste optie en de meest doelmatige optie. Voorkomen moet worden dat doelmatigheidsstudies die kwalitatief onder de maat zijn worden meegewogen in de adviezen.

━ *Stap 4. Eventueel aanvullende analyses*
Als er onvoldoende informatie is om een conclusie te kunnen trekken, dan zal de werkgroep moeten beslissen of aanvullende Nederlandse gegevens moeten worden verzameld. Hierbij moet worden vastgesteld of een kosteneffectiviteitsanalyse of budgetimpactanalyse uitgevoerd moet worden. Hierbij zal de expertise van een HTA-expert nodig zijn.

━ *Stap 5. Formuleren van conclusies en aanbevelingen*
Op basis van de beschikbare literatuur worden een of meer conclusies geformuleerd die worden gegradeerd naar de mate van bewijs volgens deze indeling.

━ *Stap 6. Afspraken met betrekking tot actualisatie*
Archivering van informatie voor nieuwe berekeningen, dan wel bij belangrijke veranderingen in de praktijk, dan wel bij een volgende actualisatie van de richtlijn.

19.6   Meer aandacht voor kosteneffectiviteit

Duidelijk is dat de huidige aanpak van kosteneffectiviteit en in bredere zin doelmatigheid binnen richtlijnen te gefragmenteerd is, geen formeel kader heeft en daardoor relatief weinig impact heeft. Als men dit wel nastreeft, is een systematischer aanpak noodzakelijk. Daarbij is overeenstemming vereist ten aanzien van de rol die economische evaluaties moeten krijgen. Budgetimpactanalyses en analyses van capaciteitsbeslag bieden voor het beleid in brede zin, dat wil zeggen inclusief zaken als planning van opleiding en capaciteit, een waardevolle aanvulling op doelmatigheid per behandeling. Voorts impliceert het introduceren van economische analyses in het kader van richtlijnen dat daarvoor middelen moeten worden vrijgemaakt. De huidige organisatievorm waarbij richtlijnen alleen door en voor (para)medisch geschoolde professionals worden opgesteld, biedt onvoldoende draagvlak en expertise. Toevoegen van experts aan richtlijnwerkgroepen is daarom aan te bevelen maar zal betekenen dat de kosten voor richtlijnen toenemen. Daarnaast moet de rol van deze experts en hun input helder zijn. Zonder duidelijke consensus over de rol van economische evaluatie in richtlijnen zal de rol in afzonderlijke richtlijnen nog steeds te veel afhangen van de al dan niet productieve samenwerking tussen individuele richtlijn-voorzitters, economische experts en werkgroepleden.

Literatuur

Briggs, A, Claxton, K, Sculpher, MJ. Decision modelling for health economic evaluation. Oxford University Press, 2006.

Brouwer W, Exel J. De gepaste waarde van gezondheid. ESB 2012; 97:50–8.

Cabe C, Claxton K, Culyer AJ. The NICE cost-effectiveness threshold: what it is and what that means. Pharmacoeconomics 2008; 26:733–44.

Casparie, AF, Hout BA van, Simoons ML. Ned Tijdschr Geneeskd 1998; 142:2075–7.

Hakkaart L, Tan SS, Goossens L, Schawo S, Brouwer W, Rutten-Van Mölken M, Rutten F. Doelmatigheid in praktijkrichtlijnen voor medicijnen: resultaten van een 'quickscan'. TSG 2010; 4:175–81.

NFU, KNMG, VSNU. Nederlandse artseneed, 2009.

Raad voor de Volksgezondheid en Zorg. Zinnige en duurzame zorg. Raad voor de Volksgezondheid en Zorg, 2006.

Rutten F, Brouwer W, Niessen L. Practice guidelines based on clinical and economic evidence. Indispensable tools in future market oriented health care. Eur J Health Econ 2005; 6:91–3.

Rutten-Van Mölken M, Uyl-De Groot C, et al. Van kosten tot effecten: een handleiding voor economische evaluatiestudies in de gezondheidszorg. Elsevier gezondheidszorg, 2010.

Towse A. Should NICE's threshold range for cost per QALY be raised? Yes. BMJ 2009;26:b181.

Indicatiestelling als essentieel onderdeel van richtlijnen

J.J. van Croonenborg en W.C. Peul

Kernboodschappen

- Een goede indicatiestelling voor diagnostische procedures en therapeutische interventies vormt de basis voor goede zorg.
- Aandacht voor scherpe indicatiestelling in richtlijnen is van belang om goede zorg te realiseren en daarmee ongewenste praktijkvariatie terug te dringen. Overwegingen ten aanzien van indicatiestelling worden zo expliciet mogelijk beschreven.
- Daar waar voldoende evidence-based data beschikbaar zijn, kan een bandbreedte worden aangegeven waarbinnen afwijking van de gegeven indicatie voor de wetenschappelijke vereniging of beroepsvereniging acceptabel wordt geacht. De bandbreedte geeft grenzen aan waarbinnen onderzoek naar praktijkvariatie niet geïndiceerd is.
- Bij de start van een richtlijnontwikkelingstraject (of onderhoud) worden beschikbare gegevens bestudeerd, waarmee onder andere een beeld wordt verkregen van variatie in zorggebruik. Onderdelen met grote variatie vormen belangrijke input voor de knelpuntenanalyse en uitwerking in de richtlijn.

20.1   Inleiding

Indicatiestelling voor diagnostisch of therapeutisch handelen in de zorg is al jaren onderwerp van aandacht. Het hangt nauw samen met discussies die de afgelopen twintig jaar zijn gevoerd in het kader van 'gepaste zorg', 'gepast gebruik' en 'praktijkvariatie'. Het is ook niet verwonderlijk dat de laatste jaren veel onderzoek is gedaan naar gepaste zorg en praktijkvariatie, vooral in de context van kostenbeheersing in de zorg. Immers, iedere euro dient doelmatig te worden besteed, omdat de houdbaarheid van ons zorgstelsel onder druk staat.

We spreken van praktijkvariatie als er sprake is van variatie in zorgverlening binnen een homogeen gebied per zorginstelling of zorgverlener. Praktijkvariatie is niet altijd ongewenst (zie ook ▶ par. 20.3.1). Een belangrijke oorzaak voor praktijkvariatie wordt gezien in de onduidelijke of ontbrekende afspraken over de specifieke indicaties van een procedure of interventie. Waar sprake blijkt te zijn van ongewenste praktijkvariatie, is het zaak die bloot te leggen en deze terug te dringen. Richtlijnconform handelen wordt daarbij als een belangrijk middel gezien om praktijkvariatie te reduceren. In richtlijnen moeten daarvoor duidelijke afspraken worden gemaakt ten aanzien van indicatiestelling.

Naast de roep om het aanscherpen van de indicatiestelling in richtlijnen, voortkomend uit de discussies rondom praktijkvariatie, vormt een scherpe indicatiestelling een belangrijk onderdeel van goede zorg. Het is evident dat over- en onderbehandeling zo veel mogelijk moeten worden voorkomen. De maatschappij wil graag dat de medische beroepsgroep benoemt wat goede zorg is, zodat men daar als patiënt op kan rekenen, ongeacht de behandelaar die tegenover hem zit of de setting waarin dat plaatsvindt.

Concluderend kan gezegd worden dat juiste indicatiestelling moet worden bevorderd om kwaliteit van zorg te bevorderen en daarmee grip te krijgen op ongewenste praktijkvariatie. Richtlijnen spelen hierin een sturende rol.

20.2   Indicatiestelling in het kader van goede en gepaste zorg

Indicatie betekent aanwijzing of vermoeden. De term 'indicatie' heeft in het medisch spraakgebruik twee betekenissen (Pinkhof Geneeskundig woordenboek, 2011):

- aanwijzing omtrent de oorzaak van een ziekte;
- aanwijzing dat een bepaalde behandeling/ingreep nodig (geïndiceerd, aangewezen) is.

In aansluiting op die tweede betekenis kan men onder 'indicatiestelling' twee in elkaar overvloeiende activiteiten verstaan: enerzijds de onderkenning van de bedoelde aanwijzing, anderzijds de beslissing om de aangewezen zorg daadwerkelijk te verlenen.

Elke patiënt dient zorg te krijgen, afgestemd op de reële zorgbehoefte, verleend door die professional en in die setting die daar geschikt voor is. Goede zorg is veilig, doeltreffend, doelmatig, patiëntgericht, tijdig en toegankelijk. Adequate indicatiestelling vormt de basis voor deze zorg. Het impliceert niet alleen dat de juiste diagnose is gesteld, maar ook dat de juiste behandeling wordt gegeven. Het wordt gezien als onlosmakelijk verbonden met 'gepaste' zorg. De beslissing om een vorm van zorg toe te passen bij een patiënt met specifieke klinische kenmerken is gepast als de betrokken zorg, naar verwachting, direct (bijvoorbeeld bij een therapie) of indirect (bij diagnostiek) een nettogezondheidswinst oplevert ten opzichte van andere eventueel in aanmerking komende vormen van zorg, inclusief niets doen en het natuurlijke beloop afwachten. Die winst kan bestaan uit een langer leven, minder ziektelast of een betere kwaliteit van leven (Rigter, 1994).

20.3 Indicatiestelling in het kader van praktijkvariatie

20.3.1 Ongewenste en gewenste praktijkvariatie

Praktijkvariatie heeft de laatste jaren veel aandacht gekregen. We spreken van praktijkvariatie als er sprake is van variatie in zorgverlening binnen een homogeen gebied per zorginstelling of zorgverlener. Die variatie is echter dan niet per definitie ongewenst. Er zijn immers situaties waarin de mogelijkheden van behandeling gelijkwaardig zijn en waar de patiënt de keuze kan bepalen. Denk bijvoorbeeld aan thuis- versus ziekenhuisbevalling bij gezonde zwangeren.

Als de praktijkvariatie wordt veroorzaakt door onder- of overbehandeling, is er echter geen sprake van goede zorg. De aanname is dat overbehandeling leidt tot onnodige zorgkosten, terwijl onderbehandeling op termijn ook kan leiden tot duurdere zorg of hoge kosten voor de maatschappij door bijvoorbeeld langdurige arbeidsongeschiktheid.

Het is dan ook niet verwonderlijk dat praktijkvariatie veelal wordt benaderd als een onwenselijk fenomeen. In de praktijk heeft het woord praktijkvariatie dan ook vaak de stilzwijgende connotatie van ongewenst. Dat is wel begrijpelijk, maar niet terecht. Men dient zich te realiseren dat praktijkvariatie niet altijd ongewenst is (zie ◨ figuur 20.1). Zo kan het zijn dat praktijkvariatie verklaard kan worden door verschillen in de samenstelling van patiëntenpopulaties. Ook kan er sprake zijn van 'gewenste praktijkvariatie' bijvoorbeeld als gevolg van patiëntenpreferenties die per instelling of regio kunnen verschillen of doordat een aantal verschillende diagnostiek- of behandelmodaliteiten leiden tot nagenoeg gelijkheid in effectiviteit zonder meerkosten.

Praktijkvariatie door concentratie van zorg, selectieve zorginkoop of innovatieve behandeling werden tot voor kort beschouwd als vormen van gewenste praktijkvariatie. Dat kan, waarbij het dan – bij gebleken succes – nog wel even duurt voordat zo'n behandeling voor iedereen toegankelijk is. Echter indien na gebleken succes en bewezen kosteneffectiviteit de innovatieve behandeling slechts aangeboden wordt aan patiënten in de regio waar deze ontwikkeling heeft plaatsgevonden, dan leidt dat geleidelijk tot ongewenste variatie. De huidige concentratie en spreiding van complexe zorg impliceert zelfs een potentieel risico op ongewenste praktijkvariatie doordat zorg, geboden in bijvoorbeeld twee tot vier ziekenhuizen, kan leiden tot een vlot verwijzingspatroon in de regio terwijl patiënten op afstand (te) laat of niet verwezen worden voor deze behandeling.

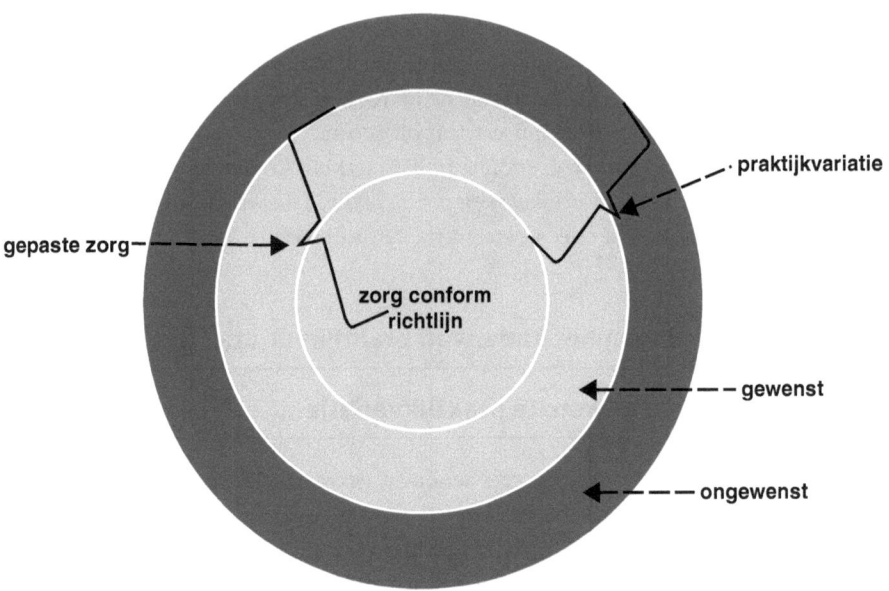

□ **Figuur 20.1**   Relatie gepaste zorg en gewenste en ongewenste praktijkvariatie.

20.3.2 Terugdringen ongewenste praktijkvariatie

Richtlijnen zijn een belangrijk instrument om ongewenste praktijkvariatie terug te dringen. Hiertoe zijn allereerst gegevens nodig over de variatie in praktijkvoering. Deze gegevens zijn nog niet altijd (goed) voorhanden. Vervolgens moet worden beoordeeld welke variatie gewenst of ongewenst is. Om dit te kunnen duiden zijn afspraken nodig ten aanzien van:

- de indicatiestelling voor diagnostische en therapeutische behandelingen;
- wat een acceptabele bandbreedte is voor praktijkvariatie bij aandoeningen en verrichtingen; de bandbreedte is van belang omdat het onmogelijk is voor alle individuele gevallen te beoordelen of een goede indicatiestelling heeft plaatsgevonden;
- wat de plaats is van innovatieve technieken en wat een acceptabel tijdpad voor landelijke implementatie is.

Dat richtlijnen een beperkte weergave vormen van de (gewenste) werkelijkheid, zal niemand betwisten. Richtlijnen zijn grosso modo geschreven voor groepen van patiënten. In de praktijk heeft de zorgverlener echter te maken met één patiënt bij wie de mogelijkheden en wensen om de richtlijn te volgen ertoe kunnen nopen af te wijken van de aanbevelingen uit een richtlijn. Het is de verantwoordelijkheid en zelfs de plicht van de professional om van een richtlijn af te wijken als de situatie daarom vraagt (zie ► H. 4). Dat is echter altijd een individuele afweging die enige variatie (5-10%) kan verklaren. Wanneer er systematisch wordt afgeweken van een geldende richtlijn door bijvoorbeeld een zorgverlener of instelling, is er sprake van ongewenste praktijkvariatie.

20.4 Indicatiestelling in richtlijnen: enkele voorbeelden

Vergeleken met tien jaar geleden is er een duidelijke toename van aanbevelingen ten aanzien van indicatiestelling in richtlijnen. Daarbij gaat het er niet alleen om in welke situaties bij welke patiëntenpopulaties een bepaalde diagnostiek of behandeling moet worden toegepast. Het kan ook zijn dat een richtlijn benoemt dat een bepaalde diagnostische interventie of behandeling niet meer gedaan moet worden omdat de waarde niet is aangetoond of – nog belangrijker – inferieur is ten opzichte van een andere interventie. Of dat de indicatiestelling nog onduidelijk is en een bepaalde interventie alleen onder bepaalde voorwaarden of in onderzoekverband mag worden gedaan, bijvoorbeeld nieuwe orale antistollingsmiddelen waarvan de veiligheid nog moet worden bewezen.

Ook ten aanzien van het inzetten van steeds intensievere behandelingen (*stepped care*-principe) zijn in een aantal richtlijnen de overwegingen en indicatiestelling omschreven. *Stepped care* houdt in dat zorg bestaat uit een aantal stappen, waarbij de minst intensieve of minst kostbare behandeling als eerste wordt gekozen. Indien deze niet tot significante verbetering leidt, wordt verdergegaan met de volgende, intensievere en veelal kostbaardere stap. In ernstige gevallen kan worden overwogen om een stap over te slaan.

20.4.1 Voorbeeld 1: psoriasis

De werkgroep psoriasis heeft in 2003 (Spuls, 2004) een literatuuronderzoek verricht naar de effectiviteit van de meest gangbare systemische monotherapieën zoals die in Nederland worden toegepast bij patiënten met middelmatige tot ernstige chronische psoriasis vulgaris. Hierbij zijn gegevens verzameld over de meest gangbare monotherapieën waarbij een onderverdeling is gemaakt naar het percentage patiënten met nagenoeg volledige remissie (>= 90%) en partiële remissie (>= 75%). Daarnaast zijn andere belangrijke aspecten in kaart gebracht (dosering, toepassingswijze, bijwerkingen, contra-indicaties en interacties) die een rol spelen bij het maken van een keuze voor een behandeling. Ook is een analyse gemaakt van patiëntpreferenties en zijn de medicatiekosten berekend. Op basis hiervan is een rangorde gemaakt voor gebruik van systemische monotherapieën bij psoriasis.

In 2011 zijn ook de biologicals als potentiële behandeling toegevoegd (NVDV, 2011).

Indien een patiënt met psoriasis in aanmerking komt voor een biological is er keuze tussen verschillende biologicals. Elk van deze middelen is bewezen effectief (niveau van bewijs 1) en geregistreerd voor matig tot ernstige psoriasis in Nederland. Het is belangrijk om de beschikking te hebben over meerdere biologicals, omdat er sprake is van intra- en interindividuele verschillen bij psoriasispatiënten in de effectiviteit van de biologicals. Met andere woorden, er is (nog) niet te voorspellen welke patiënt wel of niet gaat reageren op een behandeling. Een patiënt die onvoldoende reageert op het ene middel kan wel reageren op een ander. Naast effectiviteit is gekeken naar veiligheid op korte en lange termijn, antistofvorming, kosten en gebruikersgemak. Op basis van deze parameters is in de richtlijn een voorkeur uitgesproken voor behandeling met biologicals in specifieke situaties. Omdat het zeer dure middelen betreft is de indicatiestelling voor gebruik van biologicals in een beleidsregel van CVZ opgenomen.

20.4.2 Voorbeeld 2: ziekten van adenoïd en tonsillen bij kinderen

Adeno-tonsillitis is een veelvoorkomende ziekte bij kinderen. In Nederland worden relatief veel tonsillectomieën en adenotomieën bij kinderen verricht en een aanzienlijke praktijkvariatie werd gezien. Er zijn meerdere factoren die een rol in deze variatie kunnen spelen. Ten eerste kan een zekere mate van variatie in handelen door de kno-arts aanwezig zijn. Een tweede mogelijke verklaring kan ongelijksoortig verwijsgedrag van de huisarts zijn. Probleem voor de huisarts en kno-arts is het ontbreken van onderzoek van voldoende kwaliteit om de indicatiestelling in de vigerende richtlijnen verder aan te scherpen. Dit kan ook verklaren waarom er ook in het buitenland (bijvoorbeeld Engeland en Italië) een soortgelijke praktijkvariatie wordt geconstateerd, terwijl de gezondheidszorg in die landen heel anders is georganiseerd (bijvoorbeeld NHS-systeem in Engeland). Een derde reden kan het gedrag van patiënten (in dit geval ouders) zijn. De tolerantie voor het doormaken van keelontstekingen verschilt. Sommige ouders willen niet wachten totdat hun kind meerdere keelontstekingen in een jaar heeft doorgemaakt en wensen eerder ingrijpen. Ten vierde kan de praktijkvariatie in Nederland deels verklaard worden door registratieverschillen. Een valide registratie is mogelijk in verschillende DBC's. Dit kan echter de variatie met een factor 2 doen vergroten dan wel verkleinen. Dit probleem kan alleen worden ondervangen wanneer er op verrichtingenniveau wordt gekeken naar deze ingrepen. Daar waar de praktijkvariatie wordt veroorzaakt door verschil in de manier van registratie zou men kunnen spreken van een 'schijnvariatie'. Een goede eenduidige registratie kan deze vorm van variatie terugdringen.

In 2007 heeft de Nederlandse Vereniging voor Keel-, Neus- en Oorheelkunde de richtlijn 'Ziekten van Adenoïd en Tonsillen in de Tweede lijn' opgesteld (Nederlandse Vereniging voor Keel-, Neus- en Oorheelkunde, 2007). In de richtlijn wordt onder andere beschreven aan welke indicatiecriteria zou moeten worden voldaan alvorens over te gaan tot (adeno)tonsillectomie. Zo is bijvoorbeeld de aanbeveling bij indicatie van (adeno)tonsillectomie bij kinderen met recidiverende tonsillitiden:

» Bij kinderen met zeer frequent recidiverende tonsillitis (7 of meer tonsillitiden per jaar of 5 tonsillitiden per jaar in de afgelopen twee jaar) is een (adeno)tonsillectomie geïndiceerd. Bij kinderen met frequent recidiverende tonsillitis (4 tot 6 tonsillitiden per jaar) met ernstige morbiditeit kan een (adeno)tonsillectomie worden overwogen. Bij kinderen met minder ernstige of minder frequente klachten is een afwachtend beleid geïndiceerd. **«**

Sedertdien is er een vermindering van variatie opgetreden in aantallen verrichte adenotonsillectomieën per regio. Een Landelijke Transmurale Afspraak tussen eerste en tweede lijn op basis van de richtlijn zou een eenduidiger beleid verder kunnen bevorderen. Borging van de naleving van deze afspraak zal de variatie nog verder moeten terugdringen. In 2012 is begonnen met de herziening van de eerdergenoemde richtlijn, waarbij recent onderzoek naar de indicatie voor adenotomieën een belangrijke rol zal spelen.

20.4.3 **Voorbeeld 3: chirurgie rughernia**

Het lumbosacraal radiculair syndroom (ischias) wordt gekenmerkt door uitstralende pijn in een gebied van het been dat soms gepaard gaat met sensorische en motorische uitval. De meest voorkomende oorzaak van ischias is hernia nuclei pulposi (HNP). De geschatte jaarlijkse incidentie van ischias in westerse landen is vijf gevallen per duizend volwassenen. In Nederland worden jaarlijks 75.000 patiënten gezien in de huisartsenpraktijk. In 1996 werden meer dan 11.000 mensen hieraan geopereerd. In 2011 is dat getal gedaald naar ongeveer 9.000. Dit wil zeggen dat momenteel rond de 66.000 patiënten succesvol conservatief worden behandeld. De timing van operatie en de gebruikte techniek spelen een belangrijke rol in de thans nog steeds aanwezig praktijkvariatie, die in dit geval niet geheel ongewenst is. De richtlijn 'Lumbosacraal radiculair syndroom' (2008) maakt dit duidelijk.

In de richtlijn is een indicatie voor chirurgische behandeling opgenomen. Onderstaand citaat uit de 'Overwegingen' van de vigerende richtlijn is gebaseerd op vijf gerandomiseerde studies (waarvan één uit Nederland), waarin opereren werd vergeleken met een in opzet conservatieve aanpak (afwachtend beleid). De Nederlandse studie heeft de oude richtlijn, met chirurgie-indicatie na zes tot twaalf weken beenpijn vergeleken met een alternatieve behandelstrategie van langer afwachten en operatie indien herstel uitblijft.

» Wat betreft de "timing of surgery" is er inmiddels sprake van een internationale consensus om bij voorkeur pas in te grijpen bij 18-20 weken beenpijn; in geval van ondraaglijke niet op medicatie reagerende beenpijn verdient het echter nog steeds de voorkeur over te gaan tot chirurgische interventie binnen deze periode maar na minimaal 6 weken conservatief beleid. In individuele gevallen kan worden afgeweken van deze algemene tendens waarbij persoonlijke omstandigheden, psychosociale factoren en voorkeuren van de patiënt een rol spelen. «

Hoewel beide strategieën, vroeg opereren versus uitstel van operatie, richting zestien tot twintig weken na een follow-up van één jaar gelijke uitkomsten hebben, blijft vroeg opereren, vanwege het snellere herstel van beenpijn, een geldige behandeloptie voor goed geïnformeerde patiënten (Peul et al, 2007). Vanuit een maatschappelijk perspectief (echter niet vanuit gezondheidszorgperspectief) blijkt het zelfs kosteneffectiever te zijn om landelijk beleid vast te stellen op vroege operaties na zes weken klachten (Van den Hout et al, 2008). Het bestaan van verschillende beleidsopties (vroeg versus laat opereren) geeft vrijheidsgraden in de keuze door de goed geïnformeerde patiënt. Het feit dat sommige patiënten eerder voor een operatie kiezen dan anderen zou een deel van de praktijkvariatie kunnen verklaren. Het verwijsbeleid van de huisarts en de laagdrempelige MRI-diagnostiek kan hierbij een rol spelen. Dit lage-rug-herniavoorbeeld presenteert de beide uitersten van het spectrum. Enerzijds gewenste praktijkvariatie via *shared decision making* tussen patiënt en arts, en anderzijds potentieel ongewenste praktijkvariatie door financiële productieafspraken voor MRI en operatie en minder aantrekkelijke financiële afspraken voor een conservatief afwachtend beleid.

Een herziening van de richtlijn kan hier de bandbreedtes voor indicatiestelling formuleren.

20.5   Expliciete aandacht voor indicatiestelling in richtlijnen

Een duidelijk omschreven indicatiestelling voor diagnostisch en therapeutisch handelen is een belangrijk aanknopingspunt om goede zorg te realiseren en daarmee ook ongewenste praktijkvariatie terug te dringen. Daarbij moeten de aanbevelingen in de richtlijnen zo specifiek mogelijk worden geformuleerd en waar mogelijk een bandbreedte aangegeven. Het is hierbij verstandig ook expliciet aan te geven wat buiten de indicatiestelling valt en beschouwd wordt als niet gepaste zorg. Voorwaardelijk is hierbij wel dat voldoende onderzoek van goede kwaliteit naar indicatiestelling voorhanden is.

Men moet zich tevens realiseren dat niet alle diversiteit in de richtlijn kan worden beschreven. De uiteindelijke zorg wordt bepaald door een gezamenlijke beslissing van arts en patiënt, waarbij rekening wordt gehouden met de individuele wensen, voorkeuren en verwachtingen binnen bepaalde bandbreedtes. De bandbreedte geeft de grenzen aan waarbinnen praktijkvariatie niet ongewenst is en verder onderzoek naar de oorzaken van de variatie niet geïndiceerd is, omdat het aannemelijk is dat in een bepaald percentage mag worden afgeweken van de richtlijn voor het verlenen van goede zorg.

20.6   Belang van kwaliteitsregistratiesystemen

Om het proces van indicatiestelling in richtlijnen te faciliteren is de beschikbare informatie uit registratiesystemen over variatie in zorggebruik zeer waardevol. Het is dan ook van belang dat deze gegevens beschikbaar zijn (bijvoorbeeld uit Vektis, DHD, kwaliteitsregistraties). Op deze manier kan een betrouwbaarder beeld worden gekregen in variatie in zorggebruik, wat een belangrijke input vormt voor de knelpuntenanalyse van een richtlijn.

- **Dankwoord**

Met dank aan Annette ter Schiphorst-Halfweeg van de Nederlandse Vereniging voor Keel-Neus-Oorheelkunde en Heelkunde van het Hoofd-Halsgebied (NVKNO) voor haar bijdrage aan het voorbeeld ten aanzien van ziekten van adenoïd en tonsillen. Tevens danken wij Jannes van Everdingen van de Nederlandse Vereniging voor Dermatologie en Venereologie (NVDV) voor zijn bedrage aan het voorbeeld inzake psoriasis.

Literatuur

Everdingen JJE. Pinkhof Geneeskundig woordenboek. 11^e druk. Houten: Bohn Stafl eu van Loghum, 2011.

Hout WB van den, Peul WC, Koes BW, Brand R, Kievit J, Thomeer RT. Leiden-The Hague Spine Intervention Prognostic Study Group. Prolonged conservative care versus early surgery in patients with sciatica from lumbar disc herniation: cost utility analysis alongside a randomised controlled trial. BMJ 2008;336:1351–4.

Jong JD de. PhD thesis Explaining Medical Practice Variation, Social organization and institutional mechanisms. Universiteit Utrecht, 2008.

Nederlandse Vereniging voor Dermatologie en Venereologie. Richtlijn Foto(chemo)therapie en systemische therapie bij ernstige chronische plaque psoriasis. Nederlandse Vereniging voor Dermatologie en Venereologie (NVDV), 2011.

Peul WC, Houwelingen HC van, Hout WB van den, Brand R, Eekhof JA, Tans JT, et al. Leiden-The Hague Spine
  Intervention Prognostic Study Group. Surgery versus prolonged conservative treatment for sciatica. N Engl
  J Med. 2007;31;356:2245–56.

Richtlijn Lumbosacraal radiculair syndroom, 2008 (te downloaden ▶ www.kwaliteitskoepel.nl). Nederlandse
  Vereniging voor Keel-, Neus- en Oorheelkunde. Richtlijn Ziekten van Adenoid en Tonsillen in de Tweede
  lijn. Nederlandse Vereniging voor Keel-, Neus- en Oorheelkunde, 2007 (te downloaden ▶ www.kwaliteits-
  koepel.nl).

Rigter H. Passend gebruik van het begrip 'gepast' in discussies over de gezondheidszorg. Ned Tijdschr Geneeskd
  1994;138:4–7.

Spuls PhI, Tuut, MK, Everdingen JJE van, Rie MA de. Richtlijn 'Foto(chemo)therapie en systemische therapie bij
  ernstige chronische plaque-psoriasis'. Ned Tijdschr Geneeskd 2004;148:2121–5.

Deel 5. Toepassing van richtlijnen

Hoofdstuk 21 Implementatie van richtlijnen – 215
L.M.T. Schouten, M.E.J.L. Hulscher en R.F. Dijkstra

Hoofdstuk 22 Omgaan met weerstanden – 225
T. van der Weijden, D. Beaujean en J.A. Swinkels

Hoofdstuk 23 ICT-ondersteuning: de volgende stap in de evolutie van richtlijnen – 233
R. Goud, H. Riper en D. Sent

Hoofdstuk 24 Richtlijnen en onderwijs – 245
M.J. Kaljouw, E.J. van der Jagt en P.J. Dörr

Hoofdstuk 25 Patiëntenvoorlichting in aansluiting op richtlijnontwikkeling – 251
J.A. Mulder, A.J.M. Drenthen en A.M.C. Horemans

Inleiding

Klinische richtlijnen vinden vaak moeizaam hun weg naar de praktijk. Alleen informeren over nut, effectiviteit en doelmatigheid van een richtlijn volstaat meestal niet om succesvolle invoering te garanderen. Zorgverleners nemen richtlijnadviezen niet klakkeloos ter harte, zeker niet als die afwijken van hun professionele normen, waarden en routines.

Richtlijnen zijn ontwikkeld op groepsniveau en niet zomaar toe te passen op een individuele patiënt, met name bij patiëntengroepen waarvoor weinig evidence bestaat, bijvoorbeeld bij ouderen met comorbiditeit. Dit kan tot gemotiveerd en wenselijk afwijken van de richtlijnaanbeveling leiden.

Maar toepasbaarheid is vaak ook een probleem op het niveau van de zorgverlener. De zorgverlener moet weten dat de richtlijn bestaat, de richtlijn accepteren, leren kennen, de kennis ook kunnen toepassen, die dan ook willen toepassen, en tot slot ook in staat worden gesteld om te handelen volgens de richtlijn. Knelpunten die liggen op het niveau van de zorgverlener (competentie, weerstand, financiële prikkels) en de organisatie (schotten tussen eerste en tweede lijn enz.), kunnen leiden tot ongewenst afwijken van de richtlijnen.

Om de kloof tussen richtlijn en praktijk te overbruggen zijn implementatiestrategieën nodig die gericht zijn op de knelpunten om volgens de kernaanbevelingen te kunnen werken. Verschillende aanbevelingen binnen een richtlijn kunnen heel verschillende knelpunten hebben. Een goed begrip van de knelpunten die de implementatie van richtlijnen kunnen beïnvloeden en inzicht in de 'state of the art' zijn belangrijk om de stap van richtlijn naar praktijk beter te kunnen overbruggen. Het betreft hier zowel inzicht in generieke factoren die in principe voor alle richtlijnen gelden als inzicht in meer specifieke factoren die aandoening-, discipline-, én settingspecifiek kunnen zijn.

Als richtlijnontwikkelaars op deze problemen kunnen anticiperen, kan dat de disseminatie, implementatie en adoptie van richtlijnen in de praktijk bevorderen.

Op het moment van het verschijnen van dit boek is er een implementatiechecklist in wording voor richtlijnontwikkelaars gepubliceerd door het Zorginstituut Nederland. Enkele van de items op de checklist komen aan bod in deze sectie, zoals de rol van ICT in ontwikkeling, implementatie en evaluatie van richtlijnen, de educatieve uitdagingen om richtlijnen goed op het netvlies te krijgen tijdens onderwijs, opleiding en nascholing, en de rol van patiënten en patiëntenorganisaties in implementatie van richtlijnen.

T. van der Weijden

Implementatie van richtlijnen

L.M.T. Schouten, M.E.J.L. Hulscher en R.F. Dijkstra

Kernboodschappen

- Een richtlijn is 'slechts' een tussenstap in het proces van implementatie van wetenschappelijke kennis. Kennisnemen van de richtlijn is de eerste stap, deze kennis vertalen naar acties in de eigen zorgpraktijk de volgende. Deze laatste stap vindt meestal niet automatisch plaats. Gerichte implementatie-strategieën kunnen hierbij behulpzaam zijn.
- Bij het ontwikkelen van de richtlijn moet al rekening worden gehouden met implementatieaspecten. Dit geldt met name voor de knelpuntenanalyse, de commentaarfase, een proefimplementatie en bij het opstellen van kernindicatoren.
- In de praktijk worden verschillende strategieën voor implementatie gehanteerd. Geen enkele strategie is superieur aan andere. Doorgaans is een combinatie van verschillende interventies nodig, gericht op het wegnemen van de belangrijkste ervaren knelpunten, om de gewenste verbeteringen te realiseren.
- Bij het kiezen van interventies dient men te beschikken over goede kennis van de doelgroep en richt men zich op lokale veranderingsprocessen, het integreren van praktijkkennis en wetenschappelijke kennis, actieve participatie van patiënten en organisatorische randvoorwaarden die stimuleren dat mensen leren en veranderen.

21.1   Inleiding

Het aantal wetenschappelijke inzichten en werkwijzen dat – in richtlijnen vervat – beschikbaar komt, is indrukwekkend. Een richtlijn bundelt de 'aanbevelingswaardige' zorg uit het beschikbare wetenschappelijk onderzoek, plaatst dit in het perspectief van de praktijk en voorziet de professional zo van waardevolle adviezen voor goede en adequate zorg in de dagelijkse praktijk. Maar hoe betekenisvol ook, de kennis in deze richtlijnen bereikt niet vanzelf de spreekkamer en de patiënt. Lijkt het ultieme doel van evidence-based richtlijnen het opvolgen en zorgvuldig toepassen, of zorgvuldig en onderbouwd afwijken, van aanbevelingen, in de praktijk gebeurt dat lang niet altijd en als het gebeurt vaak veel trager dan men zou willen.

Klinische richtlijnen worden beschouwd als belangrijk instrument om de kwaliteit van de zorg te verbeteren. De praktijk blijkt eens te meer weerbarstig. Beroepsbeoefenaren volgen aanbevelingen niet automatisch op (Grol, 2010) en ook aan de kant van patiënten is non-adherentie een bekend fenomeen (Lugtenberg, 2011).

Een scala aan contextuele factoren maakt dat aanbevelingen niet altijd en niet door iedereen een-op-een worden toegepast. Denk hierbij aan de aard en ernst van klachten, de wijze waarop de patiënt die presenteert en de zorgverlener daarop reageert, aanwezige risicofactoren en comorbiditeit, angsten, verwachtingen en wensen van de patiënt en zijn omgeving, ingeslopen medische routines ('we hebben het altijd zo gedaan en het ging toch altijd goed'). Maar ook aan: de (extra) kosten van nieuwe vormen van diagnostiek en behandeling, de technische uitvoerbaarheid ervan, de beschikbaarheid van voorzieningen als laboratoriumtesten of therapieën en van ondersteunend personeel, de wachttijd voor de patiënt, de financiële vergoeding en juridische consequenties ('wat zijn de gevolgen als we die procedure achterwege laten?').

Kortom, implementatie van richtlijnen gaat niet vanzelf, ook al zijn deze wetenschappelijk bewezen effectief. Dit resulteert in een enorme heterogeniteit in geleverde patiëntenzorg (praktijkvariatie). Gemotiveerd en 'patiëntspecifiek' afwijken van een richtlijn is mogelijk, zoals in het geval van andere aanwezige aandoeningen, een beperkte levensverwachting of afwijkende patiëntpreferenties. Het structureel niet toepassen van aanbevelingen uit richtlijnen die op goed uitgevoerde onderzoeken berusten, betekent over het algemeen dat niet wordt gewerkt volgens recente wetenschappelijke inzichten. Dit resulteert mogelijk in nadelige gevolgen voor een patiënt, onnodige extra kosten en het ontstaan van onwenselijke lokale verschillen in de zorg.

Dit hoofdstuk schetst de belemmeringen die professionals (en patiënten) ervaren bij het toepassen van richtlijnen in de dagelijkse praktijk. Daarna wordt een algemeen model voor implementatie gepresenteerd en de huidige kennis rondom implementatie van richtlijnen aangestipt.

21.2   Barrières

Onderzoek laat zien dat zorgverleners (en patiënten) een breed scala aan barrières ervaren bij het toepassen van aanbevelingen uit richtlijnen (Lugtenberg, 2011). De literatuur geeft verschillende verklaringen voor het niet werken volgens richtlijnen. Fleuren, Wiefferink en Paulussen (2002) onderscheiden, in een uitgebreide literatuurreview en aanvullende Delphi-studie, vijftig belemmerende of bevorderende factoren. In theorieën over implementatie worden er grofweg drie belangrijke categorieën beschreven. Ten eerste een categorie van factoren die te maken heeft met de innovatie zelf. Ten tweede de toekomstige gebruikers, oftewel de doelgroep (individuele professional en patiënt). Tot slot de context, de omgeving waarin de implementatie plaatsvindt (sociale context, organisatorische context, economische en politieke context).

Soms twijfelen professionals bijvoorbeeld aan het onderliggende wetenschappelijke bewijs of vinden ze het onvoldoende duidelijk waarom ze een aanbeveling moeten toepassen. Of blijken zorgverleners de kernaanbevelingen uit richtlijnen niet (goed) te kennen. Daarnaast vinden veel professionals dat de aanbevelingen slecht toepasbaar zijn in de praktijk door de heterogeniteit van patiëntenpopulaties. Uit onderzoek blijkt dat een beperkte toepasbaarheid het naleven van richtlijnen belemmert, zeker bij patiënten met comorbiditeit (Francke, 2008). Richtlijnen zijn doorgaans ziektespecifiek en excluderen patiënten met meervoudige problematiek. Daarnaast worden omgevinggerelateerde barrières, in het bijzonder organisatorische belemmeringen, gerapporteerd als barrière. Deze belemmeringen hebben vooral betrekking op logistieke problemen binnen de eigen werkomgeving of organisatie. Ook gebrekkige samenwerking en afstemming met andere zorgverleners worden als barrière ervaren. Soms missen professionals en bestuurders competenties op het gebied van verandermanagement of weten zij niet aan welke knoppen zij moeten draaien om een richtlijn te implementeren. Maar ook het feit dat aanbevelingen kunnen botsen met patiëntpreferenties is een belemmerende factor (Lugtenberg, 2011). Vaak spelen ook financiële obstakels een rol, zijn er negatieve inkomensgevolgen, is er hinderende wet- en regelgeving, of vergt de verandering extra afstemming tussen verschillende zorgverleners, is er gebrek aan menskracht, ontbreekt de juiste informatievoorziening of is er sprake van tegenstrijdige prikkels of belangen (Francke, 2008). Daarnaast raken zorgverleners steeds verder ingebed in netwerken. Artsen zijn niet meer uitsluitend belangenbehartiger van de eigen patiënten, maar ook actor te midden van andere actoren. Bij het al dan niet opvolgen van richtlijnen zijn in meer of mindere mate ook beroepsorganisaties, brancheorganisaties, patiëntenorganisaties, zorgverzekeraars, onderzoeksinstituten en universiteiten, kennisinstituten, adviseurs, databeheerders, de Inspectie voor de Gezondheidszorg, het Ministerie van Volksgezondheid, Welzijn en Sport, en binnenkort ook het nieuwe Kwaliteits- of Zorginstituut Nederland betrokken. Zo worden zorgverleners geconfronteerd met uiteenlopende belangen en opvattingen in het opvolgen van richtlijnen.

21.3 Algemeen model voor implementatie

De kennis over implementatie van innovaties in de zorg is het laatste decennium systematisch in kaart gebracht en becommentarieerd (Grimshaw 2004; Grol en Wensing, 2012). Implementatie kan worden omschreven als 'een procesmatige en planmatige invoering van vernieuwingen en/of veranderingen van bewezen waarde met als doel dat deze een structurele plaats krijgen in het (beroepsmatig) handelen, in het functioneren van organisatie(s) of in de structuur van de gezondheidszorg'.

Belangrijke termen in deze definitie zijn:

- *procesmatig en planmatig*: het gaat om een systematische en gerichte aanpak;
- *van bewezen waarde*: het gaat om het invoeren van kennis en vernieuwingen, bijvoorbeeld in de vorm van klinische praktijkrichtlijnen, waarvan op grond van onderzoek en van de goede kwaliteit aannemelijk gemaakt kan worden dat ze leiden tot een betere kwaliteit van zorg en/of kwaliteit van leven;
- *structurele plaats*: het gaat erom dat de ingevoerde kennis en vernieuwingen een vaste plaats in het handelen krijgen, met andere woorden: nieuw gedrag en/of werkwijzen in plaats van oud gedrag en/of werkwijzen.

Implementatie kent verschillende modellen en scholen die zich beroepen op uiteenlopende theorieën over het veranderen van gedrag en organisaties, afkomstig uit de marketing, de organisatiekunde of de voorlichtingskunde (Grol, 2012). Geen enkele van deze theorieën heeft hét antwoord op de veelzijdigheid van (gedrags)veranderingsprocessen in de complexe en veelzijdige context van de dagelijkse praktijk waarin zorgverleners diverse barrières ervaren.

Een veelgebruikte werkwijze in veel implementatieprojecten is de PDSA-verbetercyclus. De verbetercyclus van W. Edward Deming (kwaliteitscyclus) vormt het hart van het werken aan het optimaliseren van (zorg)processen: de cirkel beschrijft vier activiteiten die op alle verbeteringen in zorgprocessen of organisaties van toepassing zijn: Plan-Do-Study-Act. Het is een aanpak om aan aantoonbare verbetering te werken. Het cyclische karakter garandeert dat de verbetering continu onder de aandacht is. Deming heeft zijn cirkel gebaseerd op de verbetercyclus van de natuurkundige Walter A. Shewhart. De indeling komt voort uit het wetenschappelijke proces zoals dat door Francis Bacon (1620) werd geformuleerd: hypothese – experiment – evaluatie. Het boeiende aan dit model is dat het op verschillende niveaus kan worden toegepast; zowel de individuele zorgverlener als de organisatie kunnen het hanteren bij de voorbereiding, uitvoering, evaluatie en bijsturing van de eigen zorgprocessen. De vier activiteiten in de kwaliteitscyclus van Deming zijn (zie ◘ figuur 21.1):

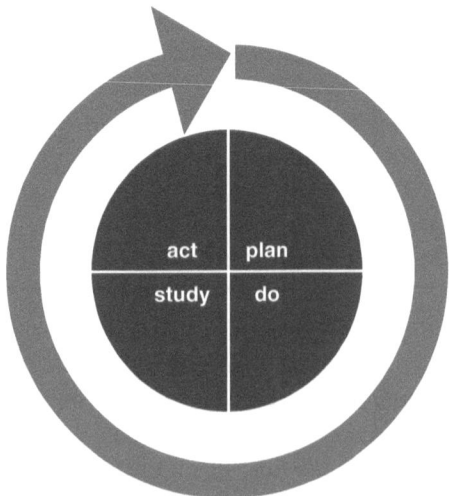

◘ **Figuur 21.1**   Kwaliteitscyclus van Deming.

- PLAN: Kijk naar huidige werkzaamheden en ontwerp een plan voor de verbetering van deze werkzaamheden. Stel voor deze verbetering doelstellingen vast.
- DO: Voer de geplande verbetering uit in een gecontroleerde proefopstelling.
- STUDY: Monitor het resultaat van de verbetering, vergelijk deze met de oorspronkelijke situatie en toets deze aan de vastgestelde doelstellingen.
- ACT: Stel bij aan de hand van de gevonden resultaten bij 'study'.

Een algemeen en veelgebruikt basismodel in de gezondheidszorg is het implementatiemodel van Grol en Wensing (2012) (zie ◻ figuur 21.2). Het betreft een cyclisch stappenplan; de stappen zijn herleidbaar tot het gangbare medische model, te weten onderzoek, diagnose, behandeling en evaluatie. Het model omvat vier onderdelen: keuze van het onderwerp voor zorgvernieuwing, diagnostische analyse, keuze van de interventie en het opstellen van een implementatieplan, en evaluatie.

- Keuze van het onderwerp voor zorgvernieuwing:
  - draagvlak bepalen;
  - relevante kenmerken van de vernieuwing bepalen;
  - de vernieuwing aan de wensen van gebruikers aanpassen.
- Diagnostische analyse:
  - de doelen en belangen van de betrokkenen vaststellen;
  - de huidige gang van zaken in kaart brengen;
  - belemmerende en bevorderende factoren bepalen;
  - relevante subgroepen in de doelgroep vaststellen.
- Keuze van de interventie en het opstellen van een implementatieplan:
  - een of meer interventies kiezen, passend bij de geconstateerde bevorderende en belemmerende factoren;
  - een concreet plan van aanpak en uitvoering opstellen;
  - aandacht besteden aan het behoud van de verandering.
- Evaluatie: het bepalen van het verloop, het effect en de kosten van de implementatie en het zo nodig bijstellen van het plan:
  - het verloop van het implementatieproces, de effecten en de kosten in relatie tot de effecten evalueren.

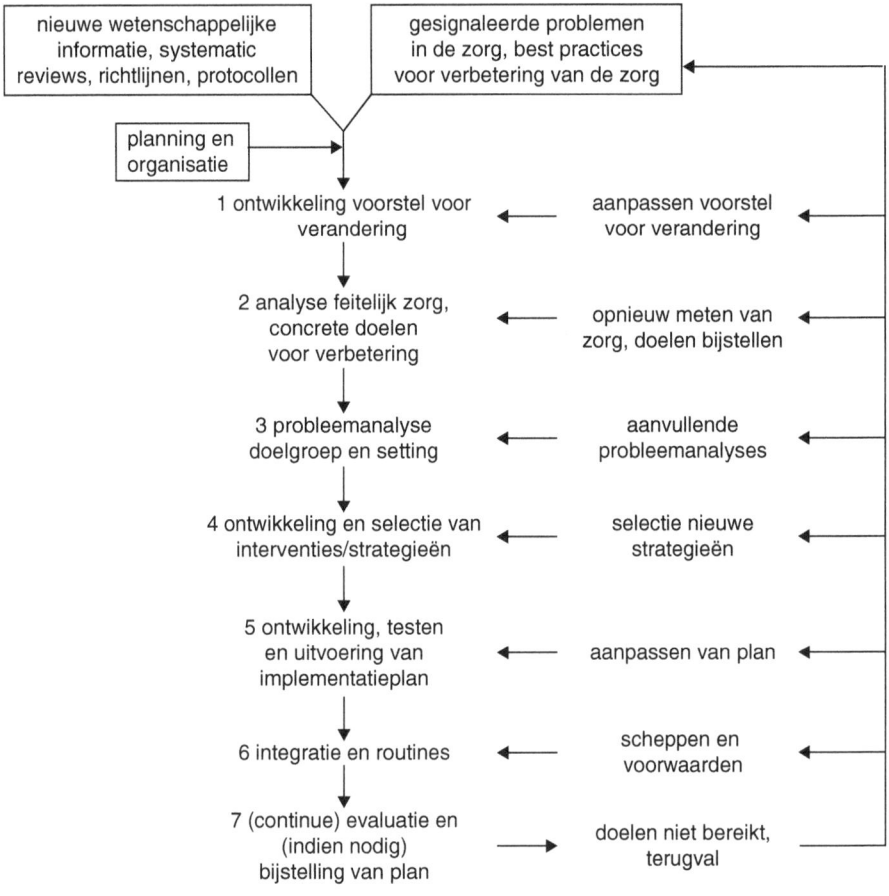

☐ Figuur 21.2   Algemeen implementatiemodel Grol en Wensing (2012).

Ongeacht de discipline of het vakgebied onderscheidt men in de implementatie een aantal vaste fasen. Bij elke fase kunnen zich problemen voordoen die opgelost moeten worden voordat men naar de volgende fase kan overgaan: het is een noodzakelijke volgorde (zie ☐ tabel 21.1).

21.4   Implementatiestrategieën

Ofschoon elk implementatietraject een aantal belangrijke stappen en fasen kent, is er geen simpele en uniforme blauwdruk waarvan men gebruik kan maken. In zekere zin moet men proefondervindelijk elke keer weer uitzoeken wat het beste is. Invoering van een aanbeveling over het controleren van bloedsuikerspiegels bij diabetes door medisch specialisten of huisartsen vergt bijvoorbeeld een andere aanpak dan invoering van een aanbeveling op het gebied van het vormgeven van transmurale afspraken bij deze groep patiënten. Professionele kennis en kunde blijven de belangrijkste richtsnoeren voor het handelen, maar ook organisatorische en sociale vaardigheden en samenwerken met andere disciplines zijn dan in het geding.

□ Tabel 21.1 Fasen van gedragsverandering met specifieke implementatiedoelen (gebaseerd op Grol en Wensing, 2012)

fase	bevorderende factoren (algemeen)	specifieke implementatiedoelen
oriëntatie	zich bewust zijn van de innovatie	weten dat de richtlijn bestaat
	interesse en betrokkenheid	nieuwsgierig zijn naar de richtlijn
inzicht	kennis en begrip	de kernaanbevelingen uit de richtlijn kennen
	inzicht in eigen werkwijze	weten waar het huidig handelen afwijkt van de kernaanbevelingen
acceptatie	positieve houding, motivatie	de richtlijn als waardevol zien
	intentie of besluit om te veranderen	besluiten om de aanbeveling(en) op te volgen
verandering	invoering in de praktijk	experimenteren met nieuwe werkwijze uit de aanbevelingen
	bevestiging van nut	bevestiging dat de aanbevelingen 'werken'
behoud van verandering	integratie in bestaande routines	de aanbevelingen inpassen in huidige werkwijze
	verankering in de organisatie	de aanbevelingen blijvend toepassen

Wanneer de verschillende beïnvloedende factoren voor implementatie zijn vastgesteld en er is bepaald in welke fase van verandering de groep waarop de richtlijn betrekking heeft zich bevindt, kan een interventie (implementatiestrategie) worden geselecteerd.

Implementatie van richtlijnen omvat zowel de verspreiding als invoering of toepassing ervan. Verspreiden van richtlijnen betekent het breed bekendmaken van de richtlijn onder de doelgroepen via de daartoe ter beschikking staande kanalen.

Brede verspreiding van richtlijnen houdt onder meer in:

- bekendmaken van de richtlijn onder de leden van de wetenschappelijke vereniging(en) via verenigingspost en e-mailverkeer;
- publicatie van de richtlijn (of een samenvatting daarvan) in vaktijdschriften (denk bijvoorbeeld aan het *Nederlands Tijdschrift voor Geneeskunde, Huisarts en Wetenschap*);
- publicatie van de richtlijn in de verenigingsperiodiek en op de websites van de vereniging(en) of in landelijke databanken (denk bijvoorbeeld aan ► www.nhg.org, ► www.diliguide.nl, ► www.oncoline.nl of de app van de kwaliteitskoepel);
- verzenden van de richtlijn, en een lekenversie van de richtlijn, aan de desbetreffende doelgroepen (de leden van de betrokken patiënten- en beroepsverenigingen);
- in veel gevallen ook verzenden van de richtlijn aan overige belanghebbenden en stakeholders.

Daarnaast kan gedacht worden aan het verspreiden van afgeleide producten zoals samenvattingskaarten, stroomdiagrammen, patiëntenfolders, keuzehulpen, consultondersteunende informatiebrieven en informatie op voorlichtingssites zoals ► www.thuisarts.nl.

Verspreiding van een richtlijn alleen staat echter niet garant voor daadwerkelijke toepassing van de nieuwe kennis in de praktijk. Effectieve invoering van aanbevelingen uit richtlijnen vergt veelal extra aandacht, een gedegen voorbereiding en planmatige aanpak. Doorgaans is een combinatie van verschillende interventies nodig, gericht op het wegnemen van de belangrijkste ervaren barrières, om de gewenste verbeteringen te realiseren. De keuze van de implementatieaanpak hangt af van de aard van de innovatie, de doelgroep, de setting en de implementatieproblemen en -mogelijkheden die men daarin tegenkomt (via de diagnostische analyse). Voor het kiezen van interventies is goede kennis van de doelgroep en zicht op de lokale omstandigheden waarbinnen de verbeteringen tot stand moeten komen belangrijk (Grol, 2012).

In de literatuur rond het thema implementatie is veel geschreven over verschillende al of niet succesvolle implementatiestrategieën. Zo zijn er diverse lijstjes en schema's ontwikkeld met mogelijke vormen van aanpak en interventie. Deze strategieën kunnen uiteenlopen van het sturen van gedrukte materialen per post naar professionals tot het geven van een financiële beloning voor gewenst gedrag of het opnieuw inrichten van een zorgproces (Grol en Wensing, 2012). Voor een overzicht hiervan wordt veelal verwezen naar de taxonomie van EPOC (*Effective Practice and Organisation of Care*), de Cochrane Collaboration-groep die zich richt op reviews van studies naar implementatie van richtlijnen en innovaties (Bero, 1998). Daarin wordt onderscheid gemaakt tussen professionele, financiële en organisatorische strategieën en wettelijke maatregelen.

Grol en Wensing (2012) stellen dat het bewijs voor de effectiviteit van een bepaalde aanpak vaak niet eenduidig is. Meervoudige implementatiestrategieën lijken effectiever dan enkelvoudige. Vooral interactieve modaliteiten, waarbij geappelleerd wordt aan de praktijkervaringen van de deelnemende professionals, sorteren effect. De strategiekeuze dient gekoppeld te zijn aan de uitkomsten van de diagnostische analyse en aan de bevorderende en belemmerende factoren die daarin zijn opgespoord. Het is aannemelijk dat complexe strategieën gebaseerd op een diagnostische analyse effectiever zijn dan enkelvoudige standaardstrategieën, omdat meerdere barrières kunnen worden weggenomen. Het blijkt dat implementatiestrategieën die zorgvuldig zijn gericht op de knelpunten, zoals die in de knelpuntenfase, de commentaarfase of bij de proefimplementatie van de richtlijnontwikkeling naar voren zijn gekomen, meer effect sorteren dan generieke strategieën (Baker, 2010). Sociale contacten en onderlinge samenwerking tijdens het implementatietraject lijken belangrijke aangrijpingspunten voor het delen van kennis en het realiseren van resultaten. Inzicht in en toegang tot oplossingen van anderen en de mogelijkheid die met elkaar te bespreken versterken het vermogen van teams zelf oplossingen toe te passen. Voldoende tijd, capaciteit en rust in de organisatie zijn belangrijke factoren in de context van implementaties. Ook steun van het management of bestuur lijkt cruciaal.

Het type strategie (wat betreft methodiek) is dus weinig voorspellend voor de effectiviteit: alle soorten strategieën kunnen werken, maar het is onhelder wanneer wat werkt omdat dit sterk samenhangt met de richtlijn zelf, de gebruikers, en de context (Wensing, 2011). Ook per doelgroep hangen de effecten van implementatie sterk af van contextuele factoren (Grol en Wensing, 2012; Fleuren, 2004). Vandaar dat er verschillende strategieën voor implementatie worden gehanteerd, afhankelijk van de aard van de vernieuwing en de aard van de context. Soms kan een simpele interventie zeer effectief zijn (bijvoorbeeld een reminder in de vorm van een sticker op de computer die herinnert aan de juiste medicatiedosering). In andere gevallen zal een complexe interventie meer op zijn plaats zijn (bijvoorbeeld bij het invoeren van een nieuwe zorgketen). De effectiviteit van complexe strategieën moet worden afgezet tegen de kosten, die meestal hoger zijn dan bij minder complexe combinaties en enkelvoudige strategieën. Elke omstandigheid vraagt om een eigen aanpak. Wat in de ene situatie goed werkt, kan in een andere situatie anders uitpakken. Er bestaat dus niet zoiets als een blauwdruk.

21.5 Kan het beter, kan het sneller?

Het aansluiten van richtlijnen op de praktijk is een belangrijk aandachtspunt. Omdat patiënten en medische contexten nu eenmaal van elkaar verschillen dienen richtlijnen zo veel mogelijk met deze verschillen rekening te houden. Soms lijken de situaties die in richtlijnen wordt beschreven en de praktijk mijlenver uit elkaar te liggen. Richtlijnen en praktijk kunnen mogelijk dichterbij elkaar gebracht worden als er besef is van de interactie die richtlijnen hebben met bestaande werkzaamheden. Er zal bij de ontwikkeling van richtlijnen uiteraard steeds rekening moeten worden gehouden met de laatste stand van zaken vanuit wetenschappelijk onderzoek, maar ook met de bestaande werkpraktijken. In de praktijk ontstaat nieuwe kennis door een samenspel tussen expliciete kennis en 'tacit knowlegde', oftewel impliciete kennis, waarbij 'tacit knowledge' getransformeerd wordt tot expliciete kennis en andersom (Greenhalgh, 2008). Een richtlijn dient te allen tijde in die context gezien te worden.

Implementatie van richtlijnen is lang beïnvloed door het veld van Health Technology Assessment (HTA), dat zich kenmerkt door een planmatig denken over richtlijnen. Richtlijnen worden in het HTA-denken gezien als brokjes kennis die moeten worden ingevoerd in de praktijk. De daarbij gepaard gaande implementatiemethode kenmerkt zich door een 'push-benadering'. Nieuwe kennis wordt min of meer hardhandig de praktijk in geduwd, zonder terdege rekening te houden met de lokale context, zoals de wensen van professionals, bestaande kennis, patiëntvoorkeuren, organisatorische voorwaarden, procedures. Het rapport van de Gezondheidsraad *Van implementeren naar leren* uit 2000 brengt de beperkingen van deze push-benadering naar voren. Het rapport pleit voor meer lokale veranderprocessen met nadruk op het lerend vermogen van de professional, het bestaan van praktijkkennis naast wetenschappelijke kennis, de rol van de patiënt en de organisatorische voorwaarden die leren (en veranderen) stimuleren. Het gebruiken van richtlijnen moet volgens deze visie deel uitmaken van een kwaliteitssysteem gericht op het verlenen van goede zorg op het juiste moment op de juiste plaats. Allerlei prikkels kunnen het gebruik van de laatste kennis stimuleren. Door het accent van de veranderstrategie te verleggen naar de lokale situatie en door het belonen van het gebruik van goede kennis, is de kans veel groter dat professionals zelf op zoek gaan naar de laatste en meest 'up to date'-kennis ('pull-benadering').

Optimalisering van het zorgproces, het kernthema van implementatie, kan het niet stellen zonder de inbreng van de praktijk. Het systematisch hebben van inzicht in het eigen handelen door de zorgverlener kan helpen om kennislacunes op te sporen en de PDSA-cyclus te bevorderen. Het is een tweerichtingsverkeer tussen praktijk en wetenschap. De dynamiek van de context waarin nieuwe inzichten – al dan niet in de vorm van richtlijnen – moeten worden toegepast, beïnvloedt die toepassing. Succesvolle implementatie vereist dat al bij de ontwikkeling van richtlijnen rekening wordt gehouden met die praktijk.

Literatuur

Baker R, Camosso-Stefinovic J, Gillies C, Shaw EJ, Cheater F, Flottorp S, et al. Tailored interventions to overcome barriers to change: effects on professional practice and health care outcomes. Cochrane Database Syst Rev, 2010.

Bero L, Grilli R, Grimshaw J. The Cochrane Effective Practice and Organisation of Care Group (EPOC), 1998.

Fleuren MAH, Wiefferink CH, Paulussen TGWM. Determinants of innovations within health care organizations. Literature review and Delphi study. Int J Qual Health Care 2004;16:107–123.

Francke AL, Smit MC, De Veer AJE, Mistiaen P. Factors influencing the implementation of clinical guidelines for health care professionals: A systematic meta-review. BMC Medical informatics and decision making. 2008;8:38 doi 10.1186/1472-6947-8-38.

Greenhalgh J, Flynn R, Long AF, Tyson S. Tacit and encoded knowledge in the use of standardized outcome measures in multidisciplinary team decision making: a casestudy of in-patient neurorehabilitation. Social Science & Medicine 2008;67:183–94.

Grimshaw JM, Thomas RE, MacLennan G, Fraser C, Ramsay CR, Vale L, et al. Effectiveness and efficiency of guideline dissemination and implementation strategies. Health Technol Assess 2004;8(6):72.

Grol, R, Braspenning J, Dijkstra R, Hulscher M, Wensing M. Implementatie van NHG-standaarden: Succes of probleem? Huisarts Wet 2010:53;42–46.

Grol R, Wensing M. Implementatie. Effectieve verbetering van de patiëntenzorg. 4e druk. Amsterdam: Reed Business, 2012.

Lugtenberg M, Burgers JS, Besters CF, Han D, Westert GP. Perceived barriers to guideline adherence: a survey among general practitioners. BMC Fam Pract 2011;12:98.

Wensing M, Oxman A, Baker R, Godycki-Cwirko M, Flottorp S, Szecsenyi J, et al. Tailored Implementation For Chronic Diseases (TICD): a project protocol. Implement Sci 2011; Sep 7:6.

Omgaan met weerstanden

T. van der Weijden, D. Beaujean en J.A. Swinkels

Kernboodschappen

– Kennen, kunnen en willen zijn nodig om de intentie van zorgverleners zo hoog te krijgen dat zij ook daadwerkelijk gaan handelen volgens een nieuwe richtlijn.

– Het werken volgens richtlijnen vereist kennis, kunde en motivatie in combinatie met weldoordacht en genuanceerd toepassen van de aanbevelingen in de praktijk waardoor maatwerk ontstaat voor de individuele patiënt.

– Zorgverleners nemen niet klakkeloos richtlijnadviezen ter harte, zeker niet als die niet passen bij hun professionele normen, waarden en routines. Het bestaan van dit fenomeen van weerstand om te veranderen moet worden onderwezen.

– Het verstrekken van informatie over nut, effectiviteit en doelmatigheid van een richtlijn volstaat meestal niet om succesvolle invoering te garanderen. Men zal de vaak onbewuste weerstanden moeten opsporen en benoemen door in de huid te kruipen van degene die de richtlijn moet toepassen.

22.1 Inleiding

Voor de meeste zorgverleners is het onmogelijk de nieuwe kennis en inzichten van het vak bij te houden door het lezen van artikelen in de medische wetenschappelijke tijdschriften. Zo worden in het medisch domein per dag 75 RCT's gepubliceerd (Bastian, 2010). Klinische praktijkrichtlijnen gemaakt door een representatief samengestelde steekproef uit de beroepsgroep en patiëntenvertegenwoordigers, samen met epidemiologen en richtlijnmethodologen, synthetiseren en interpreteren de kennis, en dienen die in hapklare brokken op aan de zorgverleners. Zo brengen richtlijnen kennis naar de zorgverleners (en patiënten). Het kennen van de richtlijnen is op zich al een uitdaging gezien de veelheid aan richtlijnen in de zorg. Maar als de kennis over de aanbevelingen eenmaal in het hoofd van de zorgverleners zit (men kent de richtlijn), wil dat nog niet zeggen dat de zorgverlener ook in staat is volgens de richtlijn te werken. De zorgverleners moeten de richtlijn niet alleen kennen maar ook kunnen uitvoeren/toepassen. Zij moeten over de juiste vaardigheden gaan beschikken en toegang hebben tot de interventies die worden aanbevolen.

Maar er is meer, de zorgverleners moet niet alleen kennen en kunnen, maar eveneens willen. Zij moeten de kennis die is gecondenseerd in richtlijnaanbevelingen ook accepteren als juiste kennis. Er is intrinsieke en extrinsieke motivatie nodig om volgens de richtlijn te willen werken. De leidinggevende, de collega's, het management én de patiënten moeten de neuzen dezelfde kant op hebben en het gewenste gedrag van de individuele zorgverlener ondersteunen. Kennen, kunnen en willen zijn nodig om de intentie van de zorgverleners zo hoog te krijgen dat zij daadwerkelijk gaan handelen volgens een richtlijn. Hoewel een enkele keer implementatie vanzelf gaat, is dat meestal niet zo (zie kader De complexe dynamiek van de invoering van richtlijnen)

De complexe dynamiek van de invoering van richtlijnen

Orale anticonceptie

Toen de NHG-richtlijn over anticonceptie in de jaren negentig evidence-based kon aanbevelen dat de driemaandelijkse pilcontrole door de steeds lager gedoseerde en dus veiligere orale anticonceptiva kon worden afgeschaft, was dit in zeer korte tijd geïmplementeerd. Kennis van de nieuwe aanbeveling leidde in korte tijd tot afschaffing van de pilcontrole. Het paste naadloos bij de attitude van de huisartsen die zelden tot nooit afwijkingen vonden bij de bloeddrukcontroles, het leverde hen wel extra werk maar geen extra inkomen op, en de patiënten, veelal gezonde jonge vrouwen, hadden ook wel wat beters te doen.

Dreigende miskraam

Soms willen zorgverleners wel werken volgens de richtlijnen maar zijn er krachten buiten henzelf die dat weerhouden. Bij de publicatie van de richtlijnaanbeveling voor dreigende miskraam (Fleuren, 1993) werd evidence-based aanbevolen dat het maken van een echo geen diagnostische waarde heeft ten opzichte van afwachten, omdat het geen effect heeft op het beleid. Huisartsen die deze aanbeveling probeerden toe te passen omdat ze doelmatig wilden werken kregen dit niet voor elkaar. De richtlijn had geen rekening gehouden met de gevoelens van vrouwen die met bloedverlies vroeg in de zwangerschap grote behoefte hebben om te weten of ze nog zwanger waren van een levensvatbaar kind. Huisartsen kregen steeds meer weerstand tegen het toepassen van de aanbeveling. In een update van de richtlijn werd de echo wel aanbevolen, maar dan onderbouwd vanuit de kwaliteitsdimensie patiëntgericht werken.

22.2 Redenen om richtlijn niet op te volgen

De meeste aanbevelingen in de richtlijnen geven richting aan het denken, maar komen niet met een pasklaar antwoord wat te doen bij de individuele patiënt. Richtlijnen zijn ontwikkeld op groepsniveau en niet zomaar toe te passen op een individuele patiënt. Daar komt nog bij dat bij de individuele patiënt meerdere ziekten tegelijk kunnen voorkomen (multimorbiditeit). Er kunnen zelfs contra-indicaties zijn waarom een aanbeveling in een richtlijn niet werkzaam of zelfs gevaarlijk is voor een individuele patiënt. Behalve differentiatie naar individuele patiënten (personalised medicine) is er ook toenemend aandacht voor gedeelde besluitvorming (te beginnen bij preferentiegevoelige beslissingen). Hierdoor zullen zorgverleners hun eigen professionele normen en doelen aanpassen aan de voorkeuren van de goed geïnformeerde patiënt, om te komen tot een individueel zorgplan en individuele doelen waarin ook de patiënt zich kan vinden. Gedeelde besluitvorming is in de klinische besluitvorming van belang omdat artsen vaak denken te weten wat patiënten wensen, maar het regelmatig bij het verkeerde eind hebben (Mulley, 2012). In denkexperimenten kiezen artsen voor minder risicovolle medische interventies wanneer ze dat voor zichzelf zouden moeten beslissen dan wanneer ze dat voor hun patiënten zouden moeten beslissen (Ubel, 2011). Zorgverleners zijn vooral gericht op positieve uitkomsten, ze willen immers helpen, patiënten zijn ook gefocust op verbetering van hun klachten maar zeker ook op de zogenoemde *treatment burden*. De afweging tussen voor- en nadelen van een interventie kan per individu anders liggen. Keuzehulpen kunnen hier effectief zijn (zie ► H. 16). Voor sommige aanbevelingen, ook al zijn ze nog zo evidence-based, kan het voorkomen dat er vaker van wordt afgeweken dan dat ze worden opgevolgd, en ligt de benchmark van de prestatienorm dus laag, bijvoorbeeld op 50% adherentie. Hoewel het gedachteloos toepassen van de richtlijnen (kookboekgeneeskunde) een enkele keer geëigend is, omdat het handelen volgens een aanbeveling simpel en aantrekkelijk is voor zorgverleners en patiënten, komt het veel vaker voor dat er gewikt en gewogen moet worden bij het toepassen van richtlijnen. Tussen weten en doen spelen vele factoren die van invloed zijn op het uiteindelijke handelen een rol, niet in de laatste plaats de invloed van de zorgverlener zelf.

22.3 De mens is een irrationeel wezen

De mens is een irrationeel wezen. Zorgverleners onderscheiden zich daar niet van. Dat vraagt om reflectie als we stellen dat werken volgens richtlijnen kennis, kunde, motivatie en weldoordacht en genuanceerd toepassen van de aanbevelingen vraagt. De geschiedenis kent boeiende verhalen die illustreren dat mensen emotionele wezens zijn, die niet klakkeloos adviezen van anderen ter harte nemen, zeker niet als die adviezen niet passen bij de soms al lang bestaande professionele normen, waarden en routines (zie kader Weerstand tegen verandering, het verhaal van Semmelweis).

Weerstand tegen verandering, het verhaal van Semmelweis (Wollersheim, 2011)

In het midden van de negentiende eeuw deed de hoogleraar obstetrie Ignaz Semmelweis baanbrekende observaties in het universiteitziekenhuis te Wenen. Het was publiekelijk bekend in Wenen dat er een groot verschil was in sterfte door kraamvrouwenkoorts: rond de 10% op de verloskundeafdeling van Semmelweis voor de welgestelde patiënten en rond de 4% in het armenziekenhuis achter in het ziekenhuiscomplex. Semmelweis was zijn tijd vooruit door systematisch sterftegegevens te laten registreren op beide afdelingen. Hij vond slechts één verklaring voor het verschil. Op zijn afdeling voor welgestelde vrouwen werkten assistenten in opleiding die onderwijs kregen op de snijzaal, terwijl de armenkliniek werd gerund door verloskundigen en nonnen. De ontbrekende schakel kwam hij op het spoor toen een van zijn collegae overleed aan een ziekte die leek op kraamvrouwenkoorts nadat een van de assistenten tijdens een obductie de collega per ongeluk raakte met zijn scalpel.

Semmelweis dacht out-of-the-box – de micro-organismen die deze aandoening veroorzaakten waren toen nog onbekend – dat er een verband moest zijn tussen lichaamsmateriaal dat via de handen van de assistenten vanuit de obductieruimte naar de verloskamers werd getransporteerd. Hij adviseerde om tussen het werk in de snijzaal en het werk op de patiëntenafdeling door de handen te wassen met bleekwater. Om zijn hypothese te toetsen liet hij opnieuw systematisch sterftecijfers registreren en verrichtte op die manier een pre-poststudie. De sterfte op zijn afdeling daalde door het ontsmetten van de handen spectaculair tot 2%.

Semmelweis was opgetogen dat hij een belangrijke sleutel voor zorgverbetering in handen had en ging naar de geneesheer-directeur om hem te overtuigen dat de handhygiënische maatregel onmiddellijk ziekenhuisbreed moest worden ingevoerd. De directeur vond het verhaal echter totaal ongeloofwaardig, er was immers niets te zien aan die handen. Maar vooral vond hij de veronderstelling dat artsen verantwoordelijk waren voor de dood van hun patiënten ongehoord. Semmelweis werd ontslagen en pas vijftien jaar later kon hij zijn bevindingen publiceren. En hoewel het belang van handhygiëne door Semmelweis overtuigend was aangetoond opereerden rond 1900 nog steeds veel chirurgen met blote handen, met dramatische gevolgen.

De moraal van dit verhaal is dat we niet zomaar openstaan voor nieuwe aanbevelingen om ons gedrag te veranderen, zeker niet als die afwijken van bestaande kennis en inzichten. Het menselijke fenomeen om nieuwe informatie zodanig te interpreteren dat die steeds een bevestiging vormt van reeds bestaande eigen opvattingen heet cognitieve dissonantiereductie. Een mechanisme dat ons beschermt tegen nare conclusies over onszelf. Het impliceert dat we het hiervoor niet goed genoeg gedaan zouden hebben. Een ander verhaal illustreert dat we onder de indruk kunnen zijn van de voordelen van een nieuw inzicht, maar er desondanks toch niet naar handelen omdat conflicterende inzichten dat verhinderen (zie 'Weerstand tegen verandering, het verhaal van William Morton').

Weerstand tegen verandering, het verhaal van William Morton (Horstman, 2011)
Drie maanden nadat de Amerikaanse tandarts William Morton in 1846 voor collega's op overtuigende wijze de werking van ether demonstreert, hebben alle grote ziekenhuizen in Amerika de beschikking over dat middel. Tegelijkertijd duurt het tot ongeveer 1875 voordat systematisch alle patiënten bij een operatie verdoofd worden. Wat bezielde Amerikaanse (tand)artsen om ether niet toe te passen?

Artsen hadden verschillende strategische visies op het gebruik van dit nieuwe middel. De status van de geneeskunde was in die dagen nog fragiel en reguliere en homeopathische artsen concurreerden om het vertrouwen van het publiek. In die context zagen veel reguliere artsen anesthesie als een bedreiging voor hun kwetsbare positie. Ze waren bang dat verdoofde patiënten beroofd zouden worden, met alle reputatieschade van dien, en ook de associatie van anesthesie met winstbejag zou een smet kunnen werpen op het publieke vertrouwen. Morton had namelijk patent aangevraagd en vocht publiekelijk vele ruzies uit over intellectueel eigendomsrecht.

Medici waren het oneens over de functie van pijn, de huidige kennis over het belang van pijnbestrijding voor genezing was er nog niet. Sommigen zagen pijn als een teken van vitaliteit en als cruciaal voor het genezingsproces – precies het tegenovergestelde van de huidige inzichten –, reden om ether niet zomaar toe te passen.

Culturele stereotypen speelden ook een rol. Men meende dat zwarte mannen een hoge pijndrempel hadden en dat indianen zelfs amper pijnsensaties kenden, en dus werd bij deze groepen geen ether toegepast.

De les van dit verhaal is dat goede kennis van en inzicht in de doelgroep nodig is om veranderingen door te kunnen voeren. Wat zijn de cognities, normen en waarden van de doelgroep? Het alleen verstrekken van informatie over nut, effectiviteit en doelmatigheid van een richtlijn volstaat meestal niet om succesvolle invoering te garanderen. Men zal de vaak onbewuste weerstanden en barrières moeten opsporen door in de huid te kruipen van degene die de verandering moeten doorvoeren. Kennis over dit menselijk functioneren kan helpen de weerstanden te doorbreken en de barrières op te heffen.

De laatste decennia neemt het besef toe dat er in de mens, en dus ook in de zorgverlener en in de patiënt, niet de rationele homo economicus schuilt die beslissingen louter neemt in zijn of haar (financieel) voordeel. Ideale modellen van hoe de mens denkt, gaan ervan uit dat we rationele afwegingen maken tussen de kans op de consequentie van het besluit, en hoe we die consequentie waarderen (Baron, 1996). Er zijn echter een aantal (sociaal)psychologische en hieraan gekoppelde neurobiologische problemen bekend die te maken hebben met hoe mensen kiezen (WRR, 2009). De mens bezit minstens twee mentale processen voor verwerking van informatie tot keuzegedrag. Er is een onbewust en automatisch (irrationeel) deel van het brein waardoor we vaak geen logische keuzes maken. Maar in bepaalde (spoed)situaties leidt dat intuïtieve brein juist tot betere beslissingen dan als men gaat wikken en wegen. We kunnen dus niet zonder ervaringskennis en intuïtie. We denken vaak liever in vuistregels en routines dan in rationele richtlijnaanbevelingen. Zodra de zorgverlener in het besliskundige proces een optie tegenkomt die voldoet aan minimale eisen, kiest hij voor die optie en zoekt hij niet verder. Anders gezegd, bij veel keuzen streven we niet naar het maximaal haalbare effect maar zijn we met minder al tevreden,

◻ **Tabel 22.1** Niveaus waarin weerstanden tegen het werken volgens richtlijnen kunnen voorkomen

de richtlijn	
richtlijn schetst geen duidelijk voordeel ten opzichte van de status quo	Relevantie niet duidelijk, te weinig relatie met de belangrijke vraagstukken in de praktijk; voordelen in effectiviteit of kosteneffectiviteit worden te weinig zichtbaar bij toepassing; niet passend bij de huidige werkwijze of te vernieuwend; te weinig ruimte om 'uit te proberen' voordat men besluit te veranderen.
onvoldoende bruikbaarheid	Complexe aanbevelingen, niet overzichtelijk, niet helder, te veel of geen zicht op kernaanbevelingen, te weinig aandacht voor praktische toepasbaarheid.
onvoldoende geloofwaardigheid	Te weinig voeling met of vertrouwen in de (multidisciplinaire) richtlijnmakers (not-invented-here-syndroom).
de gebruiker – cognitie	
irrationele besluitvorming	Werken op bestaande routines, niet op de hoogte van evidence-based practice en richtlijnen, of geen richtlijnen aanwezig, moeite om te de-implementeren (bias towards action).
conflicterende cognities	Niet geloven in de urgentie van het probleem dat de richtlijn probeert op te lossen, niet geloven in de nieuwe kennis, geloof in andere kennis is sterker.
de gebruiker – intrinsieke motivatie	
aversie tegen richtlijnen in het algemeen	Behoefte aan professionele autonomie weegt zwaarder dan intellectuele satisfactie van het bijhouden van ontwikkelingen.
ontbreken van marketing van de richtlijn als aantrekkelijk product	De richtlijn komt van externe partij, er is geen draagvlak; geen aandacht voor diversiteit van behoeften in de doelgroep.
ontbreken van conditionering en bekrachtiging	Perceptie dat men al werkt volgens de richtlijn, maar geen inzicht in eigen handelen, geen reminders; wel inzicht maar slechte scores op prestatienormen en daardoor demotivatie; geen consensus over gewenst gedrag in intercollegiale toetsing.
de gebruiker - extrinsieke motivatie	
negatieve sociale interactie met collega's en leiding	Ontbreken van leidinggevende als rolmodel voor het nieuwe gedrag; zorgverleners onderling onwetend of oneens over nieuwe aanpak.
negatieve sociale interactie met patiënt	Geen of weinig waardering van de innovatie door de patiënt; angst voor juridische consequenties als richtlijn niet exact wordt nagevolgd.
geen steun vanuit management	De structurele voorwaarden om de innovatie uit te voeren zijn onvoldoende of ontbreken; de richtlijn is niet opgenomen in lokale zorgprotocollen, benodigde materialen zijn niet aanwezig, enzovoort.
te veel of te weinig controle en dwang	Onvoldoende economische prikkels of concurrerende financiële belangen; geen wet- en regelgeving of juist te veel (angst voor misbruik door overheid en verzekeraars); geen verplichte prestatie-indicatoren door inspectie.

we zijn geen *maximizers* maar *satisfyers*. Samenvattend, we zijn ons meestal niet bewust hoe we beslissen, we gebruiken vaak vaste denkpatronen, laten ons leiden door emoties, en zijn misschien wel veel meer heteronoom – we worden beïnvloed in onze keuzes door allerlei signalen en factoren in onze omgeving – dan autonoom (Acker, 2008; WRR, 2009).

22.4 Weerstanden op allerlei niveaus

Samenvattend kunnen we stellen dat de eerste stap in het werken volgens richtlijnen bestaat uit het op de hoogte zijn van de richtlijn. Als de disseminatie van de richtlijn goed is geregeld en de afzender vertrouwen wekt bij de ontvanger, kunnen we ervan uitgaan dat de richtlijn goed toegankelijk is en gekend kan worden. Dat wil niet zeggen dat er volgens de richtlijn wordt gewerkt (Grol, 2011). Er worden verschillende benaderingen onderscheiden in het implementeren van verbeteringen in de zorg, die terug te voeren zijn op weerstanden die zorgverleners op allerlei niveaus kunnen tonen (zie ▶ H. 21).

Zo kan er weerstand zijn om een richtlijnaanbeveling toe te passen als het nut ervan niet duidelijk zichtbaar wordt in de praktijk. Bij een team van zorgverleners die hebben afgesproken de relatief hoge cijfers van postoperatieve infecties in hun instelling aan te pakken, is te verwachten dat het opvolgen van de aanbevelingen voor perioperatieve handhygiëne zal leiden tot een zichtbare vermindering van de postoperatieve infecties. Hierdoor zullen ze positief worden bekrachtigd in het nieuwe gedrag en zullen ze dat tot hun nieuwe routine maken. Voor veel aanbevelingen is er echter geen duidelijk lineair verband tussen handelen volgens de aanbeveling en de gewenste effecten in de werkelijkheid.

Weerstanden kunnen voorkomen op het niveau van de richtlijn zelf, van de individuele gebruiker (de professional en de patiënt), de sociale context van de zorgverlener, of de organisatie en regelgeving (zie ◘ tabel 22.1).

Dit alles maakt duidelijk dat nederigheid ons past en dat het veranderen van overtuigingen en werkwijzen voor mensen en dus ook voor zorgprofessionals niet makkelijk is. Die weerstanden verklaren voor een groot deel waarom richtlijnen zo langzaam en moeizaam hun weg vinden naar de dagelijkse praktijk.

Literatuur

Acker F. New findings on unconscious versus conscious thought in decision making: additional empirical data and meta-analysis. Judgment and Decision Making 2008;3:292–303.

Baron J. Why Expected Utility Theory is normative, but not prescriptive. Med Dec Making 1996;16:7–9.

Bastian H, Glasziou P, Chalmers I. Seventy-five trials and eleven systematic reviews per day. How will we ever keep up? Plos Medicine 2010;7:e1000326.

Coulter A. Do patients want a choice and does it work? BMJ 2010;341:c4989.

Elwyn G, Frosch D, Thomson R, Joseph-Williams N, Lloyd A, Kinnersley P, et al. Shared decision making: a model for clinical practice. J Gen Intern Med 2012;27(10):1361–7.

Elwyn G, Lloyd A, Joseph-Williams N, Cording E, Thomson R, Durand MA, et al. Option Grids: Shared decision making made easier. Patient Educ Couns 2012.

Elwyn G, O'Connor A, Stacey D, et al. on behalf of the International Patient Decision Aids Standards Collaboration. Developing a quality criteria framework for patient decision aids: Online international Delphi consensus process. Br Med J 2006;333:417–21.

Fleuren MAH, Haan M de, et al. Wordt de NHG-standaard (Dreigende) Miskraam door huisartsen gevolgd? Huisarts Wet 1993;36:370–4.

Grol R, Wensing M. Implementatie. Effectieve verbetering van de patiëntenzorg. 4e druk. Amsterdam: Reed Business, 2012.

Horstman K. School CAPHRI, Maastricht University. NTvG-lezing. Amsterdam, 2011.

Mulley AG, Trimble C, Elwyn G. Stop the silent misdiagnosis: patients' preferences matter. BMJ 2012;345:e6572.

Pernick M. A calculus of suffering. Pain, professionalism and anesthesia in nineteenth-century America. New York, Columbia University Press, 1985.

Ubel PA, Angott AM, Zikmund-Fisher BJ. Physicians recommend different treatments for patients than they would recomend for themselves. Arch Intern Med 2011;171:630–4.

Wollersheim H, Bakke PJM, Weijden T van der. Hoofdstuk 1 Inleiding in kwaliteit en veiligheid van zorg. In: Wollersheim H et al. Kwaliteit en veiligheid in patiëntenzorg. Houten Bohn Stafleu van Loghum, 2011.

Wetenschappelijke Raad voor het Regeringsbeleid. De menselijke beslisser. Over de psychologie van keuze en gedrag. WL Tiemeijer, CA Thomas, HM Prast (red). Amsterdam University Press, 2009.

ICT-ondersteuning: de volgende stap in de evolutie van richtlijnen

R. Goud, H. Riper en D. Sent

Kernboodschappen

- ICT speelt een in toenemende mate een essentiële rol in het ondersteunen van de ontwikkeling, implementatie en evaluatie van richtlijnen.
- Beslissingsondersteunende systemen en feedbacksystemen behoren tot de effectiefste instrumenten voor richtlijnimplementatie.
- Controle op volledigheid en juistheid van de richtlijn is essentieel om beslissingsondersteuning en feedback mogelijk te maken en kan het beste plaatsvinden tijdens het richtlijnontwikkelproces.
- Het gebruik van beslissingsondersteuning en feedbacksystemen in de praktijk is nog beperkt door gebrek aan standaardisatie, complexiteit van ontwikkelprocessen, onduidelijkheid over inhoudelijke en juridische verantwoordelijkheid en acceptatie door professionals.
- Er liggen de komende jaren veel kansen om evidence-based medicine te verbeteren met ICT door ontwikkelingen op het gebied van datamining, patiëntgerichte adviezen en 'decision support as a service'.

23.1   Inleiding

Het gebruik van informatie- en communicatietechnologie (ICT) in de zorg is uitgegroeid tot een van de meest kritische onderdelen van het zorgproces. Alle huisartsen(posten) hebben een volledig digitaal huisartsinformatiesysteem, voorschrijven van medicatie kan in veel ziekenhuizen alleen nog maar elektronisch en bijna alle stations voor beeldvormende diagnostiek zijn volledig gedigitaliseerd. Veel zorgprocessen in zorginstellingen worden ondersteund door ICT om deze snel en efficiënt te laten verlopen. Echter, tot op heden is de rol van ICT bij het leveren van zogenoemde evidence-based medicine en evidence-based practice zeer beperkt. Dit terwijl van ICT is aangetoond dat dit een van de effectiefste methoden is om het werken volgens evidence-based richtlijnen te stimuleren.

Sinds de jaren tachtig bestaan hoge verwachtingen over de rol van ICT bij het verbeteren van de kwaliteit van de zorg. Men had de verwachting dat computers binnen enkele decennia de rol van zorgverlener voor een belangrijk deel zouden overnemen. Computers zouden immers sneller en beter kunnen 'weten' wat de juiste diagnose of behandeling is als zij uitgerust zouden worden met kennis, bijvoorbeeld in de vorm van richtlijnen of protocollen. Dit soort systemen werd dan ook 'expertsystemen' genoemd. De afgelopen twintig jaar hebben computers deze verwachtingen echter niet kunnen waarmaken. Het ontwikkelen, implementeren en beheren van dergelijke systemen is veel complexer gebleken dan verwacht. Ook is duidelijk geworden dat de kracht van dergelijke systemen eerder ligt in het ondersteunen dan het vervangen van het besluitvormingsproces van zorgprofessionals. Vandaar dat sindsdien ook wordt gesproken over 'beslissingsondersteunende systemen' in plaats van expertsystemen. In deze ondersteunende rol lijkt de bijdrage van ICT aan de verbetering van de kwaliteit van de zorg beter tot zijn recht te komen.

Door de bredere toepassing van computers in de zorg is het onderzoek naar en gebruik van ICT als ondersteuning bij richtlijnimplementatie in de laatste tien jaar eveneens in een stroomversnelling geraakt. Inmiddels is gebleken dat de inzet van beslissingsondersteunende systemen een van de effectiefste instrumenten is om te zorgen dat richtlijnen in de praktijk worden gebruikt (Grimshaw, 2004). Ook bij de ontwikkeling en evaluatie van richtlijnen begint ICT een structurele rol in te nemen. In dit hoofdstuk geven wij een overzicht van de verschillende rollen die ICT kan hebben bij de ondersteuning van de ontwikkeling, implementatie en evaluatie van richtlijnen. We beschrijven de huidige toepassingen, de mogelijke gebruikers en de mate waarin de effectiviteit wetenschappelijk wordt ondersteund. Ook beschrijven we kort mogelijke innovatieve toepassingen van ICT die veelbelovend lijken voor de toekomst.

23.2   Ondersteuning bij de ontwikkeling van richtlijnen

Traditioneel was richtlijnontwikkeling een 'papieren' exercitie, waarbij alleen sprake was van ICT-ondersteuning in de vorm van tekstverwerker, referentiebeheersoftware en e-mail. Door de snelheid van de ontwikkelingen in de wetenschap is de behoefte aan snellere en doelmatigere richtlijnontwikkeltrajecten en daarmee aan betere ondersteuning van richtlijnontwikkelaars toegenomen; de eisen die aan het ontwikkelproces worden gesteld worden steeds strenger, meer relevante wetenschappelijke literatuur moet worden doorgenomen en verwerkt, meer mensen zijn betrokken bij de ontwikkeling van richtlijnen en de implementatie van de richtlijnen krijgt meer aandacht (Werkgroep Richtlijn voor richtlijnen, Regieraad Kwaliteit van Zorg, 2012). De rol van ICT verschuift daarom in toenemende mate van het bieden van redactionele ondersteuning naar ondersteuning bij de controle op volledigheid en consistentie van de richtlijn. Denk hierbij aan controle op niet-uitgewerkte adviezen, tegenstrijdigheden en ambigue termen.

23.2.1 Redactionele ondersteuning

In de huidige toepassingen wordt ICT met name ingezet om knelpunten in het proces van richtlijnontwikkeling te verminderen. Voorbeelden hiervan zijn de knelpuntenanalyse, literatuurbeoordelingen en het becommentariëren van (concept)teksten.

Een richtlijnontwikkeltraject begint meestal met een knelpuntenanalyse. De onderwerpen die in de dagelijkse praktijk het meest tot vragen, problemen of onduidelijkheden leiden en daarom in de richtlijn moeten worden uitgewerkt, worden in deze fase vastgesteld. Hiervoor wordt vaak de zogenoemde Delphi-methode gebruikt (en.wikipedia.org/wiki/Delphi_method). Ieder werkgroeplid kan, vaak in een aantal rondes, knelpunten voorzien van een prioriteit (in de vorm van een score). De onderdelen met de hoogste prioriteit worden ingezet voor het opstellen van de uitgangsvragen die als basis van de richtlijn dienen. Om tot een selectie van de knelpunten te komen kan gebruik worden gemaakt van ICT-tools die dit proces ondersteunen, zoals Diliguide (▶ www.diliguide.nl). Op die manier is het voor de voorzitter eenvoudiger om snel tot een voorstel voor selectie van knelpunten te komen.

De basis van de richtlijnaanbevelingen wordt meestal gevormd door zorgvuldig geselecteerde, naar wetenschappelijke waarde gewogen, adviezen uit de literatuur. De beoordeling van de kwaliteit van de literatuur wordt vaak gedaan via het opzetten van zogenoemde evidencetabellen. Hierin wordt de kwaliteit van de adviezen op een systematische en uniforme manier samengevat om adviezen vergelijkbaar te maken zodat onderlinge afweging kan volgen. Het gebruik van ondersteunende ICT-systemen kan dit proces aanzienlijk vereenvoudigen (G-I-N Data Extraction Resource (GINDER): ▶ www.g-i-n.net/library/ginder).

Een groot en zeer tijdrovend struikelblok tijdens richtlijnontwikkeling is veelal het uitsturen van conceptteksten voor commentaar zowel binnen als buiten de richtlijnwerkgroep. Voor het schrijven van conceptteksten en het doorlopen van diverse (interne) commentaarrondes kan ICT worden ingezet voor verschillende onderdelen van het proces. Bijvoorbeeld om gestructureerd commentaar te kunnen ontvangen, te kunnen zien wie er gereageerd hebben, om goed versiebeheer te ondersteunen en voor de verantwoording van wat er met het ontvangen commentaar is gebeurd. Er bestaan hiertoe diverse – generieke – tools zoals Projectspace (▶ www.projectspace.com), maar ook meer specifieke tools gericht op richtlijnontwikkeling zoals Diliguide (▶ www.diliguide.nl). Met Diliguide kunnen richtlijnwerkgroepen documenten gestructureerd uitwisselen zodat altijd de laatste versie beschikbaar is, kunnen referenties eenvoudig worden toegevoegd en kunnen geschreven teksten gemakkelijk worden uitgewisseld en becommentarieerd door andere werkgroepleden.

23.2.2 Controle op volledigheid en juistheid

Ondanks het zorgvuldige proces waarmee de meeste richtlijnen tot stand komen, bevatten veel richtlijnen tegenstrijdigheden, ambigue termen en niet-uitgewerkte onderdelen (Codish, 2005). Sommige van deze onduidelijkheden komen voort uit een verschil van opvatting in de literatuur of onder auteurs over wat de beste interventie is, of uit het bestaan van meerdere interventies (bijvoorbeeld behandelingen). De onduidelijkheden zijn soms terug te voeren op fouten die door de uitgebreidheid of complexiteit van de richtlijn aan de aandacht van de auteurs zijn ontsnapt. De onduidelijkheden kunnen tot problemen leiden bij het gebruik van de richtlijn in de praktijk. Meestal vormt dit voor zorgverleners echter geen groot probleem; op basis van eigen inzicht en ervaring geven zij een invulling aan de onduidelijkheden. Echter, in toenemende mate worden richtlijnen gebruikt als handvat voor wat wel en niet vergoed wordt door verzekeraars of als toets bij medische tuchtzaken. Zeker bij gebruik van de richtlijnen door derden is het van belang dat de richtlijn zo volledig en juist mogelijk is.

Het formaliseren van (aanbevelingen uit) richtlijnen tijdens de ontwikkeling kan dergelijke problemen voorkomen (Goud, 2009). Richtlijnformalisatie is het proces van het vertalen van een 'geschreven' richtlijn in door een computer begrijpelijke taal of structuur. Het formaliseren van een richtlijn kan een effectieve methode zijn om onbedoelde tegenstrijdigheden, ambiguïteit en niet-uitgewerkte onderdelen op te sporen. Er bestaat speciale software die richtlijnformalisatie faciliteert en tools biedt om automatisch dergelijke onvolkomenheden op te sporen (De Clercq, 2004). Wel vraagt het gebruik van deze software specifieke kennis en kunde die meestal niet aanwezig is binnen een richtlijnontwikkelteam. Om die reden maken informatiespecialisten steeds vaker deel uit van het richtlijnontwikkeltraject.

Formalisatie van de richtlijn gedurende de ontwikkeling van de richtlijn heeft bijkomende voordelen. Formalisatie is namelijk een voorwaarde voor de ontwikkeling van ICT-systemen voor richtlijnimplementatie en -evaluatie. Een dergelijke vorm van formalisatie vereist echter dat de richtlijn concrete behandel- of procesadviezen geeft en dat ambiguïteit wordt geconcretiseerd. Een begrip als 'bij koorts' is bijvoorbeeld prima te hanteren door een mens, maar moet voor een computer geconcretiseerd worden tot '>37,8°C' voordat het te interpreteren is. Het formaliseren van richtlijnen wordt echter sterk bemoeilijkt als deze onduidelijkheden bevat. In veel gevallen is de richtlijn immers al gepubliceerd en is het moeilijk om te achterhalen wat de auteurs precies voor ogen hadden toen zij de richtlijn opstelden. Door het complexe proces van consensusvorming en interpretatie van de literatuur en expertopinies zijn veel multidisciplinaire richtlijnen te algemeen geformuleerd om op een goede manier geformaliseerd te worden. Er is wel een tendens waarneembaar om ook concrete behandelprotocollen in richtlijnen op te nemen in de vorm van flowcharts. Dergelijke protocollen zijn beter geschikt voor formalisatie dan multidisciplinaire richtlijnen.

23.3 Ondersteuning bij de implementatie van richtlijnen

Een van de grote uitdagingen in de hedendaagse gezondheidszorg is de toepassing van richtlijnen in de dagelijkse praktijk. Tal van studies tonen aan dat het werken volgens richtlijnen de kwaliteit van de zorg verbetert, praktijkvariatie vermindert en de kosten van de zorg verlaagt (Woolf, 1999). Onderzoek toont ook aan dat 40% van de patiënten niet wordt behandeld in overeenstemming met richtlijnen (Grol, 2003). Professionals ervaren verschillende knelpunten voor implementatie als zij de richtlijn in hun dagelijkse praktijk proberen toe te passen (Cabana, 1999): ze kennen de richtlijn niet uit hun hoofd, zijn het niet eens met de richtlijn, vinden haar te complex, beschikken niet over de juiste faciliteiten (bijvoorbeeld apparatuur), of lopen tegen financiële beperkingen aan.

Effectieve implementatie van richtlijnen vereist een zorgvuldig gekozen implementatiestrategie, waarbij instrumenten zoals congressen, nieuwsberichten, websites, beslissingsondersteuning en feedbackrapportages worden ingezet. Wetenschappelijk onderzoek laat zien dat vooral die laatste twee instrumenten erg effectief kunnen zijn om richtlijnimplementatie te bevorderen (Grimshaw, 2004). Bij deze beide instrumenten speelt ICT een cruciale rol.

23.3.1 Toepassingen van ICT bij richtlijnimplementatie

In het richtlijnimplementatieproces is ondersteuning door ICT op veel verschillende momenten mogelijk. Grofweg kunnen deze toepassingen in vier groepen worden ingedeeld.

- **Consulterend, proactief**

Dit type systemen faciliteert het raadplegen van de richtlijn op het moment dat de professional dat wenst, bijvoorbeeld tijdens een polibezoek of multidisciplinair overleg. Dergelijke systemen helpen niet bij de interpretatie van de richtlijn, maar zorgen dat de juiste richtlijn, hoofdstuk en/of paragraaf makkelijker te vinden is. Voorbeelden hiervan zijn websites, medische apps voor op de smartphone of tablet, maar ook sommige elektronische patiëntendossiers (EPD), huisartseninformatiesystemen (HIS) en dergelijke bieden de mogelijkheid om eenvoudig naar de richtlijn te gaan die van toepassing is op de ziekte of behandeling van de desbetreffende patiënt.

- **Adviserend, proactief**

Dit type systeem geeft patiënt- of situatiespecifieke adviezen, herinneringen of interpretaties tijdens het zorgproces. Dergelijke systemen helpen dus wél bij interpretatie en toepassing van de richtlijn. Voorbeelden van dit soort systemen zijn triagesystemen voor verpleegkundigen of systemen die helpen bij het aanvragen van de juiste labtesten. Dergelijke systemen worden vaak aangeduid als beslissingsondersteunende systemen of workflow-managementsystemen.

- **Alarmerend, reactief**

Dit type systeem geeft patiënt- of situatiespecifieke waarschuwingen of herinneringen als het handelen van de gebruikers afwijkt van de richtlijn. Denk hierbij aan medicatie-voorschrijfsystemen die een pop-up geven als een voorgeschreven medicijn conflicteert met andere medicatie of eigenschappen van de patiënt. Dergelijke systemen worden vaak aangeduid als 'alerting' of 'reminder' systemen.

- **Reflecterend, reactief**

Dit type systeem geeft periodiek (bijvoorbeeld maandelijks of per kwartaal) geaggregeerde informatie over het handelen volgens de richtlijn en de ontwikkeling in tijd of ten opzichte van een andere vergelijkingsgroep (bijvoorbeeld ziekenhuis). Het inzichtelijk maken van de feedbackrapportages via interactieve webapplicaties staat nog in de kinderschoenen en de ontwikkeling van dergelijke systemen vindt nog vooral in een wetenschappelijke setting plaats.

23.3.2 Gebruik van richtlijnimplementiesystemen

Hoewel is aangetoond dat ICT een belangrijke rol kan spelen bij richtlijnimplementatie, worden dergelijke richtlijnimplementatietools nog maar op beperkte schaal toegepast. Wel zijn tegenwoordig (bijna) alle richtlijnen online te vinden, maar aan vindbaarheid en met name doorzoekbaarheid is meestal weinig aandacht besteed. Daarnaast ontbreekt het aan een goede centrale beheeromgeving waardoor op het internet soms verschillende versies circuleren. Ook beslissingsondersteunende systemen en remindersystemen worden in de dagelijkse praktijk slechts op beperkte schaal gebruikt. Systemen die wél in gebruik zijn bieden meestal slechts basale beslissingsondersteuning die het proces binnen een specifieke applicatie ondersteunen en niet op basis van complete klinische richtlijnen. Zo controleren de meeste medicatievoorschrijfsystemen wel op medicijn-medicijninteracties, maar worden individuele karakteristieken van de patiënt nauwelijks gebruikt. Het gebruik van richtlijnimplementatietools wordt beperkt door verschillende factoren.

- **Gebrek aan standaard technische oplossingen**

Er bestaan nog weinig standaardoplossingen voor het gebruik van ICT bij richtlijnimplementatie. Op het gebied van de vindbaarheid van richtlijnen zijn de laatste jaren wel goede initiatieven gestart, zoals via ▶ www.diliguide.nl of ▶ www.kwaliteitskoepel.nl. Deze centrale databanken bieden via één platform de mogelijkheid om via specialisme, aandoening of trefwoord een richtlijn te vinden. Voor de formalisatie van richtlijnen en het leveren van beslissingsondersteuning bestaan wel verschillende frameworks (De Clercq, 2004), hoewel een duidelijke standaard en brede toepassing ontbreekt.

■ **Complexiteit van formalisatie**

Het vertalen van een richtlijn in een taal en structuur die kan worden geïnterpreteerd door een computer vereist specifieke kennis en software. Het 'uitprogrammeren' in als-dan-regels, zoals vroeger vaak werd gedaan, is tijdsintensief en foutgevoelig. Hoewel er tools zijn die technische ondersteuning bieden bij het formaliseren (Wang, 2002) zorgen de eerdergenoemde onduidelijkheden in richtlijnen dat het formaliseren een tijdrovend en ingewikkeld proces blijft. Formalisatie kan niet aan richtlijnmakers worden opgelegd, omdat de manier waarop aanbevelingen zijn geformuleerd vaak een weerslag zijn van complexe kennis en consensusprocessen.

■ **Verantwoordelijkheid voor inhoud**

Op dit moment is er nog geen wet- en regelgeving of jurisprudentie die aangeeft bij wie welke verantwoordelijkheid ligt als software richtlijngebaseerde adviezen geeft. Wie bepaalt of de richtlijn goed is 'vertaald'? Wie is aansprakelijk als de richtlijn fouten bevat, de formalisatie niet klopt, of het systeem dat de adviezen geeft de formalisatie verkeerd heeft geïnterpreteerd? In de komende jaren zal hier wet- en regelgeving en jurisprudentie over moeten ontstaan, waarbij beroeps- en patiëntenverenigingen een belangrijke rol moeten krijgen in het valideren van formalisatie van richtlijnen.

■ **Beheer van richtlijnen**

Naast het eenmalig formaliseren van de richtlijn is goed beheer van de geformaliseerde richtlijn cruciaal. Hoe wordt het versiebeheer geregeld, zodat adviezen uit het verleden te herleiden zijn? Hoe kan worden gezorgd dat er lokaal, bijvoorbeeld op ziekenhuisniveau, eigen keuzes worden gemaakt (bijvoorbeeld standaard test A in plaats van test B)?

■ **Gebrek aan standaardterminologie**

Idealiter worden richtlijnimplementatiesystemen niet specifiek voor één systeem of EPD ontwikkeld, maar moeten zij bijvoorbeeld op landelijk niveau toepasbaar zijn. Dit vraagt echter dat er een eenheid van medische taal bestaat (terminologie) zodat gegevens tussen systemen inhoudelijk kunnen worden uitgewisseld. In Nederland wordt momenteel gewerkt aan het bevorderen van SNOMED en ICD10 als basisterminologie. De implementatie bevindt zich echter nog in de kinderschoenen. In de huisartsenpraktijk wordt ICPC (International Classification of Primary Care) wel breed gebruikt als standaard voor coderen en classificeren van klachten, symptomen en aandoeningen.

■ **Ontbreken van standaarden voor data-uitwisseling**

Data-uitwisseling is essentieel voor de werking van een patiëntspecifiek richtlijnimplementatiesysteem. Enerzijds moeten richtlijnimplementatiesystemen gegevens van patiënten uit verschillende lokale, regionale of landelijke systemen (bijvoorbeeld EPD) kunnen opvragen, anderzijds moeten systemen in het primaire proces adviezen of herinneringen van richtlijnimplementatiesystemen terug kunnen ontvangen en doorgeven aan de eindgebruiker. Op dit moment ontbreekt het nog aan (inter)nationaal geaccepteerde standaarden die deze communicatie ondersteunen. Daarbij komt dat veel leveranciers weinig baat hebben bij het zorgen voor interoperabiliteit en is het uitwisselen van medische gegevens een gevoelig onderwerp in het maatschappelijk debat.

- **Onvoldoende gebruiksvriendelijkheid**

Net als bij 'gewone' systemen is het succes van richtlijnimplementatiesystemen sterk afhankelijk van de gebruiksvriendelijkheid (usability). Bij richtlijnimplementatiesystemen wordt de usability met name bepaald door de manier waarop het systeem interfereert met het primaire zorgproces (Roshanov, 2013). Bijvoorbeeld van medicatievoorschrijfsystemen die bij elke mogelijke medicijn-medicijninteractie, waarvan het grootste deel klinische irrelevant is, een pop-up geven, is bekend dat artsen deze pop-ups in meer dan 99% van de gevallen blind wegklikken. Uiteraard hebben dergelijke systemen in de praktijk dan geen enkele toegevoegde waarde en zorgen ze voor weerstand onder professionals. Een goed richtlijnimplementatiesysteem zorgt dat het belang van de waarschuwing of het advies evenredig is met de mate waarin de zorgprofessional wordt 'gehinderd' bij zijn taak; bijvoorbeeld een e-mail of sms bij relatief onbelangrijke meldingen tot blokkerende pop-ups bij zeer belangrijke meldingen.

- **Acceptatie door professionals**

Tot slot is de acceptatie door zorgprofessionals zeer bepalend voor het succes van een richtlijnimplementatiesysteem. Onhandigheid met computergebruik, slechte interfaces of faciliteiten zorgen dat systemen uiteindelijk niet (goed) worden gebruikt. Waarschijnlijk (her)kent iedereen wel het beeld van de huisarts die tijdens zijn consult eerst alles op papier schrijft en daarna overtypt, of met twee vingers voorovergebogen over zijn toetsenbord de anamnese doet. Gelukkig is hierin een duidelijke verschuiving te zien. Een jongere generatie zorgverleners, en snellere en betere software en faciliteiten maken dat de technologiedrempel steeds lager komt te liggen.

23.4   Ondersteuning bij de evaluatie van richtlijnen

Nieuwe wetenschappelijke inzichten of signalen uit de praktijk over problemen met de toepasbaarheid of effectiviteit van de richtlijn kunnen redenen zijn om een richtlijn te actualiseren. Tot voor kort werden richtlijnen op zijn vroegst na vijf tot tien jaar na uitbrengen geactualiseerd. Het actualiseren van de richtlijn was vooral gedreven door nieuwe wetenschappelijke inzichten; signalen uit de praktijk werden slechts in beperkte mate centraal gemeld en verzameld.

Door de opkomst van onder andere het elektronisch patiëntendossier (EPD) en klinische registraties komen er steeds meer mogelijkheden voor het analyseren van gegevens van grote groepen patiënten. Een van de voordelen dat dit met zich meebrengt is dat deze gegevens gebruikt kunnen worden om snel terugkoppeling te krijgen over het gebruik, de werkbaarheid en effectiviteit van de richtlijn. Grote hoeveelheden patiëntgegevens met informatie over het zorgproces en uitkomsten kunnen vergeleken worden met de adviezen uit de richtlijn. Hierdoor kan relatief snel een betrouwbaar beeld worden gevormd over de werkbaarheid en effectiviteit van de richtlijn. Dit maakt dat de ontwikkelsnelheid van de richtlijn aanzienlijk toeneemt.

23.5 Toekomstige evolutie van ICT en richtlijnen

In de voorgaande paragrafen zijn we ingegaan op de toepassingen van ICT bij de ontwikkeling, implementatie en evaluatie van richtlijnen die in de huidige praktijk al op enige schaal worden ingezet. We willen echter nog kort stilstaan bij enkele veelbelovende toekomstige toepassingen van ICT op dit vlak.

23.5.1 Datamining bij richtlijnontwikkeling

Er komen steeds grotere hoeveelheden digitale patiëntgegevens beschikbaar. In Nederland alleen worden elk jaar in alle ziekenhuizen samen ruim driehonderd miljoen zorgactiviteiten (verrichtingen zoals MRI, natriumbepaling, operatie) vastgelegd in ziekenhuisinformatiesystemen. Dan hebben we het nog niet eens over de data van (beeldvormende) diagnostiek, patiëntmonitoring en medicijngebruik. De gigantische datahoeveelheid, ook wel aangeduid als 'Big Data', biedt een schat aan informatie over effectiviteit van zorgverlening. In steeds meer sectoren worden dataminingtechnieken ingezet om kennis te ontwikkelingen op basis van tot dan toe onontgonnen data. Met name bedrijven als Google en Facebook passen deze technieken op grote schaal toe om te leren wat wij belangrijk, interessant en mooi vinden en hoe dit toe te passen is in hun producten. Datamining in de zorg kan in de komende jaren een grote rol gaan innemen. Een mogelijke toepassing hiervan is dat met behulp van algoritmes automatisch behandeladviezen kunnen worden gegeven. Deze adviezen zijn mogelijk veel meer op de individuele patiënt toegespitst dan in de huidige richtlijnen doordat voor verschillende patiëntgroepen andere *best practices* kunnen worden toegepast. In de zorg kan datamining in de komende jaren een grote rol gaan innemen bij de ontwikkeling van richtlijnen door het 'ontdekken' van verbanden tussen patiëntinformatie, behandeling en uitkomsten. Dit maakt specifiekere richtlijnadviezen en snellere ontwikkelcycli mogelijk.

23.5.2 Patiëntspecifieke richtlijnen door profiling

Richtlijnen geven advies over wat op basis van de huidige wetenschappelijke inzichten de beste behandeling is voor 'de patiënt'. Door de opzet van de onderliggende wetenschappelijk onderzoeken zijn adviezen vaak gebaseerd op een 'gemiddelde patiënt'. In de praktijk is iedere patiënt echter uniek en daarom zijn richtlijnen nooit een-op-een toepasbaar op individuele patiënten. Op patiëntniveau komt steeds meer informatie beschikbaar, zoals over DNA, voorgeschiedenis en beloop. Door deze data wordt het mogelijk om modellen te ontwikkelen waarmee patiëntspecifiekere kennis opgebouwd kan worden over de effectiviteit van behandelingen en het beloop van ziekten. Dergelijke modellen kunnen vervolgens worden gebruikt om steeds betere op de patiënt toegesneden adviezen te geven en voorspellingen te doen over het beloop van de ziekte, de zogenoemde *personalised medicine*.

23.5.3 Patiënt als spil bij richtlijnimplementatie

Op dit moment zijn veel richtlijnen vooral gericht op zorgprofessionals. In toenemende mate worden echter ook patiëntgerichte varianten van de richtlijn geschreven, zoals bij de zorgstandaard 'Cardiovasculair risicomanagement'. Dergelijke patiëntgerichte richtlijnen maken het mogelijk om ook richtlijnimplementatiesystemen te ontwikkelen die direct advies geven aan de patiënt, bijvoorbeeld via websites, apps of domotica. Dit maakt het mogelijk om sneller, directer en specifieker het gedrag van de patiënt te beïnvloeden, waardoor de effectiviteit van richtlijnen kan toenemen en de kosten van de zorg kunnen dalen.

23.5.4 'Decision support as as service'

Zoals eerder aangegeven is het proces van het formaliseren en valideren van richtlijnen een tijdrovend en complex proces, met bijkomende vraagstukken over (juridische) verantwoordelijkheid en aansprakelijkheid. In de ideale situatie is er sprake van een centrale kennisbank met richtlijnen die zo veel mogelijk zijn geformaliseerd en zijn goedgekeurd of worden beheerd door de desbetreffende beroepsverenigingen. Individuele systemen kunnen dan tijdens het zorgproces gegevens uitwisselen met een dergelijk centraal systeem om het zorgproces of de behandeling te laten toetsen aan de richtlijn. Een dergelijke centrale databank zou het technisch en inhoudelijk beheer van geformaliseerde richtlijnen aanzienlijk goedkoper en eenvoudiger maken met positieve effecten op de toepassing in de praktijk.

23.6   Voor de toekomst

In dit hoofdstuk hebben wij een overzicht gegeven van de huidige en toekomstige toepassingen van ICT bij de ontwikkeling, implementatie en evaluatie van richtlijnen. Hoewel de beschreven toepassingen veelbelovend zijn en vaak een wetenschappelijk aangetoonde waarde hebben, ligt de uitdaging de komende jaren bij de toepassing in de praktijk. Hoewel bestaande barrières door de toenemende informatiseringgraad in de zorg en de opkomst van een jongere generatie zorgverleners worden verlaagd, moeten nog een aantal fundamentele uitdagingen worden aangegaan. Deze uitdagingen liggen met name in de ontwikkeling van standaarden voor richtlijnformalisatie, het leveren van beslissingsondersteuning en het uniform uitwisselen van data. Gezien de complexiteit van deze uitdagingen is de verwachting dat de beschreven toepassingen zich de komende vijf jaar minimaal nog in de kraamfase zullen bevinden. Wellicht dat als de grote softwarebedrijven van deze tijd, zoals Google, Microsoft, of Apple, de potentie van deze ontwikkelingen gaan inzien, de ontwikkeling van dit veld in een stroomversnelling komt. Tot die tijd zullen we moeten investeren in het opbouwen van wetenschappelijke kennis over deze toepassingen. Vooralsnog ligt er een kansrijke, maar zeer complexe uitdaging voor de pioniers die het aandurven zich te richten op dit vrijwel onontgonnen werkveld.

Literatuur

Cabana MD, Rand CS, Powe NR, Wu AW, Wilson MH, Abboud PA, et al. Why don't physicians follow clinical practice guidelines? A framework for improvement. JAMA 1999;282:1458–65.

Clercq PA de, Blom JA, Korsten HH, Hasman A. Approaches for creating computer interpretable guidelines that facilitate decision support. Artif Intell Med 2004;31:1–27.

Codish S, Shiffman RN. A model of ambiguity and vagueness in clinical practice guideline recommendations. AMIA Annu Symp Proc 2005;146–50.

Goud R, Hasman A, Strijbis AM, Peek N. A parallel guideline development and formalization strategy to improve the quality of clinical practice guidelines. Int J Med Inform 2009;78:513–20.

Grimshaw JM, Thomas RE, MacLennan G, Fraser C, Ramsay CR, Vale L, et al. Effectiveness and efficiency of guideline dissemination and implementation strategies. Health Technol Assess 2004;8:1–72.

Grol R, Grimshaw J. From best evidence to best practice: effective implementation of change in patients' care. Lancet 2003;362:1225–30.

Roshanov PS, Fernandes N, Wilczynski JM, Hemens BJ, You JJ, Handler SM, et al. Features of effective computerised clinical decision support systems: meta-regression of 162 randomised trials. BMJ 2013;346:657.

Wang D, Peleg M, Tu SW, Kaderwala AA, Greenes RA, Patel VL, et al. Representation primitives, process models and patient data in computer-interpretable clinical practice guidelines: a literature review of guideline representation models. Int J Med Inform 2002;68:59–70.

Werkgroep Richtlijn voor richtlijnen. Richtlijn voor richtlijnen. 3e editie. Den Haag: Regieraad Kwaliteit van Zorg, 2012.

Woolf SH, Grol R, Hutchinson A, Eccles M, Grimshaw J. Clinical guidelines: potential benefits, limitations, and harms of clinical guidelines. BMJ 1999;318:527–30.

Websites

► www.g-i-n.net/library/ginder. Geraadpleegd 10 juni 2013.

Richtlijnen en onderwijs

M.J. Kaljouw, E.J. van der Jagt en P.J. Dörr

Kernboodschappen

- Het is van belang de richtlijnen te integreren in de curricula van de opleidingen en nascholingen voor zorgprofessionals, met daar waar mogelijk en zinvol, interprofessioneel leren als aandachtspunt.
- De wetenschappelijke instituten en onderwijsinstituten zijn verantwoordelijk voor kennisbundeling, afstemming en samenwerking, niet alleen om de beste kennis, maar ook om zo efficiënt mogelijk onderwijsmodules te ontwikkelen, bijvoorbeeld door onderwerpgericht gezamenlijk subsidie aan te vragen voor de ontwikkeling hiervan.
- Wettelijk ingekaderde kwaliteitsregisters motiveren professionals om zich aantoonbaar bij te scholen. Slimme ICT-toepassingen zijn daarbij onontbeerlijk.

24.1   Inleiding

Goede (multidisciplinaire) richtlijnen zijn bepalend voor de kwaliteit van de zorg. Zij zijn gericht op het verbeteren van de kwaliteit van de zorg en zijn gebaseerd op wetenschappelijk bewijsmateriaal, afwegingen van de voor- en nadelen van de verschillende zorgopties, en expertise en ervaringen van zorgverleners en zorggebruikers.

Het hebben van een richtlijn, betekent nog niet men daarnaar handelt. Zorgverleners nemen niet klakkeloos adviezen van andere beroepsgenoten over, zeker niet als deze afwijken van hun routines (zie ▸ H. 22). Ze hebben de neiging om onder de noemer van professionele autonomie zelf besluiten te nemen over de beste uitvoering van de zorg, ook als dit aantoonbaar leidt tot onterecht afwijken van richtlijnen. Een passend voorbeeld hierbij is het scheren van de huid ter voorbereiding op een operatieve ingreep. Een handeling die al decennia lang routinematig wordt uitgevoerd door operatieassistenten en verpleegkundigen. Uit wetenschappelijk onderzoek is inmiddels gebleken dat deze procedure niet effectief is en zelfs averechts werkt (Vermeulen, 2012). Het verhoogt het risico op postoperatieve infecties in plaats van de veronderstelde preventie ervan. Deze overtuigende bevindingen zijn vertaald naar een landelijke richtlijn voor de verpleegkundige voorbereiding op een chirurgische ingreep. En toch zijn er nog steeds zorgverleners die de inmiddels achterhaalde en onveilige procedure blijven uitvoeren.

Om het preoperatief scheren te de-implementeren is onderwijs van belang. Zeker voor die zorgverleners die niet op de hoogte zijn van de richtlijn, maar ook voor zorgverleners die de richtlijn wel kennen maar niet overtuigd zijn van de bewijskracht waarmee uitspraken in de richtlijn worden onderbouwd. Om onderwijs over de richtlijn te doen slagen is naast bewijskracht ook een aannemelijke verklaring van het belang om anders te gaan handelen noodzakelijk.

24.2   Richtlijnen in onderwijs aan zorgverleners in opleiding

Opleidingen zijn van grote invloed op de latere beroepsuitoefening. Traditionele onderwijs- en opleidingsmethoden zijn gebaseerd op het meester-gezelprincipe. Een waardevol principe dat bepaald wordt door voorbeeld- en kopieergedrag: de gezel kopieert de meester, het niveau van de meester bepaalt het niveau van de gezel. Moderne opleidingen proberen daarnaast onafhankelijk kennis en vaardigheden (competenties) aan te leren en attitudes te beïnvloeden. Ze gaan uit van het gebruik van actuele evidence-based richtlijnen in de praktijk. Curricula voor opleidingen en nascholingen in de gezondheidszorg worden niet altijd geactualiseerd wanneer de richtlijnen zijn vernieuwd. En andersom wordt het uitbrengen van een nieuwe richtlijn niet altijd begeleid door bij- of nascholingstrajecten.

Het nieuwe opleiden is competentiegericht. Een competentie is een bekwaamheid om een professionele activiteit in een specifieke beroepssituatie adequaat uit te oefenen door een combinatie van kennis, vaardigheden en professioneel gedrag. Het competentieprofiel van de medische opleidingen en de nieuwe beroepsprofielen van verpleegkundigen en verpleegkundig specialisten in Nederland zijn overgenomen van het CanMEDS-model (*Canadian Medical Education Directives for Specialists*). Dit model bevat zeven competentiegebieden, namelijk: medisch/verpleegkundig handelen, communicatie, samenwerken, maatschappelijk handelen, organisatie, kennis en wetenschap en professionaliteit.

Bij het competentiegericht opleiden wordt een groot appel gedaan op de zelfstandigheid en eigen verantwoordelijkheid van de professional in zijn of haar opleiding. Het betekent niet alleen overdracht van kennis en vaardigheden, maar ook het leren aanwenden van de kennis in diverse werksituaties. Levenslang leren door het onderhouden en telkens vernieuwen van kennis en vaardigheden naar aanleiding van nieuwe (wetenschappelijke) inzichten is een belangrijke pijler van het moderne opleiden.

De opleiding vormt een ideale periode om het werken volgens richtlijnen aan te leren. Dit stelt niet alleen hoge eisen aan de actualiteit van de opleidingscurricula, maar vooral aan de beroepspraktijk waar de praktijkopleiding plaatsvindt. Zoals voor veel opleidingen geldt, bestaat er ook in de gezondheidszorg vaak een kloof tussen theorie en praktijk. De aansluiting tussen wat tijdens de opleiding wordt aanbevolen en geïnstrueerd en wat in de praktijk haalbaar en wenselijk wordt geacht, is vaak niet optimaal. Dat kan de leerling in verwarring brengen en vraagt om professioneel gedrag in het laveren tussen aanspreken van anderen op goed handelen en zelfreflectie op het eigen handelen.

De curriculumontwikkelaars van mbo-opleidingen tot postacademische opleidingen moeten op de hoogte zijn van de nieuwste richtlijnen en de laatste ontwikkelingen. Curriculumontwikkeling dient een dynamisch proces te worden waarbij de blik naar buiten is gericht. Opleiders vormen hierbij de belangrijkste schakel. Zij zullen niet alleen ervaren moeten zijn in de praktijkvoering en in de laatste ontwikkelingen binnen de praktijkvoering, maar ook op het gebied van modern onderwijs en methoden van kennisoverdracht.

De toepassing van richtlijnen sluit goed aan bij het competentiegericht opleiden volgens het CanMEDS-model. Richtlijnen zijn gebaseerd op systematische samenvattingen van wetenschappelijk onderzoek. Richtlijnen zijn gericht op diverse kenmerken van kwaliteit van zorg, zoals effectiviteit, veiligheid en doelmatigheid. Richtlijnen maken deel uit van professionele standaarden en hebben daardoor ook een juridische betekenis. Richtlijnen dragen ertoe bij dat zij het medisch handelen transparant maken en geven gebruikers en publiek inzicht in wat optimale zorg is. Daarbij gaat het niet alleen om zorg die wetenschappelijk aantoonbaar effectief is, maar ook haalbaar en binnen afzienbare tijd met de beschikbare middelen en menskracht realiseerbaar. Deze eigenschappen van richtlijnen zijn allemaal te herleiden tot de competentiegebieden van de CanMEDS.

Richtlijnen lenen zich dus goed als lesmateriaal in opleidingen. Het is meestal niet mogelijk degenen die opgeleid worden actief te betrekken bij het opstellen van richtlijnen. Maar men kan studenten tijdens hun opleiding wel actief betrekken bij de disseminatie en implementatie van richtlijnen, bijvoorbeeld door richtlijnen uit te werken in lokale (multidisciplinaire) protocollen of om richtlijnen en protocollen (multidisciplinair) te bespreken of het gebruik van richtlijnen en protocollen te onderzoeken.

24.3   Richtlijnen en interprofessioneel onderwijs

De uitoefening van de gezondheidszorg vindt multidisciplinair plaats. De solitair werkende wijkverpleegkundige, huisarts of medisch specialist heeft geen bestaansrecht meer. Diverse zorgprofessionals spelen een rol in het behandelproces van patiënten. Vanuit dit gezichtspunt is het vanzelfsprekend dat vooral multidisciplinaire richtlijnen bij alle betrokkenen zorgprofessionals (artsen, verpleegkundigen, verloskundigen, apothekers, diëtisten en andere zorgverleners en zorgmedewerkers) en zorggebruikers (patiënten, familie van patiënten en mantelzorgers) bekend zijn. Een richtlijn dient niet alleen multidisciplinair te worden ontwikkeld, maar ook multidisciplinair te worden gebruikt. Deze zienswijze vereist een andere insteek van alle zorgopleidingen. In de opleidingen dient duidelijk gemaakt te worden dat het goed functioneren van netwerken van eerste-, tweede- en derdelijnszorg bepalend is voor de uitkomst van de zorg. De zwakste schakel in de zorgketen bepaalt het succes of liever gezegd het falen. Samenwerking is essentieel. Afstemming tussen opleidingen als het gaat om het werken met richtlijnen is daarom essentieel. Daarbij komt taakverdeling en taakafbakening aan de orde, en communicatie tussen de betrokken disciplines van de verschillende opleidingen.

Multidisciplinair opleiden staat nog in de kinderschoenen. Het is wenselijk als opleiders die het voortouw nemen in de verdere ontwikkeling ook daadwerkelijk in de beroepspraktijk werkzaam zijn en de eerder gesignaleerde kloof tussen theorie en praktijk weten te overbruggen.

Ter illustratie noemen we de multidisciplinaire richtlijn 'Hartfalen'. De richtlijn is ontwikkeld door huisartsen, cardiologen, internisten, fysiotherapeuten, apothekers, verpleegkundigen, psychologen, arbo-artsen en -verpleegkundigen, diëtisten, cardiologieverpleegkundigen, geriaters en specialisten ouderengeneeskunde, psychiaters, wijkverpleegkundigen en verpleegkundig specialisten hartfalen. In totaal zestien verschillende disciplines die allemaal in hun verschillende beroepspraktijken geacht worden de richtlijn volgen. Het behoeft geen betoog dat dit intensieve samenwerking en afstemming vergt, om te beginnen bij de ontwikkeling van de richtlijn, en vervolgens bij de implementatie en het gebruik. Hier kunnen opleidingen op inspelen met interprofessioneel onderwijs. Het is voor dit onderwijs waardevol als de bij de richtlijn betrokken professionals hun visie geven op de argumentatie die aan de aanbevelingen ten grondslag lag, op de praktische haalbaarheid en de concrete implicaties voor de praktijk.

Wanneer opleidingen intensiever gaan samenwerken kunnen ze daar waar mogelijk en zinvol gezamenlijk onderwijs ontwikkelen en van elkaars expertise en producten gebruikmaken. Zo ontstaan mogelijkheden om ook gezamenlijk op te leiden en na te scholen. Nu is er vaak onbekendheid met de inhoud van collega-opleidingen, en is het mogelijk dat een richtlijn – zoals de richtlijn 'Hartfalen' – niet of steeds op andere wijze in de diverse curricula wordt opgenomen. Als een opleiding het lesmateriaal rond de richtlijn 'Hartfalen' in een elektronische module heeft ontwikkeld, kan deze module daarna, als dat van toepassing is, door andere opleidingen worden (van mbo tot postacademisch) overgenomen. Als vervolgens in de beroepspraktijk de richtlijn zo veel mogelijk ook multidisciplinair wordt onderwezen ontstaat uiteindelijk een veel beter draagvlak. Het stimuleren van deze multidisciplinaire samenwerking tussen opleidingen en opleiders vraagt regie, en vereist een gezamenlijke visie op de kwaliteit van de zorg en het opleiden tot professional.

24.4 Richtlijnen en nascholing aan zorgverleners

Gevestigde zorgverleners blijven via het lezen van vakliteratuur, het bijwonen van congressen en het deelnemen aan nascholingscursussen op de hoogte van de nieuwste inzichten, waaronder ook richtlijnen. Ook zorgorganisaties hebben hier een belangrijke verantwoordelijkheid. Die betreft niet zozeer de ontwikkeling van richtlijnen, als wel de implementatie en handhaving ervan. Organisaties worden steeds meer geacht te werken volgens de laatste richtlijnen en dit ook te verantwoorden door hun scores op relevante prestatie-indicatoren te vergelijken met landelijke normen en spreidingen. Professionele autonomie, van welke professional dan ook, mag hierin geen belemmerende factor zijn. Richtlijnen maken deel uit van een professionele standaard, bevatten normatieve uitspraken en hebben daardoor ook een juridische betekenis. Deze juridische aspecten zijn van belang voor onderwijs aan praktiserende zorgverleners (zie ▶ H. 4).

Richtlijnen zijn niet alleen van de zorgverleners. Richtlijnen zijn ook van patiënten, bestuurders en beleidmakers en dienen als leidraad voor de beste behandeling, de beste procedure of de beste standaard. Richtlijnen zijn wetenschappelijk onderbouwd en geautoriseerd door de landelijke beroepsverenigingen, en dus op groepsniveau bewezen beter dan een willekeurige behandelwijze. Een zorgverlener kan dus niet zomaar gebaseerd op ervaring, emotie of andere drijfveren afwijken van de richtlijn. Het is aan de professional om, in samenspraak met de patiënt, beargumenteerd af te wijken van een richtlijn wanneer dit in het voordeel is van de patiënt. Dit kan tot complexe klinische besluitvorming leiden in de vorm van communicatiemodellen zoals gedeelde besluitvorming (zie ▶ H. 16), waaraan aandacht moet worden besteed in de nascholing.

Hoe belangrijk en waardevol ook, bij- en nascholing alléén is meestal onvoldoende om de implementatie van richtlijnen te realiseren. De kerndisciplines in de zorg – verpleegkundigen, verzorgenden en artsen – tellen samen al zo'n 500.000 professionals. Lang niet allemaal zijn zij in staat zich optimaal bij te scholen en relevante congressen en nascholingen te bezoeken. Sommige zorgverleners zoals huisartsen, medisch en verpleegkundig specialisten moeten een wettelijk verplicht aantal scholingspunten halen om voor herregistratie in aanmerking te komen. Maar de verpleegkundige in de huisartsenpraktijk hoeft net als andere verpleegkundigen uit artikel 3 van de wet BIG wettelijk alleen aan te tonen dat ze gemiddeld een dag in de week patiëntenzorg levert. Bij- en nascholing maken, evenals congressen en vakliteratuur, geen structureel deel uit van de beroepsuitoefening, en het is geen vanzelfsprekendheid dat men daaraan deelneemt.

Wettelijk verankerde kwaliteitsregisters kunnen ertoe bijdragen dat hier verbetering in komt. We kennen hier de voorbeelden voor de medisch specialist, de huisarts en de verpleegkundig specialist. Het wettelijk verplicht behalen van scholingspunten om geregistreerd te worden, respectievelijk te blijven, blijkt een werkzaam recept. Het is te overwegen deze wettelijke verplichting ook voor de artikel-3-beroepen in de wet BIG door te voeren. Implementatie van richtlijnen komt in een ander daglicht te staan als de nascholing ten minste de nieuwste richtlijnen in het desbetreffende vakgebied zou bevatten. Het gebruik van sociale media kan de nascholing bekrachtigen. Het is te overwegen om zorgprofessionals de beschikking te geven over een richtlijnen-app. Deze app kan dan pushberichten sturen bij nieuwe of aangepaste richtlijnen.

Literatuur

Adviescommissie Richtlijnen, Raad Kwaliteit, Orde van Medisch Specialisten. Medisch specialistische richtlijnen 2.0. Utrecht: Orde van Medisch Specialisten, 2012.

Frank, JR. (ed.). The CanMEDS 2005 physician competency framework. Better standards. Better physicians. Better care. Ottawa: The Royal College of Physicians and Surgeons of Canada, 2005.

Leren van de toekomst, beroepsprofielen voor de verpleging 2020, 2012, Verpleegkundigen en Verzorgenden Nederland.

NHG-standaarden, 2013, NHG.

Gebruik van Richtlijnen in de care. Vilans, 2011.

Vermeulen H, Maaskant JM, Eskes AM, Ubbink DT. Implementeren van EBP op een verpleegafdeling. Nurse Academy 2012;2:10-15.

Werkgroep Richtlijn voor richtlijnen. Richtlijn voor richtlijnen. 3e editie. Den Haag: Regieraad Kwaliteit van Zorg, 2012.

Patiëntenvoorlichting in aansluiting op richtlijnontwikkeling

J.A. Mulder, A.J.M. Drenthen en A.M.C. Horemans

Kernboodschappen

- Richtlijnen voor goed medisch handelen zijn in Nederland meestal opgesteld door en voor de beroepsgroep en zijn daarmee per definitie niet bijzonder toegankelijk voor het grote publiek.
- Om te voldoen aan de toenemende behoefte bij patiënten om over richtlijnen te kunnen beschikken, is het wenselijk dat patiënten weten welke richtlijnen er zijn, wat de betrouwbaarheid daarvan is en voor welke richtlijnen patiëntversies of patiënteninformatie beschikbaar zijn.
- Een gestructureerde informatievoorziening, ondersteund door schriftelijk en in toenemende mate digitaal materiaal, tot stand gebracht met betrokkenheid van beroepsbeoefenaars en patiënten(organisaties) voorkomt het gevaar van leemten of tegenstrijdige informatie en biedt de beste garantie dat alle relevante facetten in de gesprekken tussen patiënt en behandelaar(s) aan de orde zijn geweest.

25.1   Inleiding

Bij vrijwel alles wat zorgverleners doen, kan de vraag worden gesteld: 'Wordt de patiënt er beter van?'. Resultaten van kwaliteitsinspanningen worden allereerst gemeten op het niveau van de patiënt. De patiënt is degene die binnen de grenzen van effectiviteit, efficiëntie en beschikbaarheid bepaalt welke zorg hij wil hebben. Dit geldt bij uitstek voor electieve en chronische zorg. Om de patiënt waar die dat wenst en nodig vindt centraal te stellen, dient hij te beschikken over de vereiste instrumenten, middelen en kennis om zelf keuzes te maken. Het betrekken van patiënten bij de ontwikkeling van informatiemateriaal bevordert een goede aansluiting van het informatiemateriaal op de informatiebehoefte van de patiënt. De informatie die daarvoor noodzakelijk is, dient betrouwbaar, toegankelijk en eenduidig te zijn en zodoende zo veel mogelijk te zijn gebaseerd op algemeen geaccepteerde richtlijnen.

In dit hoofdstuk wordt beschreven hoe richtlijnen hun weg vinden naar patiënten in de vorm van patiëntenvoorlichting. Er zijn veel omschrijvingen van het begrip patiëntenvoorlichting. Hieronder verstaan wij bewuste en doelgerichte communicatie, gericht op een zo goed mogelijk inzicht van patiënten in hun ziekte en de behandelmogelijkheden om de juiste beslissing te nemen over de meest geschikte zorg en een betere omgang met ziekte en gezondheid. Goede patiëntenvoorlichting kan een positief effect hebben op de kennis van de patiënt over zijn of haar ziekte, het nemen van betere beslissingen over de meest geschikte behandeling, een beter opvolgen van adviezen en voorschriften (therapietrouw), de duur van ziekenhuisopnamen en de tevredenheid over de geboden zorg. Het bevordert bovendien de mogelijkheden tot zelfmanagement. Patiëntenvoorlichting kan informatief (bijvoorbeeld uitleg over een aandoening), adviserend (bijvoorbeeld een voorstel voor een onderzoek of behandeling) of instruerend (bijvoorbeeld gericht op het uitvoeren van oefeningen) van karakter zijn.

De laatste jaren is in toenemende mate het geven van informatie, instructie en training te digitaliseren. Dit kan de beschikbaarheid en toegankelijkheid van informatie vergroten. Betrouwbare en goede informatie op internet is van belang voor patiënten. Tegelijkertijd vraagt deze vorm ook goed inzicht in de herkomst van het informatiemateriaal.

In dit hoofdstuk behandelen wij algemene aspecten van voorlichting in de medische praktijk, waarna wij nader ingaan op patiëntenvoorlichting in de huisartsgeneeskunde, en tot slot op het ontwikkelen van digitaal informatiemateriaal bij multidisciplinaire richtlijnen.

25.2   Voorlichting in de medische praktijk

Adequate voorlichting kan bijdragen aan de implementatie van richtlijnen in de zorg, doordat het patiënten ondersteunt in het (mee)werken aan een behandeling. Dat voorlichting een belangrijk onderdeel van de hulpverlening is, is de laatste decennia ook buiten de spreekkamer duidelijk geworden. De komst van de Wet op de Geneeskundige Behandelingsovereenkomst (WGBO) in 1995 verschafte aan voorlichting een wettelijk kader.

In elk consult behoort de behandelaar informatie, uitleg, adviezen en instructies met zowel curatieve als preventieve doelen te geven. Patiënten hebben vaak behoefte aan inzicht in de gevolgen van de desbetreffende aandoening of ziekte voor hun eigen leven, en aan informatie over de behandelmogelijkheden en de prognose. Als zorgverleners zich hiervan niet bewust zijn en hier onvoldoende rekening mee houden, kan dat leiden tot lacunes in de informatie-uitwisseling en misverstanden. Adequate voorlichting gaat bovendien verder dan het verstrekken van goede informatie. De kern van goede communicatie is dat de boodschap begrepen wordt.

Een ander probleem is de grote diversiteit (gebrek aan uniformiteit, standaardisatie en volledigheid) van voorlichting in de dagelijkse medische praktijk en gebrek aan juiste informatie. Uit onderzoek (Bensing, 2010) blijkt dat zorgverleners niet altijd de informatie geven waaraan behoefte is en ook niet altijd op de juiste wijze; er is sprake van een mismatch tussen informatie die men wil en informatie die men daadwerkelijk krijgt. Onmiddellijk na het consult kunnen patiënten een aanzienlijk deel van de verstrekte informatie niet reproduceren (Godwin, 2000; Kessels, 2003). Ook is bekend dat veel adviezen van de huisarts niet of niet correct worden opgevolgd. Simpele en specifieke instructies, waarbij gesproken informatie wordt ondersteund door schriftelijk of visueel materiaal, hebben de voorkeur. Omdat medisch-inhoudelijke richtlijnen in Nederland meestal opgesteld zijn door en voor de beroepsgroep, zijn deze niet goed toegankelijk voor het grote publiek.

25.2.1 Betrouwbare informatie

Het stijgend aantal patiëntversies van richtlijnen de laatste jaren sluit aan op de behoefte bij patiënten om inzicht te hebben in de richtlijnen van zorgverleners. Die behoefte komt voort uit gebleken praktijkvariatie en de wens en het recht van patiënten om zelf te kunnen beoordelen of de geleverde zorg de meest optimale is. Dit brengt de volgende vragen met zich mee:
- Hoe komen patiënten erachter welke richtlijnen er zijn?
- Hoe komen patiënten erachter welke richtlijnen betrouwbaar zijn?
- Is een richtlijn die voor zorgverleners is geschreven begrijpelijk voor een patiënt, en zo nee, is een patiëntversie of patiënteninformatie gebaseerd op de richtlijn beschikbaar?

De eerste vraag is gemakkelijk te beantwoorden. Iemand die geïnteresseerd is in het onderwerp vindt talloze binnenlandse en buitenlandse richtlijnen die via internet (Guidelines International Network; ▶ www.G-I-N.net) of de patiëntenverenigingen verkrijgbaar zijn. Daarnaast kan men op internet meer vinden dan er in leerboeken staat en menig patiënt met een zeldzame ziekte heeft meer kennis over die ziekte dan de gemiddelde huisarts. Verderop in dit hoofdstuk staat daar meer over.

De tweede vraag is moeilijker te beantwoorden. De betrouwbaarheid of deugdelijkheid van een richtlijn hangt vooral samen met de degelijkheid waarmee de wetenschappelijke literatuur is gezocht, beoordeeld, en gewogen, en met de onafhankelijkheid waarmee die tot stand is gekomen. Er zijn verschillende redenen waarom de meningen van deskundigen over richtlijnen, artikelen en berichten uiteenlopen. Zo gaat men niet altijd uit van dezelfde onderzoeksgegevens. En als dat wel het geval is, worden de gegevens verschillend geïnterpreteerd. In een goede richtlijn worden nuanceverschillen die voortvloeien uit de onderliggende wetenschappelijke onderzoeken duidelijk uitgelegd. De mate van bewijs wordt zo veel mogelijk in maat en getal weergegeven, opdat iedereen kan zien waarop de conclusies en adviezen zijn gebaseerd. Ook kan men lezen welke argumenten men daarbij hanteert. Een goede richtlijn is dus transparant. De lezer moet kunnen zien hoe betrouwbaar en valide de aanbeveling is.

Dat brengt ons bij de beantwoording van de derde vraag. Een richtlijn is primair geschreven voor zorgverleners, en niet voor het algemene publiek. Er worden steeds meer producten die van richtlijnen zijn afgeleid ontwikkeld voor patiënten. Volgens de 'Richtlijn voor richtlijnen' (Werkgroep Richtlijn voor richtlijnen, Regieraad Kwaliteit van Zorg, 2012) zou elke ontwikkelde richtlijn ook producten voor zorggebruikers moeten bevatten (zie ook ▶ H. 5).

Om dit concreet te maken, wordt er in dit hoofdstuk een drietal voorbeelden uitgelicht:

- het voorlichtingsbeleid van het Nederlands Huisartsen Genootschap (NHG);
- de ontwikkeling van patiënteninformatiemateriaal door de Nederlandse Patiënten Consumenten Federatie (NPCF);
- de wijze waarop Spierziekten Nederland informatiemateriaal ontwikkelt.

Naast deze drie voorbeelden bestaan andere mogelijkheden, zoals het realiseren van patiëntversies of op zorggebruikers gerichte samenvattingen van de aanbevelingen uit de richtlijn. De Orde van Medisch Specialisten en de NPCF werken samen aan het realiseren van patiëntsamenvattingen van richtlijnen. Deze teksten zijn korter dan het informatiemateriaal waarover ▶ par. 25.3 gaat, en richten zich specifiek op het kort en begrijpelijk weergeven van de inhoud van de richtlijn voor een breder publiek.

25.3 Voorlichting in de huisartspraktijk

Alle NHG-standaarden bevatten in het hoofdstuk met richtlijnen voor het beleid een aparte paragraaf over voorlichting. Deze bevat aanbevelingen over de voorlichting, adviezen en uitleg die de huisarts aan de patiënt met de desbetreffende aandoening moet geven, over het omgaan met de ziekte en een verwijzing naar de patiëntenvoorlichting en meestal ook een patiëntenvereniging. Dit deel van de richtlijnen biedt de huisarts enig houvast bij het geven van voorlichting, maar is onvoldoende toegankelijk voor gebruik door patiënten, al zijn de richtlijnen wel openbaar via de NHG-website.

De huisarts heeft door het overdadige aanbod aan informatie onvoldoende tijd en gelegenheid om zijn of haar voorlichtingsfunctie zelfstandig, zonder ondersteuning, te vervullen en uit het grote aanbod die informatie te kiezen die het best aansluit op de wensen en behoeften van patiënten en op de richtlijnen. Om in de behoefte aan onafhankelijke patiëntenvoorlichting te voorzien, is het Nederlands Huisartsen Genootschap (NHG) in 1995 gestart met het ondersteunen van huisartsen bij het geven van patiëntenvoorlichting in aansluiting op de NHG-standaarden. Daartoe heeft het NHG drie producten ontwikkeld die de voorlichting voor, tijdens en na het consult aanvullen of ondersteunen: de NHG-patiëntenfolders, de NHG-patiëntenbrieven en de publiekswebsite ▶ www.thuisarts.nl.

25.3.1 NHG-patiëntenfolders

De NHG-patiëntenfolder is te beschouwen als 'nuldelijns'-patiëntenvoorlichtingsmateriaal, met informatie die de patiënt tijdens een bezoek aan de huisartspraktijk kan meenemen zonder dat de huisarts er uitleg bij hoeft te geven. De NHG-patiëntenfolders worden via een folderrek beschikbaar gesteld. Daarnaast staan de folders in bewerkte vorm op de publiekswebsite van het NHG (▶ www.thuisarts.nl). De patiëntenfolders zijn bedoeld voor gebruik in de wachtkamer. Er zijn patiëntenfolders over vijftig veelvoorkomende aandoeningen die meestal na enige tijd vanzelf overgaan en over preventieonderwerpen. De folders geven de lezer snel inzicht in een klacht en vervolgens wordt op eenvoudige wijze ('mavo-3-niveau') uitgelegd wat iemand er zelf aan kan doen. De inhoud sluit zo veel mogelijk aan op de NHG-standaarden en gangbare medische inzichten.

25.3.2 NHG-patiëntenbrieven

Het doel van de NHG-patiëntenbrief is het ondersteunen van de uitleg die de huisarts tijdens het consult geeft. Schriftelijk voorlichtingsmateriaal draagt ertoe bij dat de mondelinge informatie beter beklijft. In de patiëntenbrief worden de uitleg en adviezen die tijdens het consult zijn besproken herhaald. De patiëntenbrieven geven meer inzicht in de klacht, de invloed van (niet-)medicamenteuze maatregelen, en uitleg over wat de patiënt zelf aan de klachten kan doen en wat wel of niet van de huisarts kan worden verwacht. De patiënt kan de brief thuis nog eens rustig nalezen en desgewenst met anderen bespreken. Bij een volgend contact kan de patiënt op het onderwerp terugkomen.

De teksten zijn geschreven voor de huisartspraktijk en door huisartsen, onafhankelijk van commerciële of categorale organisaties. De inhoud sluit aan op de NHG-standaarden en andere richtlijnen en op de NHG-nascholingsmaterialen. Doordat deze producten naar elkaar verwijzen, ontstaat er een eenduidige boodschap. De inhoud en indeling van de patiëntenbrief kan voor de huisarts als leidraad dienen bij de mondelinge voorlichting tijdens het consult. Ook wordt zo meer consistentie gebracht in de voorlichting van verschillende huisartsen, bijvoorbeeld binnen een huisartsengroep. De bijna vierhonderd NHG-patiëntenbrieven zijn apart voor huisartsen beschikbaar via de ConsultWijzer en in de meeste huisartsinformatiesystemen (HIS). Op deze manier zijn de teksten goed bruikbaar binnen het consult. Sinds begin 2013 zijn de patiëntenbrieven voor het publiek niet meer als apart product beschikbaar, maar is deze informatie volledig geïntegreerd in de NHG-publiekswebsite ▶ www.thuisarts.nl.

25.3.3 **Thuisarts.nl**

Huisartsen krijgen vaak mensen op het spreekuur die in verwarring zijn geraakt door informatie op internet. Sommige informatie is onbetrouwbaar, commercieel of moeilijk te interpreteren en kan leiden tot foutieve aannames door de zorgzoekende patiënt. Daarom is het NHG gestart met een toegankelijke website met betrouwbare informatie over ziekten en gezondheid, zonder reclame en aanbiedingen, en samengesteld door huisartsen.

Thuisarts.nl is vooral bedoeld om burgers beter te informeren. De site geeft adviezen over wat mensen zelf kunnen doen om gezond te blijven en hun klachten aan te pakken, wanneer het nodig is om naar de huisarts te gaan, en hoe de patiënt zich kan voorbereiden op een consult bij de huisarts. Nadien kan hij alles nog eens rustig nalezen.

Uitgangspunt van de site is de vraag of situatie van de patiënt. Via een klachtingang, bijvoorbeeld keelpijn, krijgt de patiënt een menustructuur te zien met verschillende situaties. Zo krijgt de patiënt informatie over keelpijn door op de balk 'ik heb keelpijn' te klikken. Vervolgens wordt informatie getoond waarbij de gebruiker via een submenu snel naar (een van) de verschillende situaties kan gaan. De site bevat grotendeels eerstelijnsinformatie, gebaseerd op de NHG-patiëntenfolders, -patiëntenbrieven, de NHG-standaarden en andere wetenschappelijke richtlijnen Dit is aangevuld met informatie uit andere betrouwbare bronnen, zoals tweedelijnsinformatie, verwijzing naar patiëntenverenigingen, instructiematerialen, keuzehulpen en een zelftriagesysteem met als doel om zelfredzaamheid en zelfmanagement te bevorderen.

De teksten op Thuisarts.nl zijn bewerkt tot een format dat geschikt is voor gebruik op internet: veel kopjes, korte tekstblokken, en verwijzingen naar andere informatiebronnen en websites. De site bevat ook audiovisuele informatie, zoals afbeeldingen, instructiefilmpjes, oefeningen. Bij veel onderwerpen is informatie over behandeling in de tweedelijn toegevoegd.

25.3.4 **Totstandkomingsprocedure**

De Thuisarts-teksten komen tot stand volgens een vaste procedure. De staf en de redactie voorlichting, bestaande uit vier huisartsen, een voorlichtingsdeskundige en een vertegenwoordiger vanuit patiëntperspectief stellen de onderwerpen vast. Per onderwerp wordt bepaald welke aspecten in de teksten aan de orde komen. Een inhoudelijk deskundige huisarts schrijft een eerste conceptversie; de staf en redactie bewerken deze versie inhoudelijk en redactioneel. Na een schriftelijke commentaarronde wordt de concepttekst besproken in de redactie. Vervolgens beoordeelt het desbetreffende staflid van de afdeling Richtlijnontwikkeling of de tekst overeenstemt met de NHG-standaard. Ten slotte wordt de tekst redactioneel bewerkt op leesbaarheid en begrijpelijkheid.

De teksten worden regelmatig aangevuld en geactualiseerd, onder meer na herziening van NHG-standaarden en andere richtlijnen. Uit ledenpanels van het NHG blijkt dat huisartsen de patiëntenbrieven in hoge mate waarderen en ruim 90% van hen ze in de praktijk gebruikt. De komst van de publiekswebsite ▶ www.thuisarts.nl, waarin alle patiëntenbrieven zijn geïntegreerd, maakt het voor huisartsen makkelijker patiënten daarnaar te verwijzen en zal naar verwachting het gebruik in de praktijk bevorderen. Afgemeten aan het hoge bezoekersaantal sinds de lancering in maart 2012 is ▶ www.thuisarts.nl een succes.

25.3.5 Overige materialen

De NHG-voorlichtingsmaterialen en ▶ www.thuisarts.nl zijn ook opgenomen in Praktijkinfo, een service aan huisartsen voor het bouwen van een website. Hierop staan onder meer links naar voorlichtingsmateriaal van verschillende organisaties dat voldoet aan bepaalde criteria op het gebied van betrouwbaarheid, toegankelijkheid en inhoud.

Verder is het NHG nauw betrokken bij de ontwikkeling van keuzehulpen, in samenwerking met het Platform Gedeelde Besluitvorming, met richtlijnorganisaties (CBO, Trimbos-instituut), onderzoekers en de NPCF. Deze zijn – in elk geval in 2013 – beschikbaar via de website ▶ www.kiesBeter.nl. Bij de multidisciplinaire richtlijn 'Prikkelbaredarmsyndroom' heeft het NHG een patiëntversie ontwikkeld. Met de toenemende aandacht binnen de richtlijnontwikkeling voor patiëntenparticipatie zullen waarschijnlijk meer patiëntversies worden ontwikkeld. Al deze voorlichtingsmaterialen zijn verwerkt in de publiekswebsite ▶ www.thuisarts.nl. Deze zal steeds meer als dé plek voor betrouwbare en onafhankelijke publieksinformatie over ziekte en gezondheid gaan fungeren. Met het toenemend gebruik van internet, zal het gebruik van papieren folders in de toekomst waarschijnlijk steeds minder worden. Dit vergroot de beschikbaarheid van patiënteninformatie en de mogelijkheden om de informatie up-to-date te houden in aansluiting op de richtlijnen voor professionals.

Daarnaast heeft het NHG nascholingsmateriaal ontwikkeld over voorlichting in de huisartspraktijk. Ook werkt het NHG mee aan de voorlichting van het RIVM rond de bevolkingsonderzoeken in de huisartsenpraktijk, zoals griepvaccinatie, baarmoederhalskanker en het toekomstige bevolkingsonderzoek darmkanker.

25.4 Ontwikkeling van digitaal voorlichtingsmateriaal op basis van multidisciplinaire richtlijnen

25.4.1 Aanleiding

In 2009 heeft de NPCF een quickscan van patiënteninformatie uitgevoerd in opdracht van de Regieraad Kwaliteit van Zorg. Van 25 aandoeningen is nagegaan welk digitaal en schriftelijk patiëntenmateriaal over diagnose en behandeling beschikbaar is. Gekeken is naar sites van officiële kanalen zoals ▶ www.kiesBeter.nl, patiëntenorganisaties, gezondheidsfondsen en kennisinstituten. Met een steekproef onder twintig ziekenhuizen is bovendien bekeken welk digitaal en schriftelijk patiëntenmateriaal in ziekenhuizen beschikbaar is.

Over de meeste van de 25 onderzochte aandoeningen is voldoende of veel patiëntenmateriaal beschikbaar. Dat betreft zowel informatie op internet als in brochures. Deze is veelal via de website van de desbetreffende patiëntenorganisatie te verkrijgen. Over een aantal onderwerpen is nauwelijks of geen patiëntenmateriaal. Dat zijn vrijwel allemaal onderwerpen die niet (direct) onder het werkterrein van een patiëntenvereniging vallen. Er is echter geen reden om aan te nemen dat patiënten geen behoefte hebben aan informatie over deze onderwerpen.

25.4.2 Doelstelling

De Regieraad Kwaliteit van Zorg heeft een top 100 samengesteld van aandoeningen die veel voorkomen en/of een hoge belasting voor patiënt en samenleving met zich mee-brengen. De Regieraad stelde zich vervolgens ten doel om patiëntversies te maken bij richtlijnen van aandoeningen die hoog in deze lijst staan. Daarnaast wilde de Regieraad dat deze informatie ontsloten wordt via internet. Om dat te bereiken wordt in dit project een relatie gelegd tussen richtlijnen en patiënteninformatie, met het patiëntperspectief als uitgangspunt. Daarmee krijgt professionele informatie de vertaling naar de individuele patiënt. Het streven is dat op termijn bij iedere ontwikkelde richtlijn ook patiënteninfor-matie over de richtlijn wordt opgeleverd in een vast stramien, en geautoriseerd door de betrokken richtlijnpartijen. Daartoe is een stramien ontwikkeld voor het verstrekken van basisinformatie (zie ◘ figuur 25.1).

Dit stramien is gebaseerd op bestaande structuren voor informatiemateriaal en bevat de vragen die de informatiebehoefte van patiënten weerspiegelt. Naast onderwerpen als symptomen, behandeling en onderzoek is ruim plaats voor veelvoorkomende vragen over wanneer het verstandig is een zorgverlener te raadplegen en wat instrumenten en metho-den zijn om zo goed mogelijk met de aandoening om te gaan. Bovendien is een autorisa-tieprocedure voor goedkeuring van de teksten ontwikkeld (zie ◘ figuur 25.2). Een breed draagvlak onder stakeholders beoogt de betrouwbaarheid van de teksten te bevorderen en te waarborgen.

25.4.3 Totstandkomingsprocedure

Bij de ontwikkeling van de teksten werken het NHG, de Orde van Medisch Specialisten (OMS), het RIVM (▶ www.kiesBeter.nl) en de NPCF samen. Als vertrekpunt voor de tekst wordt bestaand informatiemateriaal en de richtlijn genomen. Deze wordt in het stra-mien gegoten en geschikt gemaakt voor publicatie op websites. Per aandoening waarover patiënteninformatie wordt ontwikkeld, wordt een deskundigenpanel samengesteld met een vertegenwoordiging van de patiëntenvereniging en relevante vertegenwoordigers van betrokken zorgverleners. Dit panel heeft als taak om te adviseren over de conceptteksten in de verschillende stappen in de autorisatieprocedure. Aan het einde van het traject vindt een pre-test plaats, waarbij aan enkele patiënten uit de doelgroep de tekst wordt voorgelegd. Het doel hiervan is de tekst in de laatste ontwikkelfase nogmaals zodanig te formuleren, dat deze zo goed mogelijk aansluit bij de informatiebehoefte van de patiënt.

De gerealiseerde teksten werden niet alleen geplaatst op ▶ www.kiesBeter.nl, maar ook gebruikt door de desbetreffende patiëntenorganisatie, NHG en OMS. Ook de Regieraad publiceerde de teksten. Het Zorginstituut Nederland kan in de toekomst een rol spelen in

inleiding	☐ waarom deze folder?
algemene informatie ziektebeeld	☐ beschrijving
	☐ verschijnselen/symptomen
	☐ oorzaken en risicofactoren
	☐ (preventie)
voorbereiding	☐ leefregels
	☐ premedicatie
	☐ routineonderzoek (bloed, röntgen, ecg)
	☐ (contra-indicaties)
het stellen van de diagnose	☐ mogelijke alternatieven
	☐ beschrijving
	☐ plaats
	☐ (voorbereiding)
	☐ organisatie (wie doet de onderzoeken)
	☐ werkwijze onderzoek(en)
	☐ duur van het onderzoek
	☐ belevingsaspecten
	☐ wanneer de uitslag
	☐ risico's en complicaties
behandeling	☐ mogelijke alternatieven
	☐ beschrijving
	☐ plaats
	☐ (voorbereiding)
	☐ organisatie (wie komen er langs)
	☐ werkwijze behandeling
	☐ duur van de behandeling
	☐ belevingsaspecten + wat te verwachten
	☐ effectiviteitsverwachting (slaagkans)
	☐ risico's en complicaties (reikwijdte)
(medicatie)	☐ beschrijving (aard en doel)
	☐ toediening/dosering
	☐ bijwerkingen (en adviezen)
	☐ contra-indicaties (zwangerschap, andere medicatie)
nazorg	☐ wanneer + hoe naar huis
	☐ klachten + wanneer contact met arts opnemen
	☐ adviezen of instructies thuis
	☐ hervatting (betaald) werk
	☐ (controleafspraak)
verantwoording	☐ bronvermelding
patiëntenorganisaties	
verder lezen	

◻ **Figuur 25.1** Stramien patiënteninformatie.

publicatie van dergelijke teksten. Daarmee kan de verbinding tussen kwaliteitsinformatie en informatie over wat een patiënt van de zorg mag verwachten in samenhang worden aangeboden. Dit ondersteunt de interpretatie van kwaliteitsinformatie.

25.5   Zeldzame aandoeningen

Naast richtlijnen voor veelvoorkomende aandoeningen zijn er de afgelopen jaren richtlijnen voor zeldzame aandoeningen ontwikkeld. Zo bestaan er onder meer richtlijnen

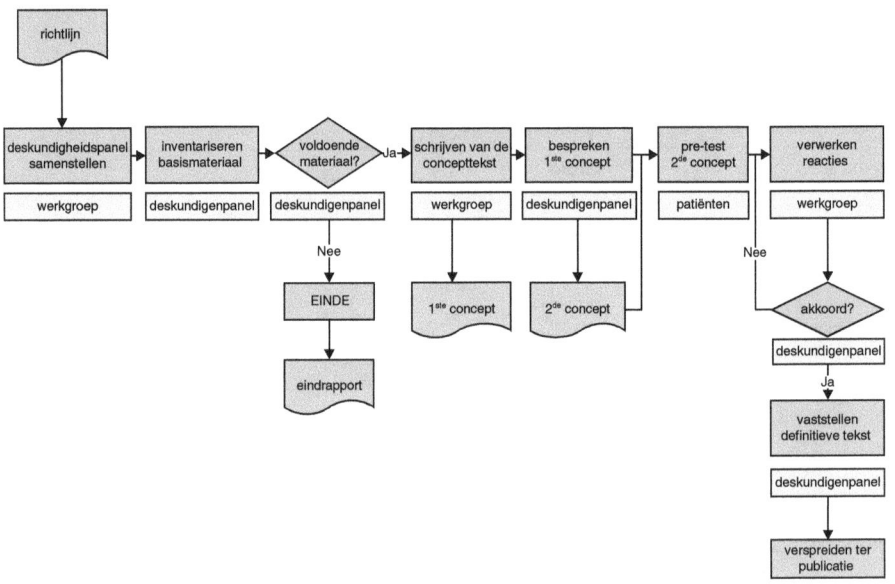

◘ Figuur 25.2   Autorisatieprocedure voor patiënteninformatie.

voor diverse zeldzame spierziekten. Naast goed informatiemateriaal voor patiënten willen patiënten ook goed geïnformeerde zorgverleners. Een richtlijn beschrijft het effectief medisch handelen. Juist bij zeldzame ziekten ontbeert de gemiddelde zorgverlener deze kennis. Dit gebrek aan kennis is begrijpelijk gezien de vele zeldzame aandoeningen die er bestaan. Het is niet reëel te verwachten dat zorgverleners van meet af aan van al die ziekten gedetailleerd op de hoogte zijn. Wel verwachten patiënten van hun zorgverleners dat deze zich de kennis in korte tijd eigen maken. Een richtlijn biedt hier uitkomst. Maar hoe komt de informatie uit de richtlijn op het juiste moment bij de zorgaanbieder? Hoe komt de informatie bij de zorgaanbieder op het moment dat deze een patiënt met een zeldzame ziekte onder behandeling krijgt?

De oplossing ligt voorhanden. De patiënt geeft zelf de informatie aan zijn zorgverleners. Dit concept waarbij de patiënt zelf de informatiedrager is, is in eerste instantie uitgewerkt voor de huisarts. Om huisartsen beter toe te rusten voor de begeleiding van mensen met een zeldzame ziekte heeft Spierziekten Nederland samen met het NHG het project 'de patiënt als informatiedrager' opgezet. Dit project is later voortgezet door de Vereniging Samenwerkende Ouder- en Patiëntenorganisaties (VSOP) en heeft geresulteerd in meer dan dertig compacte huisartsenbrochures voor zeldzame ziekten (▶ www.nhg.org). De patiënt ontvangt deze brochures via de eigen patiëntenorganisatie en geeft deze brochures zelf aan zijn huisarts. Deze huisartsenbrochures zijn waar mogelijk gebaseerd op informatie uit richtlijnen en bevatten alleen die informatie die de huisarts nodig heeft om de patiënt op de juiste manier te kunnen behandelen en begeleiden – niet minder, maar vooral ook niet meer.

Het concept 'de patiënt als informatiedrager' is ook voor andere zorgverleners bruikbaar en wordt ingezet ten behoeve van de implementatie van richtlijnen voor zeldzame ziekten. Dit is voor het eerst uitgewerkt aan de hand van de in 2010 gereedgekomen multidisciplinaire richtlijn voor een vrij zeldzame spierziekte, de ziekte van Guillain-Barré. Naast een patiëntversie voor deze richtlijn zijn compacte brochures ontwikkeld voor dié zorgverleners die een belangrijke rol spelen in de zorg aan patiënten met de ziekte van Guillain-Barré. Zo zijn er brochures voor alle – elkaar in tijd opvolgende – hoofdbehandelaars. De patiënt krijgt via de patiëntenorganisatie een informatiepakket met daarin alle brochures inclusief de patiëntversie. De brochures zijn ook digitaal te verkrijgen (▶ www. spierziekten.nl). De patiënt geeft deze brochures aan zijn zorgverleners en voorziet hen op deze manier op het juiste moment van informatie om de juiste behandeling en begeleiding te kunnen geven aan bijvoorbeeld een patiënt met de ziekte van Guillain-Barré. Aansluitend hierop bevat de patiëntversie informatie die de patiënt beter in staat stelt met zijn zorgverleners te praten over de zorg die wordt gegeven.

Literatuur

Bensing J, Dulmen S van, Haes H de. Communicatie tussen patiënten en hun hulpverleners. In: L. Lechner, I. Mesters, C. Bolman. Gezondheidspsychologie bij patiënten. Assen: Van Gorcum, 2010:109–34.

Godwin Y. Do they listen? A review of information retained by patients following consent for reduction mammoplasty. Br J Plast Surg 2000;53:121–5.

Grol R (red.). Voorlichting door de huisarts. Praktische richtlijnen voor uitleg en instructie tijdens het consult. Utrecht: NHG, 1992.

Kessels, R. Patients' memory for medical information. J R Soc Med 2003;96:219–222.

Legemaate J (red.). De wgbo: van tekst naar toepassing. Houten/Diegem: Bohn Stafleu van Loghum, 1995.

Werkgroep Richtlijn voor richtlijnen. Richtlijn voor richtlijnen. 3e editie. Den Haag: Regieraad Kwaliteit van Zorg, 2012.

Deel 6. Meten en evalueren

Hoofdstuk 26 Indicatoren op basis van richtlijnen – 265
J. Braspenning, M. Bouma en J. Hoenen

Hoofdstuk 27 Visitatie en richtlijnen – 277
R. van Blommestein, J.A. Fossen, J.W. Hagemeijer en M.J.M.H. Lombarts

Hoofdstuk 28 Actueel houden van richtlijnen – 285
J.J.A. de Beer, J.J. van Croonenborg en S.M.C. Kersten

Hoofdstuk 29 Evaluatie van de toepassing van richtlijnen – 293
J.S. Burgers, M.A.H. Fleuren, M. Lugtenberg en C.T.J. Hulshof

Inleiding

Een richtlijn vormt geen doel op zichzelf; het is een instrument dat bijdraagt aan de kwaliteit van de zorg en de verbetering ervan. Het is daarom van belang dat de ontwikkelde richtlijnen toegepast en geëvalueerd worden. In het voorgaande deel stond het implementeren van richtlijnen centraal, dit deel richt zich op het meten en evalueren. Richtlijnen volgen daarmee de kwaliteitscyclus.

Om vast te kunnen stellen of richtlijnen worden toegepast en een bijdrage leveren aan de kwaliteitsverbetering van de zorg worden indicatoren ontwikkeld. Deze indicatoren zijn steeds vaker van de richtlijnen zelf afgeleid. Indicatoren komen net als richtlijnen in verschillende soorten en maten. De belangrijkste indeling is die van Donabedian: structuur-, proces- en uitkomstindicatoren. Werden indicatoren voorheen vooral ingezet voor interne kwaliteitsverbetering, tegenwoordig verlangen de overheid, zorgverzekeraars en patiënten inzicht in de geleverde kwaliteit en dat hier verantwoording over wordt afgelegd. Door het openbaar maken van indicatoren bestaat de mogelijkheid instellingen, zorgverleners en geleverde zorg met elkaar te vergelijken. Voor patiënten levert het keuze-informatie op en voor de zorgverzekeraars inkoopinformatie.

Naast indicatoren bestaan er andere instrumenten om vast te stellen of richtlijnen toegepast worden en of zij leiden tot verbeterde zorg. Denk hierbij aan certificering, bijvoorbeeld HKZ, accreditatie zoals door de NIAZ en visitatie. Met behulp van visitaties kan men de kwaliteit van de patiëntenzorg in een bepaalde vakgroep, afdeling en/of organisatie onderzoeken en evalueren. Waar bij certificerings- en accreditatietrajecten externen (be)oordelen, kijken bij een visitatie collega's bij elkaar in de keuken. Onderzoeken of richtlijnen worden toegepast en op welke wijze dat gebeurt, maakt hier onderdeel van uit. Net als indicatoren zijn de conclusies en adviezen van de visitatie tegenwoordig niet meer alleen voor intern gebruik. Ook de raad van bestuur van de bezochte instelling ontvangt de conclusies en adviezen.

Bijstelling dan wel aanpassing is een van de stappen van de eerdergenoemde kwaliteitscyclus. Deze stap ontbreekt dan ook niet in dit deel. Het actueel houden van richtlijnen is van groot belang; nieuwe kennis, knelpunten in de praktijk die naar voren komen uit onder andere indicatoren en visitaties maken dat richtlijnen verouderen dan wel niet (langer) de juiste kwesties adresseren. De laatste jaren is het concept 'levende richtlijn' in opkomst. Dit concept vereist regelmatige beoordeling of actualisatie van een richtlijn nodig is en leidt tot continue bijstelling van de richtlijn. Door verdergaande digitalisering en de beoogde modulaire aanpak van richtlijnen komt de 'levende richtlijn' steeds dichterbij.

Indicatoren, visitatie en actualisatie komen aan de orde in de eerste drie hoofdstukken van dit deel. Dit deel, en daarmee ook het boek, sluit af met het hoofdstuk over evaluatiemethoden voor de toepassing van richtlijnen. Zoals gezegd is het belangrijk om vast te stellen of richtlijnen toegepast worden en de beoogde effecten voor patiënten realiseren. Het gebruik van richtlijnen kan zowel kwantitatief als kwalitatief worden geëvalueerd. En door een determinantenanalyse kunnen interventies meer gericht ontwikkeld dan wel ingezet worden om de toepassing van richtlijnen te verbeteren. Het hoofdstuk licht diverse methoden toe, de voor- en nadelen van deze methoden, gaat nader in op de determinanten die een rol spelen bij richtlijngebruik en illustreert dit met voorbeelden van verschillende beroepsgroepen.

D.H.H. Dreesens

Indicatoren op basis van richtlijnen

J. Braspenning, M. Bouma en J. Hoenen

Kernboodschappen
- Een indicator is een meetbaar aspect van en heeft een signalerende functie voor de kwaliteit van geleverde zorg.
- Richtlijnen zijn geschikt als basis voor zorginhoudelijke kwaliteitsindicatoren.
- Voor het ontwikkelen van indicatoren op basis van richtlijnen wordt aanbevolen om te werken volgens een systematische methode.
- Eenduidige interpretatie van indicatorscores vergt een registratiegids met afspraken over registratie en exacte formuleringen van de indicatoren, en uiteraard de naleving daarvan.
- Indicatoren worden steeds meer gebruikt, maar soms passen indicatoren niet bij de doelstelling of de context.

26.1   Inleiding

Indicatoren kunnen vanuit richtlijnen worden ontwikkeld. Door indicatoren te gebruiken als onderdeel van de kwaliteitscyclus wordt implementatie van richtlijnen inzichtelijk en verder gestimuleerd. Verzekeraars kunnen indicatoren gebruiken bij de zorginkoop en indicatoren bieden de burgers de mogelijkheid om te komen tot meer gefundeerde keuzes voor een zorgverlener of zorginstelling. Indicatorensets die door alle relevante partijen voor diverse doeleinden worden gebruikt en in de geautomatiseerde gegevensbestanden worden vastgelegd, kunnen de registratielast voor zorgaanbieders beperken.

Om het gebruik van richtlijnen in de dagelijkse praktijk te evalueren worden in toenemende mate kwaliteitsindicatoren toegepast. Met deze indicatoren kan worden gemeten in welke mate de aanbevelingen uit de richtlijn door de zorgprofessionals worden toegepast en in welke mate de beoogde zorgresultaten voor de patiënten worden gerealiseerd. De score op een dergelijke zorginhoudelijke indicator (zie kader Voorbeeld van een zorginhoudelijke indicator) kan worden vergeleken met eerder behaalde scores of met scores van *best practices*.

Voorbeeld van een zorginhoudelijke indicator (▶ www.zichtbarezorg.nl)

$$x = \frac{\text{aantal patiënten met indicatie voor een cataractoperatie aan beide ogen, waarbij ten minste 28 dagen tussen de operatie van het eerste en het tweede oog zit}}{\text{aantal patiënten met indicatie voor een cataractoperatie aan beide ogen}} \times 100\%$$

Deze informatie geeft zorgprofessionals inzicht in het huidige handelen en aanwijzingen voor verbeteringen (educatieve functie, interne toetsing). Maar steeds meer vragen ook burgers, zorgverzekeraars en de Inspectie voor de Gezondheidszorg (IGZ) om deze informatie (verantwoording afleggen, externe toetsing).

In dit hoofdstuk wordt eerst de definitie van indicatoren gegeven. Daarna volgt een uitgebreide beschrijving over de methodiek om indicatoren te ontwikkelen op basis van bestaande richtlijnen. Het hoofdstuk sluit af met opmerkingen over het gebruik van indicatoren.

26.2   Definitie van indicatoren

Een indicator is een meetbaar aspect van het handelen van zorgprofessionals, waarvoor wetenschappelijk bewijs of waarover consensus bestaat en wel zodanig dat deze maat gebruikt kan worden om de kwaliteit te beoordelen (Lawrence, 1997). Kwaliteitsindicatoren kunnen onderscheiden worden naar structuur-, proces- en uitkomstindicatoren.

26.2.1   Structuurindicatoren

Met structuurindicatoren wordt de kwaliteit van de zorgsetting geëvalueerd, waaronder het beschikbaar zijn van bepaalde materialen, voorzieningen en zorgverleners. Dit type indicatoren wordt meestal met een ja/nee-score uitgedrukt of in feitelijke eenheden zoals het aantal beschikbare bedden, het aantal fte diabetesverpleegkundige, enzovoort. Ook behandelvolumes die tegenwoordig een rol spelen bij het selectief inkopen van zorg door zorgverzekeraars worden tot structuurindicatoren gerekend.

26.2.2 Procesindicatoren

Procesindicatoren beschrijven de activiteiten die bij de geleverde zorg horen. Het gaat dan meestal om aspecten van preventie, diagnostiek, behandeling en follow-up. Maar ook onderwerpen als palliatie, communicatie, service en bejegening lenen zich hiervoor. Procesindicatoren worden uitgedrukt in een percentage waarbij de noemer de omvang van de doelgroep aangeeft en de teller het aantal keren dat de aanbevolen handeling is verricht. Een procesindicator voor het antibioticabeleid in ziekenhuizen betreft het percentage patienten waarbij de dosering en het doseringsinterval is aangepast op basis van de nierfunctie (Schouten, 2005). De specificiteit van een procesindicator hangt samen met het doel van de evaluatie. Om het handelen te kunnen bijstellen is specifieke informatie gewenst, maar voor het verkrijgen van een eerste indruk (een indicatie) kan vaak volstaan worden met een grovere omschrijving.

26.2.3 Uitkomstindicatoren

Uitkomstindicatoren geven het behandelresultaat weer. Positieve behandelresultaten geven aan dat de patiënt weer gezond is, het stabiliseren van de klachten is gelukt, of dat verergering is voorkomen. Het behandelresultaat kan worden uitgedrukt in termen die aansluiten bij de behandeling zelf of bij de betekenis van de behandeling voor de patiënt. Bijvoorbeeld een uitkomstindicator behorend bij een heupvervanging kan zijn het percentage wondinfecties na de operatie *of* het percentage patiënten dat na twee maanden weer in staat is zelfstandig te lopen zonder pijn. De laatste tijd is er meer belangstelling gekomen voor het tweede type uitkomstindicator. De gegevens hiervoor worden veelal verzameld met gevalideerde vragenlijsten over de functionele status en/of kwaliteit-van-leven, zogenoemde *patient-reported outcome measures* (PROM). Het kan zijn dat deze vragenlijsten onderdeel uitmaken van het primaire zorgproces en in een richtlijn zijn opgenomen. Een voorbeeld betreft de *Disease Activity Score* (DAS-28) in de reumarichtlijn (NVR, 2009).

Donabedian (1980) gaf aan dat de structuren in de zorg op orde moeten zijn om tot een goede uitvoering van de processen te kunnen komen en dat het uitvoeren van de juiste zorgprocessen de zorguitkomsten positief beïnvloedt. Als bijvoorbeeld de infrastructuur tekortschiet, kan het proces niet optimaal worden uitgevoerd. Het uitvoeren van de gewenste zorgprocessen volgens de richtlijn bevordert positieve gezondheidsuitkomsten. Naast het zorgproces worden zorguitkomsten ook beïnvloed door het natuurlijke beloop van de klachten, het gedrag van de patiënt of kenmerken van de omgeving waarin het herstel plaatsvindt.

▣ **Tabel 26.1** Websites met indicatoren	
Nederland	
► www.zichtbarezorg.nl	
► www.iqhealthcare-indicatoren.nl	
► www.kiesBeter.nl	
► www.cvz.nl, website van het Zorginstituut Nederland	
Internationaal	
► www.qualitymeasures.ahrq.gov	USA
► www.nice.org.uk	UK
► www.cchsa.ca	Canada
► www.health.gov.au	Australië

Indicatoren beschrijven een of meer domeinen van kwaliteit van zorg. Het Institute of Medicine (IOM) maakt een onderscheid tussen de domeinen effectiviteit, doelmatigheid, veiligheid, patiëntgerichtheid, tijdigheid en gelijkheid (*equity*) (IOM, 2001). Indicatoren die afgeleid worden van richtlijnen kunnen op elk van deze domeinen betrekking hebben, maar in de huidige medische richtlijnen ligt de nadruk op de aanbevelingen voor effectieve en veilige zorg. De andere domeinen komen er bekaaid van af. Wel is in een aantal richtlijnen een kosteneffectiviteitsanalyse gebruikt ter onderbouwing van een aanbeveling over het medicatiebeleid. Ook zijn bij het ontwikkelen van een aantal richtlijnen patiënten betrokken, soms resulterend in specifieke aanbevelingen en indicatoren vanuit het patiëntperspectief.

26.3   Ontwikkelen van indicatorensets

Indicatoren die gebaseerd zijn op richtlijnen kunnen zelf worden ontwikkeld of men kan een *search* uitvoeren waarbij gebruik wordt gemaakt van wetenschappelijke literatuur en/of websites van gerenommeerde instituten (zie ▣ tabel 26.1).

Het (inter)nationale aanbod van indicatoren is momenteel erg groot. Het lijkt op voorhand aantrekkelijk gebruik te maken van bestaande indicatoren. Een mogelijk nadeel is dat het doel van de bestaande sets van indicatoren niet helemaal aansluit bij het eigen evaluatiedoel. Een ander mogelijk nadeel is, dat de buitenlandse richtlijnen onvoldoende aansluiten bij de Nederlandse richtlijnen. Zowel bij het werken met bestaande (set) indicatoren als bij het zelf afleiden van indicatoren uit richtlijnen, verdient het de voorkeur systematisch te werk te gaan (Campbell, 2003). Het volgen van het onderstaande vijfstappenplan is daarbij behulpzaam (▣ tabel 26.2).

◘ Tabel 26.2	Vijfstappenplan voor het ontwikkelen van indicatoren
stappen	**aspecten ter overweging**
evaluatiedoel bepalen	educatief, voor intern kwaliteitsbeleid
	gedifferentieerd inkopen
	selectie op basis van kwaliteitseisen
	informatie kwaliteitsverschillen
kern van richtlijn selecteren	aanbevelingen (zorgstructuur en -proces)
	zorguitkomsten
	indicatoren formuleren
consensus bereiken onder stakeholders	aantal en welke panelleden
	werkwijze en beslisregels
gegevens verzamelen en empirisch toetsen	registratieafspraken
	uniformiteit in exacte formulering van indicatoren
	haalbaarheid
	validiteit en betrouwbaarheid
feedback ontwerpen	eenheid eigen score en vergelijkende scores
	interpretatie

26.3.1 Evaluatiedoel bepalen

Met de eerste stap wordt het doel van de evaluatie vastgelegd. Het meten van de kwaliteit van de zorg kent verschillende doelen. Het doel kan zijn de zorgprofessional inzicht te geven in het eigen handelen om daarmee een kwaliteitsverbetering teweeg te brengen, waarmee vorm wordt gegeven aan het interne kwaliteitsbeleid (educatief doel, interne toetsing). Een ander doel is gedifferentieerd inkopen van zorg door de zorgverzekeraars op basis van informatie over de kwaliteit van zorg (inkoopbeleid, externe toetsing). Nog een ander doel is het selecteren van praktijken, afdelingen of instellingen, die mogelijk zorg leveren van onvoldoende kwaliteit en op extra aandacht van de IGZ kunnen rekenen (controle, externe toetsing). Maar de evaluatie kan ook bedoeld zijn om burgers te informeren over de kwaliteit van de gezondheidszorg in Nederland of van een ziekenhuis, zorginstelling of zorggroep (doel marktwerking, externe toetsing, bijvoorbeeld via ▶ www.kiesBeter.nl). Het doel van de evaluatie of de kwaliteitsmeting is medebepalend voor de formulering van de kwaliteitsindicator en de wijze waarop feedback wordt gegeven.

26.3.2 Kern van de richtlijn selecteren

De tweede stap betreft het selecteren van de aanbevelingen en zorguitkomsten die de kernaanbevelingen van de richtlijn representeren. Hiervoor is het nodig selectiecriteria op te stellen die aansluiten bij de doelstelling van de evaluatie. Mogelijke selectiecriteria zijn bijvoorbeeld gezondheidswinst of doelmatigheid, maar ook overwegingen ten aanzien van de toepasbaarheid van de potentiële indicator kunnen een rol spelen zoals eenvoudig meetbaar of snel beschikbaar zijn. Een indicator heeft een signalerende functie. Daarom wordt niet alles uit een richtlijn geëvalueerd, de indicatoren beperken zich tot de kern van de richtlijn. De kern van de richtlijn zijn vaak die structuur- of procesaspecten die een sterke relatie hebben met de beoogde zorguitkomsten (hoge *level of evidence*), maar het kunnen ook structuur- of procesaspecten zijn met juist een hele lage *level of evidence* maar met een hoge graad van consensus. Wetenschappelijk bewijs is dan niet aanwezig, maar experts geven aan dat bijvoorbeeld de desbetreffende verrichting beslist staat voor goede zorg.

Het selecteren van de kernaanbevelingen van de richtlijnen is een zeer geschikte taak voor de richtlijnontwikkelaars, omdat zij zich helemaal in het onderwerp hebben verdiept aan de hand van wetenschappelijke literatuur. Als de richtlijnontwikkelaars alleen zorgprofessionals zijn dan wordt aanbevolen ook patiënten te betrekken bij het selecteren van de kern van de richtlijn. Omdat de kern van de richtlijn uiteindelijk omgezet moet worden in een meetbare eenheid – een indicator –, ligt het voor de hand bij de selectie ook de expertise van indicatorontwikkelaars in te zetten. Op basis van de geselecteerde kern van de richtlijnen worden de indicatoren geformuleerd of worden passende bestaande indicatoren gezocht.

26.3.3 Consensus bereiken over de kern van de richtlijn onder stakeholders

In de derde stap wordt consensus gezocht met alle gebruikers (de stakeholders) van de indicatoren. Eventueel kan worden besloten ook het selecteren van de kern van de richtlijn met alle stakeholders uit te voeren. Het uitvoeren van een consensusprocedure met de stakeholders helpt het draagvlak te verbreden. De RAND Delphi-procedure (Fitch, 2003) is een geschikte systematische consensusprocedure, maar ook andere methoden zijn beschikbaar (Campbell, 2003). Het aantal deelnemers is afhankelijk van het onderwerp en het aantal stakeholders. Voor een onderwerp waar veel verschillende disciplines bij betrokken zijn, zal het aantal deelnemers groter zijn dan voor een monodisciplinair onderwerp. Fitch (2003) raadt een minimum aantal van vijf tot zeven personen aan. Zo nodig worden aparte panels gehouden voor bijvoorbeeld specialisten en patiënten. Dit kan de voortgang bespoedigen als wordt verwacht dat de verschillende gebruikers tot een andere (prioritering van de) kern van de richtlijn komen. Op deze manier is er meer ruimte voor ieders mening. De kunst is dan wel er daarna weer één geheel van te maken.

Aan de panelleden wordt gevraagd in welke mate zij de voorgeselecteerde kern van de richtlijn uit stap 2 kunnen onderschrijven en welke mogelijke aanvullingen zij zien. De beoordeling gebeurt met dezelfde criteria als in stap 2. De beoordeling wordt meestal eerst individueel schriftelijk uitgevoerd. Vervolgens worden in een *face-to-face*-bijeenkomst de (potentiële) indicatoren waarover verschil van mening bestaat bediscussieerd. Over de besluitvorming worden vooraf afspraken gemaakt met de panelleden. Een veelgebruikte beslisregel bij een beoordeling op een 9-punts Likertschaal is dat er sprake is van consensus bij een mediane score in de eindronde van 7 of hoger, tenzij een derde van de panelleden een score 1, 2 of 3 heeft gebruikt. Het is ook mogelijk te kiezen voor een aantal indicatoren waar iedereen achter kan staan en het andere deel te reserveren voor specifieke wensen en behoeften van de diverse stakeholders.

26.3.4 Gegevens verzamelen en empirische toetsen

In stap 4 worden gegevens verzameld en wordt nagegaan of de geselecteerde indicatoren voldoen aan de beoogde criteria en meeteigenschappen. De gegevens over de zorgprocessen en zorguitkomsten betreffen meestal patiëntgegevens uit het (elektronisch) patiëntendossier. Niet alle gegevens zijn eenduidig terug te vinden in de medische dossiers. Dit betekent dat er afspraken gemaakt moeten worden over de wijze en plaats van registratie. Voor het verzamelen van gegevens uit een medisch dossier is het meestal nodig de indicatoren en de bijbehorende registraties zeer specifiek te omschrijven. Hierbij moet bijvoorbeeld rekening worden gehouden met de beoogde gegevensbron, het bestaan van herhaalde metingen of met het feit dat een diagnose pas na verloop van tijd duidelijk wordt. Dit geldt zowel voor de bestaande als voor de zelf ontwikkelde indicatoren. In een registratiegids kunnen de afspraken en exacte formuleringen worden omschreven.

Bij het verzamelen van de gegevens is het aan te raden ook andere kenmerken van de patiënten mee te nemen zoals leeftijd, geslacht en ziektespecifieke kenmerken, omdat deze nodig worden geacht voor een goede duiding van de indicatorscore bij een onderlinge vergelijking tussen zorgprofessionals of zorginstellingen. Een belangrijk aspect bij het verzamelen van de gegevens is ook het vaststellen van de noemer of de indicatiegroep (doelpopulatie). Ook dit bepaalt de onderlinge vergelijkbaarheid en geeft aan welke registratiebronnen geschikt zijn. Soms is er geen geschikte registratiebron voorhanden. Dit kan een reden zijn om een indicator (voorlopig) niet in een set op te nemen.

Informatie kan, behalve uit het medisch dossier, ook worden verkregen uit een checklist of vragenlijsten. De gegevens over structuuraspecten worden vaak geleverd met checklists op het niveau van de praktijk, afdeling of instelling. Zorguitkomsten gebaseerd op een *patient-reported outcome measures* (PROM) worden verzameld met behulp van vragenlijsten, die idealiter door patiënten of eventueel door hun partner (proxy) of mantelzorger zowel voor als na de behandeling worden ingevuld en waarvan de uitslag kan worden genoteerd in het medisch dossier.

Op basis van de eerste gegevensverzameling kan een empirische toets worden gedaan naar de meeteigenschappen van de indicatoren. Hieronder staan een aantal belangrijke meeteigenschappen beschreven.

- **Validiteit en betrouwbaarheid**

De inhoudsvaliditeit van indicatoren die worden afgeleid van richtlijnen wordt onderbouwd in de richtlijnen zelf. Voor elke aanbeveling in de richtlijn wordt immers naar evidence gezocht eventueel aangevuld met consensus. Hoe sterker het bewijs in de richtlijn des te sterker is de inhoudsvaliditeit. Het is ook mogelijk de scores op de indicatoren te relateren aan bijvoorbeeld overlevingskansen (Wennekes, 2011), waarmee als het ware de evidence in de dagelijkse praktijk wordt getoetst. De betrouwbaarheid van de indicatorscores wordt bepaald door de wijze en de omvang van de gegevensverzameling. Hoe nauwkeuriger en completer de gegevensverzameling, en hoe groter het aantal gevallen dat geëvalueerd wordt des te betrouwbaarder is de indicatorscore.

- **Vergelijkbaarheid**

Om zorgverleners of de instellingen onderling te kunnen vergelijken op basis van indicatorscores is het van belang dat de patiëntenpopulatie waarover gegevens zijn verzameld vergelijkbaar is. Een ziekenhuis met een topspecialistisch aanbod zal een andere patiëntenpopulatie behandelen dan een ziekenhuis die dit aanbod niet doet. De patiëntenpopulatie kan van invloed zijn op de indicatorscore. Om bij de evaluatie van de kwaliteit van zorg rekening te houden met de kenmerken van een bepaalde patiëntenpopulatie kunnen de indicatorenscores per kenmerk (geslacht, leeftijd, ernst van aandoening enz.) worden uitgesplitst (stratificatie) of de indicatorscore kan worden gecorrigeerd voor deze kenmerken (casemixcorrectie).

- **Gevoeligheid voor verandering**

Als het doel van het gebruik van een indicator het verbeteren van kwaliteit van zorg is dan moet een indicatorscore gevoelig zijn voor een verandering. Met andere woorden, een verbetering van de geleverde zorg moet tot uitdrukking komen in de bijbehorende indicatorscore. Om gevoeligheid voor verandering vast te stellen zijn gegevens nodig over een langere periode die met elkaar vergeleken kunnen worden.

- **Onderscheidend vermogen**

Als het doel van het gebruik van indicatoren is zorgverleners of zorginstellingen te kunnen onderscheiden op basis van de geleverde kwaliteit van zorg, dan moeten de indicatorscores onderscheidend vermogen bezitten. Dit betekent dat er variatie in de indicatorscores zit en dat de spreiding rondom de score niet heel erg groot is. In theorie neemt de spreiding af naarmate er meer patiënten worden geëvalueerd. De variatie in indicatorscores kan worden bereikt door die indicatoren te selecteren waarop van tevoren wordt verwacht dat de geleverde zorg daarop verschilt.

Op basis van de empirische toets kunnen indicatoren in deze stap afvallen of moet er een plan worden gemaakt om de indicator aan te passen, zodat de beoogde meeteigenschap wel kan worden toegekend. Ook voor bestaande indicatoren zal moeten worden nagegaan of deze voldoen aan de benodigde criteria en meeteigenschappen. Voor de daadwerkelijke toetsing kan aansluiting worden gezocht bij de Indicatorstandaard die is ontwikkeld voor *Zichtbare Zorg* (Koolman, 2011) of bij de criteria van het National Quality Measures Clearinghouse (NQMC). De criteria van NQMC gaan veel meer in op de relevantie van de indicatoren: de geschiktheid voor verschillende doelgroepen, de impact op de ziekte of de ziektelast, de toepasbaarheid voor verschillende patiëntengroepen, de ruimte voor verbetering van de kwaliteit van zorg en de beïnvloedbaarheid van de zorg (▶ www.qualitymeasures.ahrq.gov). De beoordeling kan de hele set van indicatoren betref-

	praktijk X	landelijke cijfers	
		mediane score[1]	*interkwartielrange[2]*
percentage diabetespatiënten bij wie de bloeddruk in de afgelopen twaalf maanden is gecontroleerd	88,9%	95%	88%–98%
percentage diabetespatiënten met een systolische bloeddruk lager dan 140 mmHg	37,3%	48%	39%–58%

◘ **Tabel 26.3** Voorbeeld van een onderdeel uit de feedback over de kwaliteit van de diabeteszorg

[1] De mediane score is de score op het 50ste percentiel, dus de helft van de praktijken scoort lager en de andere helft van de praktijken scoort het genoemde percentage of hoger.
[2] De interkwartielrange geeft het percentage van het 25ste en 75ste percentiel, dus 25% van de deelnemende praktijken scoort lager dan de hier genoemde ondergrens en 75% van de praktijken scoort de hier genoemde bovengrens of hoger.

fen of een bepaalde indicator. Het Zorginstituut Nederland gaat indicatoren opnemen in een register als zij aan expliciete criteria voldoen, waarbij tevens het geëigende doel wordt beschreven.

26.3.5 Feedback ontwerpen

De vijfde en laatste stap in de ontwikkeling van indicatoren staat in het teken van het ontwerpen van een feedbackrapportage. Voor het opmaken van de feedbackrapportage moeten beslissingen genomen worden over hoe de indicatorscore wordt gepresenteerd en waar de indicatorscore mee wordt vergeleken (benchmark). De structuurindicatoren worden meestal feitelijk beschreven. Bijvoorbeeld, een afdeling heeft 0,4 fte diabetesverpleegkundige en een apart diabetesspreekuur. De procesindicatoren worden uitgedrukt in een percentage, waarbij een hogere score vaak staat voor het volgen van de richtlijn, bijvoorbeeld het percentage diabetespatiënten met een gecontroleerde bloeddruk. De zorguitkomsten worden eveneens in een percentage uitgedrukt. Dit percentage geeft aan bij hoeveel patiënten de beoogde zorguitkomsten zijn behaald. Een fictief voorbeeld staat beschreven in ◘ tabel 26.3. In vergelijking met de landelijke cijfers wordt in de praktijk uit het voorbeeld minder vaak een jaarlijkse bloeddrukcontrole uitgevoerd. Dit lijkt een punt van aandacht, zeker omdat het aantal patiënten met een systolische bloeddruk lager dan 140 mmHg kleiner is dan wat landelijk haalbaar lijkt.

De 'eigen' score kan worden vergeleken met bijvoorbeeld de mediane score, een normscore (minimale eis) of de score van de 10% *best practices*. Inzicht in het feitelijk handelen door deze te vergelijken met scores van anderen of een norm kan aanleiding geven om een verandering door te voeren. Dit vergt een goede interpretatie van de vergelijking – wat zijn relevante verschillen? – en het in staat zijn om concrete veranderingsdoelen te formuleren, die met behulp van een plan van aanpak kunnen worden gerealiseerd.

26.4   Gebruik van indicatoren

Indicatoren geven inzicht in de geleverde zorg en kunnen zo behulpzaam zijn bij het verbeteren van de kwaliteit van de zorg. Een van de beperkingen van indicatoren is dat deze alleen betrekking hebben op de betrekkelijk eenvoudig meetbare zorg. Voor een deel zal dit een tijdelijke tekortkoming zijn, omdat voor sommige onderwerpen registraties worden ontwikkeld waardoor complexere indicatoren mogelijk worden. De procesindicator over het antibioticumbeleid bij patiënten met otitis media acuta (OMA) in de huisartspraktijk is nu vrij grof geformuleerd in 'het percentage patiënten met de diagnose otitis media acuta bij wie geen antibioticum is voorgeschreven' (Braspenning, 2005). Dit percentage heeft een beperkte informatieve waarde, omdat er bij sommige patiënten juist wel een indicatie is en bij anderen niet. De informatiegraad neemt toe als de indicator wordt omschreven als het percentage patiënten met OMA bij wie onterecht antibiotica zijn voorgeschreven en het percentage patiënten bij wie onterecht geen antibiotica werden voorgeschreven. Dit betekent dat uit het medisch dossier meer informatie over de patiënt nodig is. Deze informatie is vooralsnog niet eenvoudig beschikbaar te maken. Bij het rapporteren over kwaliteit van zorg op basis van gemeten indicatoren zal dus ook moeten worden beschreven welke onderwerpen c.q. aanbevelingen uit een richtlijn wel belangrijk waren, maar niet zijn meegenomen omdat ze (nog) niet goed te meten zijn of omdat een veelvoud aan registraties noodzakelijk is voor een bevredigend resultaat. Maar daarnaast is het belangrijk te blijven benadrukken, dat nooit alle kwaliteitsaspecten van zorg in indicatoren uit te drukken zijn.

Bij het gebruik van indicatoren is het telkens weer van belang stil te staan bij het doel waarvoor ze zijn opgesteld. Eén indicator kan op het eerste gezicht voor meerdere doeleinden worden gebruikt, maar de eisen die aan betrouwbaarheid van de registratie moeten worden gesteld kunnen heel verschillend zijn. Daarnaast is eenduidigheid over de interpretatie van belang, vooral als de indicatoren in het publieke domein beschikbaar komen. Als de doelstelling niet in acht wordt genomen, dreigt het gevaar dat overheid, zorgverzekeraars of patiëntenorganisaties inzicht willen krijgen in het handelen van zorgprofessionals op basis van indicatoren met onvoldoende zeggingskracht. In de roep om transparantie staat de zorgvuldigheid soms onder druk. Zorgvuldige en terechte conclusies over de kwaliteit van zorg, zijn in ieders belang.

Literatuur

Braspenning JCC, Pijnenborg L, Veld CJ in 't, Grol RPTM. Werken aan kwaliteit in de huisartsenpraktijk. Houten: Bohn Stafleu van Loghum, 2005.

Campbell SM, Braspenning J, Hutchinson A, Marshall M. Research on methods of developing and applying quality indicators in primary care. BMJ 2003; 326:816–9.

Donabedian, A. The Definition of Quality: A Conceptual Exploration, The Definition of Quality and Approaches to Its Assessment. Ann Arbor: Health Administration Press, 1980;1:1–31.

Fitch K, Bernstein SJ, Aguilar M, Burnand B, LaCall J, Lazaro P, et al. The Rand/UCLA Approriateness method User's manual. Santa Monica: Rand Distribution Services, 2003.

Institute of Medicine. Crossing the quality chasm: a new health system for the 21st century. Washington, DC: Institute of medicine, 2001.

Koolman X, Visser J, Appelman M. Indicatorstandaard, versie 1.5. Zichtbare Zorg, 2011.

Lawrence M, Olesen F, et al. Indicators of quality in health care. Eur J Gen Pract 1997;3:103–8.

Nederlandse Vereniging voor Reumatologie (NVR). Richtlijn Diagnostiek en behandeling van reumatoïde artritis. Alphen aan den Rijn: Van Zuiden Communications, 2009.

Schouten JA, Hulscher MEJL, Kullberg BJ, Cox A, Gyssens IC, Meer JWM van der, et al. Understanding variation in quality of antibiotic use for community-acquired pneumonia: effect of patient, professional and hospital factors. J Antimicrob Chemother 2005;56:575–82.

Wennekes L, Ottevanger PB, Raemaekers JM, Schouten HC, Kok MW de, Punt CJ, et al. Development and measurement of guideline-based indicators for patients with non-Hodgkin lymphoma. J Clin Oncol 2011; 29:1436–44.

Visitatie en richtlijnen

R. van Blommestein, J.A. Fossen, J.W. Hagemeijer en M.J.M.H. Lombarts

Kernboodschappen

– Visitatie en richtlijnen zijn beide belangrijke onderdelen van het kwaliteitsbeleid van Nederlandse medisch specialisten en huisartsen. In het visitatiemodel (2005) wordt expliciet aandacht gevraagd voor het toetsen van (het gebruik van) richtlijnen. Voor de toetsing van onder meer de organisatie van zorg zijn andere programma's/systemen in gebruik, zoals de accreditatieprogramma's van het Nederlands Instituut voor Accreditatie in de Zorg (NIAZ) en de Joint Commission International (JCI). Het professionele, collegiale karakter van de kwaliteitsvisitaties is hier een goede aanvulling op.

– Deelname aan kwaliteitsvisitaties is verplicht voor behoud van de individuele registratie in het specialisten- of huisartsenregister.

– Onderzoek heeft uitgewezen dat kwaliteitsvisitaties meer toetsend, minder vrijblijvend en effectiever kunnen worden uitgevoerd.

– Naast medisch specialisten en huisartsen hanteren andere beroepsverenigingen en disciplines eveneens het visitatiesysteem.

27.1   Inleiding

Kwaliteitsvisitatie is een model voor kwaliteitsbevordering dat door en voor zorgverleners is ontwikkeld en daarmee een belangrijke onderdeel van het kwaliteitsbeleid van medische beroepsgroepen. De kwaliteitsvisitatie richt zich op de evaluatie van de zorg(verlening) zoals deze onder andere is vastgelegd in (evidence-based) richtlijnen. Medisch specialisten richten zich daarmee nadrukkelijk op hun vakuitoefening, het verlenen van goede medisch-specialistische patiëntenzorg. Temeer daar er voor de organisatie van de zorg andere externe toetsingsmodellen voorhanden en in gebruik zijn, zoals de accreditatieprogramma's van het Nederlands Instituut voor Accreditatie in de Zorg (NIAZ) en voor de totale toetsing, zowel zorginhoudelijk als organisatorisch, de Joint Commission International (JCI), rechtvaardigt juist het professionele, collegiale karakter van de visitaties deze keuze.

Veel wetenschappelijke verenigingen hebben de afgelopen jaren ingezet op de toetsing van (het gebruik van) richtlijnen bij kwaliteitsvisitaties. Hierdoor zijn de richtlijnen van de wetenschappelijke verenigingen in vergelijking met het begin van de eeuw veel centraler komen te staan. Deze ontwikkeling is niet alleen wenselijk, maar ook noodzakelijk om richtlijnen goed toe te passen in de praktijk van alledag.

In dit hoofdstuk staat de relatie tussen kwaliteitsvisitatie en richtlijnen centraal. Richtlijnen vormen een belangrijk onderdeel van het visitatiesysteem in die zin dat het gebruik van richtlijnen wordt gestimuleerd en getoetst. In dit hoofdstuk beperken wij ons tot de beroepsgroep van medisch specialisten, huisartsen en verloskundigen, maar ook daarbuiten – onder meer bij verpleegkundigen, paramedici, tandartsen en orthodontisten – is visitatie een bekend verschijnsel.

27.2   Geschiedenis

Nadat de opleidingsvisitaties in 1966 waren gestart bij opleidingsklinieken, hebben de wetenschappelijke verenigingen eind jaren tachtig het initiatief genomen kwaliteitsvisitaties – die naast of in combinatie met de opleidingsvisitatie plaatsvinden – ook in te voeren bij niet-opleidingsklinieken (Lombarts, 2001). In 1989 visiteerde de Nederlandse Vereniging voor Heelkunde (NVvH) de eerste chirurgische niet-opleidingskliniek. Beide soorten visitaties dienen verschillende – deels overlappende – doelen. Waar een opleidingsvisitatie vooral gericht is op accreditatie van de opleiding, zijn kwaliteitsvisitaties gericht op de kwaliteit van de patiëntenzorg en hebben deze tot doel te evalueren en te onderzoeken of de kwaliteit voldoende is geborgd. Aanvankelijk gebeurde dat voornamelijk aan de hand van de structuurkenmerken van de medisch-specialistische praktijkvoering (aanwezigheid van bijvoorbeeld bepaalde ruimtes, protocollen, overleggen). Vanaf 2002 werd een nieuw model ontwikkeld dat meer gericht was op de inhoud van de zorg en het professioneel functioneren van medisch specialisten. In opdracht van de Orde van Medisch Specialisten (OMS) en ondersteund door het CBO, kwam in samenwerking met diverse wetenschappelijke verenigingen en na een aantal intensieve werkconferenties en proefvisitaties gericht op ontwikkeling en implementatie, in 2005 het boek *Kwaliteitsvisitatie nieuwe stijl* uit (Fossen, 2005). Met dit handboek konden wetenschappelijke verenigingen hun visitatiemodel herzien.

In 2009 werd het visitatiebeleid opnieuw kritisch onder de loep genomen (Fossen, 2009). Zeventien wetenschappelijke verenigingen – aangesloten bij de OMS – hadden tegen die tijd het vernieuwde visitatiemodel geadopteerd. Van de resterende tien verenigingen bleek het merendeel het visitatiesysteem in heroverweging te hebben en voornemens te zijn (delen van) de nieuwe methodiek te adopteren. De verenigingen die nog werkten met het oorspronkelijke model hadden geen inhoudelijke bezwaren tegen het vernieuwde model, maar waren om vaak praktische redenen niet toegekomen aan een actualisatie van het eigen programma. Hoewel objectieve gegevens ontbreken, zijn er voldoende signalen dat ook na 2009 diverse verenigingen hun visitatiemodel hebben geactualiseerd of daarmee doende zijn.

De kwaliteitsvisitatie heeft de afgelopen 25 jaar een prominente en stevige positie verworven binnen het medisch-specialistisch kwaliteitsbeleid. Dit komt onder meer tot uitdrukking in de – sinds 2005 – verplichte deelname aan de kwaliteitsvisitatie voor behoud van de individuele registratie in het specialistenregister.

27.3 Visitatiemodel

Het huidige visitatiemodel gaat uit van vier kwaliteitsdomeinen (zie ◘ tabel 27.1):
- evaluatie van zorg;
- patiëntperspectief;
- maatschapsfunctioneren;
- professionele ontwikkeling.

Deze vier domeinen representeren de gebieden waar specialisten de verantwoordelijkheid voor kunnen dragen en accentueren daarmee het professionele karakter van de kwaliteitsvisitatie. Om deze vier domeinen goed te kunnen evalueren zijn ze nader gedefinieerd in kwaliteitsaspecten die worden geanalyseerd met behulp van diverse instrumenten.

27.3.1 Visitatie geëvalueerd

Het vernieuwde visitatiemodel is door de OMS geëvalueerd in 2009. Uit de evaluatie kwam naar voren dat de wetenschappelijke verenigingen over het algemeen tevreden zijn over het nieuwe visitatiemodel en van mening zijn dat de vier eerdergenoemde kwaliteitsdomeinen een goed inzicht geven in het denken over de reikwijdte van de kwaliteit van medisch-specialistische zorg. Ook werd duidelijk dat het stimuleren van zelfevaluatie van vakgroepen in het nieuwe model positief werd gewaardeerd. Tegelijkertijd gaven verenigingen aan dat het *toetsende* element bij de visitaties kan worden versterkt, bijvoorbeeld door het vaststellen van basis- en streefnormen. De wetenschappelijke verenigingen hebben ook input gegeven om de visitaties meer te stroomlijnen, effectiever en minder 'vrijblijvend' te maken. Voor dat laatste is onder andere de afspraak binnen de beroepsgroep

◻ **Tabel 27.1**   Elementen van het visitatiemodel: kwaliteitsdomeinen, kwaliteitsaspecten en meetinstrumenten

kwaliteitsdomein	kwaliteitsaspecten	instrumenten
1. evaluatie van zorg	evaluatie (ongunstige) zorguitkomsten	bespreking complicatieregistratie
		evidence-based medical audit; evaluatie van de toepassing van (EB) richtlijnen
	evaluatie van zorgprocessen	evidence-based medical audit; de toepassing van (EB) richtlijnen
		dossieronderzoek (inhoudelijk)
	evaluatie van het management van zorgprocessen	KISZ-lijst
		dossieronderzoek (procedureel)
		huisartsenenquête
2. patiëntperspectief	evaluatie patiëntenmening	patiëntenenquête
	evaluatie van patiëntenklachten	bespreking van (het management van) patiëntenklachten
3. maatschapsfunctioneren	evaluatie van het maatschapsfunctioneren	quickscan (QS) voor het maatschapsfunctioneren
4. professionele ontwikkeling	evaluatie van vakinhoudelijke kennis en vaardigheden	visitatievragenlijst en interview met de maatschap
	individueel functioneren	multisource feedback (MSF)
		appraisal en assessment (A&A)
	wetenschap en innovatie	visitatievragenlijst en interview met maatschap
	opleiding, onderwijs	visitatievragenlijst en interview met maatschap en anderen (assistenten, verpleging, huisartsen)

gemaakt dat de wetenschappelijke vereniging in ieder geval de conclusies en adviezen van de kwaliteitsvisitatie naar de raad van bestuur en de medische staf van de gevisiteerde instelling stuurt (OMS Kwaliteitskader, 2010). Enerzijds om de transparantie tussen ziekenhuisbestuur en vakgroep te bevorderen en anderzijds omdat de uitvoering van bepaalde adviezen actieve participatie vereist van het ziekenhuisbestuur. Bovendien is de raad van bestuur eindverantwoordelijk voor de kwaliteit van de zorg en is het derhalve logisch en redelijk dat hij beschikt over de uitkomsten van de visitatierapporten. Hoewel niet systematisch geïnventariseerd bestaat de indruk dat de meerderheid van de wetenschappelijke verenigingen dit advies inmiddels uitvoert.

Ten behoeve van het stroomlijnen van de adviezen in de visitatierapporten is vanuit de adviescommissie kwaliteitsvisitatie van de Orde van Medisch Specialisten voorgesteld – analoog aan de afspraken die bestaan voor de opleidingsvisitaties – om de volgende drie zwaartecategorieën voor de adviezen te introduceren:

— *Aanbevelingen*: suggesties tot verbetering van de efficiëntie of kwaliteit van zorg die binnen vijf jaar, derhalve controleerbaar bij de volgende visitatie, moeten zijn uitgevoerd.

— *Zwaarwegende adviezen*: adviezen betreffende situaties in het zorgproces die niet in overeenstemming zijn met de binnen de beroepsgroep geldende kwaliteitsnormen, doch niet (direct) tot schade aan de patiënt leiden. Deze dienen binnen maximaal twee jaar te zijn uitgevoerd.

— *Voorwaarden*: adviezen betreffende ernstige tekortkomingen in de zorg(praktijk) waardoor de veiligheid en kwaliteit van de patiëntenzorg in het gedrang komen. Deze dienen binnen maximaal zes maanden te zijn uitgevoerd, doch indien de kans op schade voor patiënten groot wordt geacht op (veel) kortere termijn.

Als tijdens een visitatie blijkt dat de kwaliteit van de patiëntenzorg in het gedrang is (voorwaarde), wordt met de vakgroep een verbetertraject afgesproken waarvoor de vakgroep, de raad van bestuur en/of het stafbestuur gezamenlijk verantwoordelijkheid dragen. De visitatiecommissie dient de controle uit te voeren. Een of meer hervisitaties kunnen daar onderdeel van vormen.

Het gegeven dat er een jaar na een visitatie een voortgangsrapportage wordt gevraagd en dat aan voorwaarden en zwaarwegende adviezen inmiddels een tijdpad is verbonden waarbinnen de vakgroep de gesignaleerde problemen dient op te lossen, is tekenend voor de veranderende status van de kwaliteitsvisitatie. Bovengenoemde punten zijn vastgelegd in een Algemeen Visitatiereglement (▶ www.kwaliteitskoepel.nl).

27.4 Richtlijnen als expliciet onderdeel van visitatie

Sinds de invoering van het handboek *Kwaliteitsvisitatie nieuwe stijl* (Fossen, 2005) is meer aandacht uitgegaan naar het gebruik van richtlijnen bij kwaliteitsvisitaties.

Waar het gebruik van richtlijnen bij visitaties voorheen slechts een globale toetsing betrof – gericht op de beschikbaarheid van richtlijnen en het beleid ten aanzien van het volgen of gemotiveerd afwijken ervan – wordt visitatie steeds meer gebruikt voor systematische evaluatie van de geleverde zorg op basis van richtlijnen.

De vraag die daarbij leidend is, luidt: Is de implementatie van de richtlijn optimaal en wordt het volgen van de richtlijn gecontroleerd? Het beantwoorden van deze vraag geeft inzicht in het belang dat wordt toegekend aan het gebruik van de richtlijn in het kader van de kwaliteitsontwikkeling. Wellicht belangrijker is dat daarnaast bij visitatie wordt gevraagd om door middel van dossieronderzoek te evalueren of richtlijnen worden toegepast, wanneer wordt afgeweken van de richtlijn, of dit gemotiveerd gebeurt en of dit wordt vastgelegd in het dossier van de patiënt. Dit dossieronderzoek gebeurt op systematische wijze door het gebruik van de (evidence-based) medical audit. De meest gangbare definitie van een medical audit is 'een systematische kritische analyse van de kwaliteit van zorg, inclusief de procedures gebruikt voor diagnose en behandeling, het gebruik van middelen, en de daaropvolgende uitkomst en kwaliteit van leven voor de patiënt' (Fossen, 2005).

Er kan met behulp van een medical audit op twee manieren inzicht worden verkregen in het gebruik van evidence-based richtlijnen:

- Men krijgt globaal inzicht in het beleid dat voor een patiëntengroep wordt gevolgd. Dit betekent dat een beperkt aantal criteria uit de richtlijn wordt geselecteerd en wordt vergeleken met de feitelijk verleende zorg aan een grote groep patiënten.
- Men krijgt gedetailleerd inzicht in de (kwaliteit van de) aan de individuele patiënt geleverde zorg. Hiertoe wordt een groot aantal criteria of aanbevelingen uit de richtlijn gedestilleerd en vergeleken met de feitelijk verleende zorg aan enkele patiënten. Medical audit wordt op deze wijze vooral gebruikt als een analyse van adverse events of ongewenste uitkomsten van zorg het doel is.

Ter voorbereiding van de kwaliteitsvisitatie wordt aan een vakgroep gevraagd om zelf een medical audit uit te voeren volgens een daartoe door de wetenschappelijke vereniging ontwikkelde vragenlijst. Gewoonlijk wordt de vakgroep gevraagd voor de laatste tien tot vijftig patiënten met de desbetreffende aandoening de audit in te vullen aan de hand van statusonderzoek. Een soort retrospectieve toetsingsstudie dus. Om te voorkomen dat hierbij selectie plaatsvindt, is het raadzaam het vergaren van de statussen en het beoordelen door verschillende personen te laten uitvoeren. Tijdens de visitatie worden de resultaten van de eigen medical audit en de eventueel voorgestelde verbeteringen met de visitatiecommissie besproken. Hiermee bevordert visitatie het gebruik van richtlijnen in de praktijk. Weliswaar gaat het bij een visitatie maar om een of enkele richtlijnen die op deze manier aan de praktijk worden getoetst, het zorgt óók voor bewustwording bij de vakgroepen met betrekking tot het gebruik van richtlijnen. Bewustwording, te bereiken door het geven van (onderlinge) feedback, is een voorwaarde om gedrag conform een richtlijn of protocol te kunnen aanpassen. De medical audit voorziet in het geven van feedback en is daarmee geschikt om de implementatie van richtlijnen te bevorderen.

Inmiddels hebben meerdere wetenschappelijke verenigingen een of meer medical audits ontwikkeld (zie onderstaande voorbeelden) en passen zij deze toe binnen de kwaliteitsvisitatie.

27.4.1 Voorbeelden van visitaties

- **Medisch specialisten**

De Nederlandse Vereniging voor Keel-, Neus- en Oorheelkunde heeft de afgelopen twee jaar de richtlijn 'Idiopathische perifere aangezichtsverlamming' (IPAV) gebruikt voor de medical audit. De patiënten met een aangezichtsverlamming zijn eenvoudig terug te vinden in de DBC-registratie en het betreft een beperkte groep patiënten. Aan de vakgroepen wordt gevraagd uit de DBC-registratie alle patiënten met een aangezichtsverlamming van het afgelopen jaar te halen. Per patiënt wordt een aantal items gescoord, gebaseerd op de kernaanbevelingen uit de richtlijn, om zo tot inzicht te komen of en zo ja hoe goed de richtlijn wordt gevolgd. Op basis daarvan levert de vakgroep een verbeteringsplan in dat tijdens de visitatie wordt besproken. Het gaat hierbij zowel om de wijze waarop de vakgroep de medical audit gebruikt om verbeteringen in de praktijk door te voeren alsook om de kwaliteit van de geleverde zorg.

Opvallend is dat die vakgroepen die de richtlijn hebben verwerkt in een apart deel van hun elektronisch patiëntendossier (EPD) betere resultaten laten zien dan de vakgroepen die dit niet hebben gedaan. Indien wordt vastgesteld dat er geen apart deel is binnen het EPD voor de afzonderlijke richtlijnen, wordt geadviseerd dit alsnog te implementeren en wordt eveneens geadviseerd de richtlijnen zoals gepubliceerd en geaccordeerd door de wetenschappelijke vereniging te volgen.

De Nederlandse Vereniging van Artsen voor Longziekten en Tuberculose (NVALT) toetst, na vijf jaren de richtlijn 'Maligne pleuravocht' getoetst te hebben, nu de 'community-acquired' pneumonia (CAP) of pneumonie opgelopen buiten het ziekenhuis. Aan de vakgroep wordt gevraagd een tiental dossiers te screenen met behulp van een vragenlijst die op de richtlijn is gebaseerd. Hieruit trekt de vakgroep conclusies en stelt een verbeteringsplan op. De visitatiecommissie bespreekt de conclusies en het verbeteringsplan met de vakgroep en controleert eventueel de checklist en de dossiers.

In het visitatierapport wordt vermeld of de medical audit is uitgevoerd en of er verbeterpunten zijn. Deze verbeterpunten komen terug in de adviezen.

De Nederlandse Vereniging voor Kindergeneeskunde gebruikte aanvankelijk een vaste richtlijn, zoals die voor het downsyndroom. Van elk lid van de vakgroep werd door een ander lid van de vakgroep een vast aantal dossiers beoordeeld op het navolgen van de landelijk geldende richtlijn. Daarna werd door de hele vakgroep beoordeeld in hoeverre men zich aan de richtlijnen hield. Er werden conclusies getrokken en verbeterpunten geformuleerd die met de visiterend commissie werden besproken.

Momenteel wordt het aan de vakgroepen zelf overgelaten aan de hand van welke richtlijn de medical audit zal plaatsvinden. De vakgroepen kiezen de richtlijn die ze zelf belangrijk vinden. De visitatiecommissie kijkt naar de manier waarop de medical audit is uitgevoerd en niet zozeer naar de inhoud. In het visitatierapport wordt het hele proces beoordeeld. Op deze wijze wordt de vakgroep bij iedere visitatie gedwongen opnieuw na te denken over alle richtlijnen welke de wetenschappelijke vereniging heeft geaccordeerd.

De medical audit wordt door vakgroepen als nuttig ervaren (Fossen, 2009) en geeft de groep een handvat om collega's die niet voldoende protocollair werken daarop aan te spreken.

De Nederlandse Vereniging voor Heelkunde vraagt tijdens de visitatie of de maatschap deelneemt aan de Dutch Surgical Colorectal Audit (DSCA), of ze hun resultaten besproken hebben en wat ze ermee doen. Deze audit registreert de resultaten van darmkankeroperaties. Deelnemers krijgen inzicht in de kwaliteit van hun eigen zorg én die van collega's. Met deze spiegelinformatie willen zij hun werk aantoonbaar verbeteren. Inmiddels is gebleken dat het aantal ernstige complicaties is afgenomen, evenals de kans dat patiënten een tweede operatie moeten ondergaan. Voor een dergelijk audit is een goede infrastructuur en de nodige financiële ondersteuning onontbeerlijk en daarom is dit nog niet voor alle wetenschappelijke verenigingen bereikbaar.

- **Huisartsen**

Het Nederlands Huisartsen Genootschap (NHG) heeft in samenwerking met de Radboud Universiteit Nijmegen een systeem ontwikkeld voor de analyse van de kwaliteit van een huisartsenpraktijk dat is opgenomen in de NHG-praktijkaccreditering (NPA). Visitatie (audit) maakt onderdeel uit van de praktijkaccreditering. In het eerste jaar van de deelname worden gegevens verzameld over de organisatie en praktijkvoering, een patiëntenquête gehouden, en de kwaliteit van zorg getoetst aan de hand van een aantal NHG-standaarden (onder andere diabetes mellitus, COPD, cardiovasculairrisicomanagement). Op grond van deze gegevens worden verbeteringsplannen opgesteld, die daarna worden uitgevoerd. De deelnemende huisartsen kunnen zelf prioriteiten stellen, keuzes maken en accenten leggen. Het keurmerk wordt verleend als de praktijk aan een aantal minimumeisen voldoet en laat zien doorlopend te werken aan kwaliteit. In 2013 deed ongeveer 40% van alle huisartspraktijken mee aan de NPA.

- **Verloskundigen**

De Koninklijke Nederlandse Organisatie van Verloskundigen (KNOV) heeft samen met het NHG en de NPA de inhoud van de NHG-praktijkaccreditering aangepast aan de werkwijze en de normen voor de verloskundige praktijk: de KNOV-praktijkaccreditering. Onderdeel hiervan is de Module Verloskundige Handelen, waarmee wordt beoordeeld of de praktijk zich houdt aan de KNOV-richtlijnen.

Literatuur

Adviescommissie kwaliteitsvisitatie van de Raad Kwaliteit. Algemeen visitatiereglement 2012.

Adviescommissie kwaliteitsvisitatie van de Raad Kwaliteit. Waarderingssystematiek voor de kwaliteitsvisitaties. Een leidraad voor wetenschappelijke verenigingen, 2012.

Fossen JA, Hagemeijer JW, Hulsteijn H van, Velden LA van der. Doorpakken na kwaliteitsvisitatie. Nieuw visitatiereglement moet goede patiëntenzorg waarborgen. Med Cont 2012; 67(18):1094–6.

Fossen JA, Hagemeijer JW, Koning JS de, Logtestijn SI van, Lombarts MJMH. Kwaliteitsvisitatie nieuwe stijl. Handboek voor wetenschappelijke verenigingen. Alphen aan den Rijn: Van Zuiden Communications, 2005.

Fossen JA, Hagemeijer JW. Rapport evaluatieonderzoek kwaliteitsvisitatie. Orde van Medisch Specialisten, 2009.

Kwaliteitskader van medisch specialisten. Richtlijnen voor medisch specialisten en raden van bestuur. Orde van Medisch Specialisten, 2010.

Lombarts MJMH, Klazinga NS. A policy analysis of the introduction and dissemination of external peer review (visitatie) as a means of professional self-regulation amongst medical specialists in The Netherlands in the period 1985–2000. Health Policy 2001; 58:191–213.

Actueel houden van richtlijnen

J.J.A. de Beer, J.J. van Croonenborg en S.M.C. Kersten

Kernboodschappen

- Een 'levende' richtlijn kan worden beschouwd als een richtlijn waarvan de actualiteit continu wordt bewaakt, met revisies die op vaste tijdstippen (bijvoorbeeld jaarlijks of tweejaarlijks) worden gepubliceerd.
- Het is van belang om al tijdens de ontwikkeling van een richtlijn af te spreken hoe de actualiteit ervan wordt bewaakt.
- De houders van de richtlijn stellen een werkgroep van inhoudsexperts en een methodoloog en informatiespecialist samen die het mandaat krijgt de richtlijn te actualiseren.
- Hoe vaak de richtlijn wordt aangepast, hangt vooral af van de snelheid van nieuwe ontwikkelingen met betrekking tot het onderwerp, de klinische relevantie ervan, en van de beschikbaarheid van personele en financiële middelen.
- Wijzigingen van de strekking van bestaande aanbevelingen of nieuwe aanbevelingen, dienen altijd ter autorisatie aan de houders van de richtlijn te worden voorgelegd.
- Informatie- en communicatietechnologie biedt mogelijkheden op een meer continue basis de actualisatie van een richtlijn te realiseren, commentaren te inventariseren en de aanpassingen te verspreiden.

28.1   Inleiding

Beroepsbeoefenaren moeten te allen tijde kunnen beschikken over geldige, actuele aanbevelingen in richtlijnen. Veranderingen in wetenschappelijke kennis en praktijkinzichten, alsmede in de maatschappelijke omgeving, kunnen veranderingen in aanbevelingen in richtlijnen noodzakelijk maken. Een goede infrastructuur voor monitoring van veranderingen is dan ook van belang. De snelheid waarmee veranderingen kunnen optreden is niet in elk deelgebied even groot, en kan ook binnen een deelgebied verschillen naargelang het onderwerp of de thema's daarbinnen. Met andere woorden, de geldigheidsduur van aanbevelingen kan zowel tussen als in richtlijnen (sterk) verschillen en de noodzaak tot actualisatie ervan kan uiteenlopen.

In dit hoofdstuk wordt eerst een definitie van het begrip 'levende richtlijn' gegeven, waarna aan de orde komt wie verantwoordelijk is voor het actueel houden van richtlijnen, en de frequentie waarmee en de wijze waarop wordt bepaald of en hoe een richtlijn aanpassing of herziening behoeft. Vervolgens wordt ingegaan op het proces van actualisatie, autorisatie en publicatie van de geactualiseerde richtlijn. Wij sluiten het hoofdstuk af met enkele mogelijkheden van ICT-ondersteuning bij het actueel houden van richtlijnen.

28.2   'Levende richtlijnen'

Het actualiseren van richtlijnen op regelmatige basis wordt wel met het begrip 'levende richtlijnen' aangeduid. Kaiser en Miksch (2009) omschrijven 'levende richtlijnen als 'documents presenting up-to-date and state-of-the-art knowledge to practitioners', en als een richtlijn 'that remains under *review on an ongoing basis*, with updates *published at set intervals* (e.g. annually)'.

Om dit te realiseren is het enerzijds essentieel in contact te staan met de gebruikers van richtlijnen en een feedbackloop mogelijk te maken. Het organiseren van de feedbackloop kan worden ondersteund door informatie- en communicatietechnologie. Bijvoorbeeld door bij de elektronische versie van de richtlijn een webforum te plaatsen, waar men met een muisklik commentaar kan geven op de richtlijn. Anderzijds is het van groot belang een feedbackloop te realiseren met het wetenschappelijk onderzoeksveld. Waarbij kennislacunes die worden vastgesteld in het ontwikkelproces van de richtlijn zo snel mogelijk voor onderzoek worden geprogrammeerd en resultaten van nieuw onderzoek op structurele basis worden verzameld en opgenomen in de richtlijn (zie ook ► H. 17).

Met het concept van 'levende richtlijnen' is de afgelopen jaren (inter)nationaal ervaring opgedaan. Wereldwijd ondersteunt anno 2011 twee derde van de organisaties die richtlijnen ontwikkelen dit concept (Alonso-Coello, 2011), maar tegelijkertijd ervaren zij ook moeilijkheden bij het in praktijk brengen hiervan. Deels omdat het arbeidsintensief is en kostbaar. Deels omdat het concept zich meer leent voor onderwerpen met een zogenoemde *rapid knowledge turnover*, onderwerpen waar veel nieuwe literatuur over verschijnt, zoals aids, kanker of cardiovasculairrisicomanagement en minder voor onderwerpen waar minder frequent onderzoeksresultaten verschijnen die aanleiding geven tot aanpassing van de richtlijn, zoals sinusitis of syfilis. Het concept van 'levende richtlijnen' is vooral geschikt voor richtlijnonderwerpen waar de ontwikkelingen snel gaan. Er is een aantal praktische consequenties (onder andere kosten, efficiency, effect op implementatie) die het noodzakelijk maken dat het proces van 'levende richtlijnen' nader wordt geëvalueerd.

28.3 Wie is verantwoordelijk voor het actueel houden van richtlijnen?

De verantwoordelijkheid voor de inhoud en de actualiteit van een richtlijn ligt bij de 'eigenaar' van de richtlijn, dat wil zeggen bij de initiatiefnemer van de richtlijn en/of de primair betrokken beroepsorganisaties.

De uitvoerende werkzaamheden voor het actueel houden van de richtlijn kan door de eigenaar(s) van de richtlijn worden overgedragen aan een beheerder. Het is belangrijk dat bij het onderhoud de inhoudsexperts van de relevante disciplines, de patiënt(vertegenwoordiging), de methodoloog en de informatiespecialist, zo mogelijk van de oorspronkelijke richtlijncommissie, worden betrokken (Working Group, 2009). De beheerder draagt, afhankelijk van het mandaat verleend door de eigenaar, zorg voor:

- monitoring van de medisch-wetenschappelijke literatuur behorende bij de richtlijn;
- monitoring van de vragen over en commentaren op de richtlijn;
- beoordeling van de noodzaak voor aanpassing of herziening van de richtlijn, op gespecificeerde momenten;
- onderhouden van contacten met de besturen en verantwoordelijke commissies van de betrokken wetenschappelijke, beroeps- en patiëntenverenigingen;
- beantwoording van vragen uit het veld met betrekking tot de richtlijn;
- benodigde achterbanraadpleging;
- terugkoppeling van binnengekomen en besproken commentaren;
- indien nodig daadwerkelijk realiseren van revisie van de des betreffende onderdelen van de richtlijn.

28.4 Frequentie van beoordeling van noodzaak voor actualisatie van een richtlijn

De eigenaar van een richtlijn stelt vast met welke frequentie en volgens welke procedure richtlijnrevisies worden opgestart. Shekelle e.a. hebben het verouderen van aanbevelingen in zeventien richtlijnen van de Agency for Healthcare Research and Quality (AHRQ) onderzocht (Shekelle, Ortiz, 2001). Dit werd gedaan door experts te vragen of de aanbevelingen nog valide waren, gecombineerd met het uitvoeren van literatuuronderzoek naar belangrijke nieuwe publicaties. Hieruit bleek dat het punt waarop minder dan 90% van de aanbevelingen nog valide was, 3,6 jaar was (95%-betrouwbaarheidsinterval: 2,6-4,6 jaar). De auteurs trokken hieruit de conclusie dat richtlijnen in ieder geval elke drie jaar op actualiteit moeten worden beoordeeld.

Shojania et al (2007) vonden voor systematische reviews van (quasi-)gerandomiseerde, gecontroleerde studies waarin de voor- en nadelen van geneesmiddelen, van medische apparatuur of van invasieve procedures werden onderzocht een mediane 'overlevingstijd' (tijdspanne waarin geen belangrijke, nieuwe evidence werd gevonden) van 5,5 jaar, terwijl een kwart van de studies in twee jaar tijd was verouderd. Deze bevinding sluit aan bij de conclusie van Shekelle.

Een belangrijk discussiepunt hierbij is hoeveel aanbevelingen ongeldig moeten zijn voordat herziening van de gehele richtlijn nodig is. Het kan namelijk zo zijn dat een enkele verouderde belangrijke aanbeveling de gehele richtlijn ongeldig maakt, of dat er belangrijke nieuwe ontwikkelingen zijn waarover in de geldende richtlijn geen aanbeveling is opgesteld. Om deze redenen geven Shekelle e.a. aan dat het wellicht beter is de ontwikkeling van richtlijnen te zien als een continu proces in plaats van een losstaande gebeurtenis. In het in 2011 door de National Academy of Sciences gepubliceerde rapport *Clinical Practice Guidelines We Can Trust*, wordt geconcludeerd: 'Judgments about whether a guideline's recommendation(s) requires updating typically are inherently subjective and reflect the clinical importance and number of invalid recommendations.'

Veel Nederlandse organisaties of verenigingen die zich bezighouden met richtlijnontwikkeling hanteren anno 2013 nog een vaste beoordelingstermijn voor herziening van richtlijnen van drie tot vijf jaar of langer. Er is een toenemende vraag de herzieningstermijn te flexibiliseren op geleide van continue monitoring van onder andere de medischwetenschappelijke literatuur en praktijkinzichten.

Bij het bepalen van de frequentie van de monitoring kan men zich laten leiden door de volgende overwegingen (Hermens, 2010):

— doorbraken in diagnostiek, behandeling en zorg;
— implementatie van de bestaande aanbevelingen;
— ontstaan van knelpunten in de praktijk;
— groei/afname van de evidence.

Nadat de noodzaak tot herziening is vastgesteld, vindt niet automatisch een herziening van de richtlijn plaats, omdat dit mede afhangt van de personele en financiële middelen die beschikbaar zijn. Mocht een herziening om welke reden ook moeten worden uitgesteld, dan wordt in de richtlijn vermeld *welke aanbevelingen per welke datum niet langer geldig zijn*.

28.5   Hoe kan worden beoordeeld of een richtlijn moet worden geactualiseerd?

Na het vaststellen door wie en hoe vaak wordt beoordeeld of een richtlijn moet worden bijgesteld of herzien, moet er worden nagedacht op basis waarvan deze beoordeling plaatsvindt. Er is weinig onderzoek verricht naar optimale strategieën voor de beoordeling of actualisatie van een richtlijn nodig is. Shekelle e.a. hebben in 2001 een interessante en belangrijke poging gedaan het onderwerp 'actueel houden van richtlijnen' aan te kaarten en hebben een methode voorgesteld voor de beoordeling of een richtlijn geactualiseerd moet worden. Belangrijke onderdelen in de door hen voorgestelde methode zijn expertopinies over het verschijnen van nieuwe belangrijke artikelen, gecombineerd met gelimiteerd literatuuronderzoek (Shekelle, 2001). Hierbij wordt verondersteld dat de meer belangrijke, methodologisch goede, klinisch relevante en controversiële primaire studies vergezeld zullen gaan van commentaren en editorials, en vaak worden geciteerd in de literatuur (Gartlehner, 2004). Gartlehner e.a. hebben de aanpak van Shekelle vergeleken met wat zijzelf de traditionele benadering noemden, namelijk het literatuuronderzoek verrichten conform de eisen die een systematische review stelt. Zoals verwacht mag worden leverde de traditionele benadering veel meer studies op, maar geen van deze extra studies was van voldoende belang om te besluiten dat de richtlijn een update behoefde, aldus Gartlehner. De door Shekelle voorgestelde methode lijkt dan ook een efficiënte en acceptabele methode.

De volgende situaties kunnen aanleiding zijn voor een update (Shekelle, 2001):
- nieuwe evidence over de baten en risico's van interventies waardoor de risico-baten-verhouding anders uitvalt dan tot dusverre werd aangenomen;
- veranderingen in het belang dat aan uitkomstmaten wordt gehecht; zo wordt aan de uitkomstmaat kwaliteit van leven steeds meer belang gehecht, terwijl hieraan in vroeger onderzoek weinig aandacht werd geschonken; een ander voorbeeld is dat aan kosten als uitkomstmaat meer betekenis wordt toegekend;
- nieuwe diagnostische of therapeutische technieken en toepassingen;
- veranderingen in (de kosten van) beschikbare middelen, bijvoorbeeld omdat het patent op een kostbaar geneesmiddel is verlopen;
- een ernstige bijwerking die aan het licht komt door enkele meldingen die daarna op hun beurt een soort sneeuwbaleffect genereren.

Aan deze situaties kunnen nog de volgende, niet minder belangrijke punten worden toegevoegd:
- nieuwe belangrijke knelpunten in de zorgverlening;
- nieuwe of veranderde wetgeving;
- belangrijke problemen in het toepassen van de bestaande aanbevelingen.

Informatie over de hiervoor genoemde situaties wordt niet alleen verkregen uit literatuuronderzoek. Andere, elkaar deels overlappende bronnen kunnen zijn:
- commentaar op de richtlijn van gebruikers;
- evaluatiestudies;
- terugkoppeling van meetresultaten van op de richtlijn gebaseerde indicatoren;
- fysieke of digitale bijeenkomsten waar de direct belanghebbenden de richtlijn evalueren;
- visitatiegegevens (medical audit-gegevens);
- 'zorgregistraties' (bijvoorbeeld gegevens over praktijkvariatie in zorgverlening).

Naast actualisatie van aanbevelingen in een richtlijn kan er bijvoorbeeld ook voor worden gekozen om een standpunt te maken bij de richtlijn. Een standpunt betreft vaak zaken die nog erg 'vers' zijn en waarmee in de praktijk nog weinig ervaring bestaat, maar waarover gezien het (financiële of maatschappelijk-ethische) belang toch een eerste uitspraak nodig is.

28.6   Proces van actualisatie van een richtlijn

In het algemeen komt het proces van actualisatie van een richtlijn overeen met dat van de ontwikkeling van de oorspronkelijke richtlijn. De afbakening van de richtlijn kan hetzelfde zijn bij actualisatie, maar kan ook veranderen, bijvoorbeeld door nieuwe belangrijke knelpunten in de zorgverlening of omdat de noodzaak verdwijnt om over een bepaald aspect van de zorg aanbevelingen te doen.

Er moet worden gezocht naar nieuw gepubliceerde literatuur sinds het laatste literatuuronderzoek werd uitgevoerd. De literatuurzoekstrategieën die voor het oorspronkelijke traject zijn ontwikkeld kunnen hiervoor, mits goed gedocumenteerd en waar nodig aangevuld, worden gebruikt. De evidencetabellen uit de oorspronkelijke richtlijn worden geactualiseerd.

Nieuw wetenschappelijk bewijs (evidence) of praktijkervaringen kunnen leiden tot nieuwe aanbevelingen, maar ook tot het versterken of afzwakken van bestaande aanbevelingen, naargelang de aard van de nieuwe informatie.

28.7   Becommentariëren en autoriseren van geactualiseerde richtlijnen

Commentaar- en autorisatieronde verlopen in grote lijnen zoals bij nieuw ontwikkelde richtlijnen. De 'Richtlijn voor richtlijnen' beveelt hiervoor het volgende aan. In de commentaarronde toetsen zorgprofessionals en zorggebruikers de richtlijn op inhoud en toepasbaarheid. Dit commentaar wordt bij voorkeur gevraagd via de betrokken wetenschappelijke verenigingen en beroepsverenigingen, en patiëntenorganisaties. Deze beoordelen bij voorkeur binnen drie maanden. Daarnaast kan commentaar worden gevraagd aan methodologische experts die de richtlijn toetsen op methodologische validiteit en aan vertegenwoordigers van zorgverzekeraars, zorgorganisaties en -instellingen en de industrie. Voor de autorisatie wordt aanbevolen maximaal drie maanden uit te trekken en dat 'indien zich problemen voordoen (er) wordt gezocht naar een voor de partijen acceptabele oplossing, bijvoorbeeld door de richtlijn (op onderdelen) aan te passen of door arbitrage' (Werkgroep Richtlijn voor richtlijnen, Regieraad Kwaliteit van Zorg, 2012). Als updates van richtlijnen in de toekomst meer een modulair karakter hebben, ligt het voor de hand om de commentaar- en de autorisatiefase hierop af te stemmen. Steeds meer richtlijnmakers (i.c. wetenschappelijke verenigingen) gaan ertoe over de autorisatie van de herziening niet meer over te laten aan de algemene ledenvergadering, maar daarvoor een aparte autorisatiecommissie te installeren die haar uitspraken baseert op discussie op de website.

28.8   Publicatie van geactualiseerde richtlijnen

Het is sterk aan te raden richtlijnen uitsluitend digitaal te publiceren, aangezien het inefficiënt is om papieren levende richtlijnen te drukken. Wanneer een richtlijn wordt geactualiseerd betreft het meestal een gedeeltelijke update: sommige delen van de tekst blijven intact, andere delen worden aangepast. De richtlijngebruiker dient snel inzicht te worden geboden welke onderdelen van de richtlijn zijn gewijzigd. Een voorbeeld hoe dit zou kunnen biedt IKNL. Op de oncologische richtlijnendatabase (▶ www.oncoline.nl) is bij gereviseerde richtlijnen direct te zien welke onderdelen van de richtlijn zijn gewijzigd. Bovendien wordt per uitgangsvraag een revisiedatum en gekozen revisiemethode aangegeven.

28.9 ICT-ondersteuning bij het actueel houden van richtlijnen

Voor het op meer continue basis actueel houden van richtlijnen is een medium dat regelmatige aanpassing en verspreiding van de actuele versie van richtlijnen mogelijk maakt noodzakelijk. Daarnaast moeten gebruikers van de richtlijn commentaar en feedback kunnen geven op de richtlijnen. Informatie- en communicatietechnologie (ICT) bieden hiervoor mogelijkheden.

28.9.1 Discussie- en commentaarmogelijkheden

Er zijn steeds meer voorbeelden te vinden van de mogelijkheid om via een discussieforum op het internet commentaar op bestaande richtlijnen te geven of vragen hierover te stellen. Zo biedt het Nederlands Huisartsen Genootschap (NHG) voor het digitale NHG-formularium (te vinden via ▶ www.formularium.nl) een discussieplatform waar men commentaar kan geven of vragen kan stellen. Andere voorbeelden zijn WiKiNO (▶ www.wikino.nl; de online interactieve databank van evidence-based kennis in de kno-heelkunde) en Freyawiki (▶ www.freyawiki.nl; een samenwerkingsverband van Freya, de vereniging voor mensen met vruchtbaarheidsproblemen, en UMC St. Radboud Nijmegen voor verbetering van de landelijke richtlijnen). De Orde van Medisch Specialisten en IKNL werken gezamenlijk aan een landelijke richtlijnendatabase voor de tweede lijn waar, op basis van bovenstaande ervaringen, deze mogelijkheid wordt ingebouwd.

28.9.2 Documentbeheer

Elektronische beschikbaarheid van richtlijnen op het internet maakt het relatief eenvoudig om richtlijnen aan te passen. Een wenselijke situatie daarbij is de richtlijn in een format met verschillende modules ('stukken') te plaatsen. Dit maakt het eenvoudig om delen van de richtlijn die veranderd zijn, te vervangen. Een module bestaat uit de volgende elementen: uitgangsvraag, literatuurzoekstrategie, samenvatting van de literatuur in de vorm van tekst en evidencetabellen (inclusief een beoordeling van de methodologische kwaliteit van studies), een wetenschappelijke conclusie, overwegingen en de op bovenstaande punten gebaseerde aanbevelingen.

Elektronisch beschikbare richtlijnen worden gekoppeld aan een elektronische verzendlijst (list-server) om geïnteresseerde belanghebbenden elektronisch te attenderen op de veranderingen in de richtlijn.

Literatuur

Alonso-Coello P, Martínez García L, Carrasco JM, Solà I, Qureshi S, Burgers JS. The updating of clinical practice guidelines: insights from an international survey. Implementation Science 2011;6:107.

Gartlehner G, West SL, Lohr KN, et al. Assessing the need to update prevention guidelines: A comparison of two methods. Int J Qual Health Care 2004;16:399–406.

Hermens M, Duin D van, Swinkels JA. Eindverslag De Snelheidsmeter: een instrument om de herzieningstermijn van onderdelen van richtlijnen te bepalen. Utrecht, 2010.

Institute of Medicine. Clinical Practice Guidelines We Can Trust. Washington, DC: The National Academies Press, 2011.

Kaiser K, Miksch S. Versioning computer-interpretable guidelines: semi-automatic modeling of 'Living Guidelines' using an information extraction method. Artif Intell Med 2009;46:55–66.

Shekelle P, Eccles MP, Grimshaw JM, Woolf SH. When should clinical guidelines be updated? BMJ 2001;323:155–7.

Shekelle PG, Ortiz E, Rhodes S, Morton SC, Eccles MP, Grimshaw JM, Woolf SH. Validity of the agency for healthcare research and quality clinical practice guidelines: How quickly do guidelines become outdated? JAMA 2001;286:1461–7.

Shojania KG, Sampson M, Ansari MT, Ji J, Doucette S, Moher D. How quickly do systematic reviews go out of date? A survival analysis. Ann Int Med 2007;147:224–33.

Werkgroep Richtlijn voor richtlijnen. Richtlijn voor richtlijnen. 3e editie. Den Haag: Regieraad Kwaliteit van Zorg, 2012.

Working Group for CPG Updates. Updating Clinical Practice Guidelines (CPG) in the National Health System: Methodology Handbook. National Health System Quality Plan of the Spanish Ministry of Health and Social Policy. Aragon Health Sciences Institute (I+CS), 2009. Clinical Practice Guidelines in the National Health System: I+CS No.2007/02-01.

Evaluatie van de toepassing van richtlijnen

J.S. Burgers, M.A.H. Fleuren, M. Lugtenberg en C.T.J. Hulshof

Kernboodschappen
- Het is van belang te evalueren of een richtlijn daadwerkelijk wordt gebruikt en na te gaan of de beoogde effecten voor patiënten worden gerealiseerd.
- Bij de evaluatie is het zinvol ook naar determinanten van het gebruik te kijken, zodat interventies gericht kunnen worden ingezet om de toepassing te verbeteren.
- Zowel kwantitatieve als kwalitatieve aspecten van het gebruik kunnen worden gemeten. Hierbij kan gebruik worden gemaakt van indicatoren die zich richten op de kernaanbevelingen uit de richtlijn.

29.1   Inleiding

De evaluatie van de toepassing van evidence-based richtlijnen in de gezondheidszorg is een essentiële stap in het bevorderen en handhaven van de kwaliteit van de zorg die met de toepassing van richtlijnen wordt nagestreefd. Evaluatie is zodoende een vast onderdeel van de kwaliteitscyclus, die bestaat uit: de ontwikkeling van de richtlijn, de invoering en de evaluatie van de toepassing.

Waarom is een evaluatie van de toepassing belangrijk? Wanneer de effecten van een richtlijn in de praktijk uitblijven, is de vraag of de richtlijn niet werkzaam is of dat de richtlijn niet helemaal is toegepast zoals bedoeld door de ontwikkelaars. Als met dat laatste geen rekening wordt gehouden, zou men dus ten onrechte kunnen concluderen dat de richtlijn niet werkzaam is, terwijl hij in feite niet goed is ingevoerd. Zowel kennis over de mate van toepassing van de verschillende onderdelen van een richtlijn als over de determinanten die de toepassing bepalen, is nodig om gerichte verbeteracties te kunnen inzetten.

Dit hoofdstuk zet kort de methoden van evaluatie van de toepassing van richtlijnen uiteen, waarbij de voor- en nadelen worden besproken. Vervolgens wordt ter illustratie de evaluatie van richtlijnen van een aantal beroepsgroepen besproken met voorbeelden van toegepaste methoden en databronnen. Het meten van de effecten van richtlijnen op zorguitkomsten bij patiënten valt buiten het bestek van dit hoofdstuk.

29.2   Begrippenkader

29.2.1 Definitie

De meest gangbare definitie van toepassing of gebruik is de mate waarin de richtlijn wordt uitgevoerd zoals bedoeld door de ontwikkelaar. Dit veronderstelt dat de ontwikkelaar volledig en gedetailleerd heeft beschreven welke activiteiten, procedures en technieken moeten worden uitgevoerd, welke materialen en condities daarvoor nodig zijn en wat de kernaanbevelingen zijn. Als dat niet duidelijk is, dan weet de zorgverlener niet wat er wordt verwacht en is het onmogelijk betrouwbaar te meten in hoeverre de richtlijn is toegepast zoals bedoeld. Naast de kernaanbevelingen die moeten worden uitgevoerd om het gewenste effect bij de patiënt te bewerkstelligen, moet ook duidelijk zijn wat achterwege gelaten moet worden omdat dit schadelijk is of het effect bij de patiënt tenietdoet.

29.2.2 Dimensies van gebruik

De toepassing van een richtlijn dient per kernaanbeveling uit de richtlijn te worden onderzocht. Een algemene vraag of men de richtlijn gebruikt, differentieert niet en geeft een sterke mate van overschatting van gebruik. Een andere reden om per kernaanbeveling het gebruik te meten, is dat de determinanten die het gebruik bepalen per kernaanbeveling verschillen (Fleuren, 2004).

In de onderzoekspraktijk worden verschillende dimensies van gebruik gerapporteerd, onder andere:

- Het bereik is het aantal/percentage zorgverleners en patiënten dat aan een richtlijn c.q. een kernaanbeveling is blootgesteld.
- De frequentie geeft aan hoe vaak een kernaanbeveling is uitgevoerd in een vooraf vastgestelde periode.
- De compleetheid is het aantal/percentage uitgevoerde kernaanbevelingen uit een richtlijn.
- De duur heeft betrekking op de tijd die in totaal aan een kernaanbeveling is besteed (aantal, lengte en frequentie van de consulten/sessies).
- De kwaliteit is de beoordeling van de manier waarop de zorgverleners de kernaanbeveling hebben uitgevoerd.

Het is belangrijk om vooraf te bepalen voor welke gebruiksmaat of combinaties ervan wordt gekozen, omdat de uitkomst van de meting of evaluatie hiervan sterk afhankelijk is (zie kader Voorbeeld van evaluatie van kernaanbeveling uit richtlijn 'Obesitas').

> **Voorbeeld van evaluatie van kernaanbeveling uit richtlijn 'Obesitas'**
> Een kernaanbeveling in de richtlijn 'Obesitas' is dat er voorlichting wordt gegeven. De naleving hiervan kan op verschillende manieren worden gemeten, waarbij de uitkomsten sterk kunnen verschillen. Als aan huisartsen wordt gevraagd 'Geeft u voorlichting over het terugdringen van overgewicht?' zullen bijna alle huisartsen 'ja' antwoorden, terwijl de vraag 'Geef aan op basis van de gegevens in het patiëntendossier bij hoeveel patiënten met een BMI van 25 of hoger u het afgelopen jaar voorlichting heeft gegeven over het terugdringen van overgewicht?' tot een andere uitkomst zal leiden. In het eerste geval worden meer gebruikers gemeten dan in het tweede geval. Maar ook de determinanten zullen verschillen. In de eerste groep zitten immers ook huisartsen die af en toe voorlichting geven, terwijl de tweede groep waarschijnlijk bestaat uit huisartsen die planmatig en systematisch voorlichten.

29.2.3 Streefwaarden

Om de toepassing voor een richtlijn in de praktijk te evalueren wordt op geaggregeerd niveau, dus voor een groep patiënten, het volgen van de kernaanbevelingen ('adherentie') gemeten met behulp van indicatoren (zie ▶ H. 26). Het gebruik van indicatoren is efficiënt omdat het meestal ondoenlijk is om de toepassing van alle (aspecten van alle) richtlijnen te evalueren. De indicatorscores kunnen vervolgens richting geven aan een eventueel uit te voeren gedetailleerdere evaluatie.

De optimale toepassing van de richtlijn wordt bepaald door de streefwaarde voor de gemiddelde score op een kernaanbeveling. Deze is niet per definitie 100%, omdat er soms goede redenen zijn om van de richtlijn af te wijken. Een streefwaarde voor het uitnodigen van patiënten met diabetes mellitus type 2 voor de kwartaalcontrole op glucose is 100%, maar de streefwaarde voor het registreren van minimaal drie glucosewaarden in het dossier van de patiënt is lager, bijvoorbeeld 70%, omdat lang niet alle patiënten gehoor (kunnen of willen) geven aan die driemaandelijkse controles.

29.3   Methoden van evaluatie

29.3.1 Gegevensverzameling

Om de toepassing van de richtlijn te beoordelen worden gegevens verzameld over het handelen in de praktijk. De volgende gegevensbronnen kunnen daarbij worden gebruikt:
— de zorgverlener zelf;
— de patiënt;
— het registratiesysteem van de zorgverlener, instelling of apotheker (patiëntendossier);
— het databestand (schaderecords) van de zorgverzekeraars.

De gegevens die zijn verzameld, kunnen betrekking hebben op het zorgproces, bijvoorbeeld de prestaties (performance) van zorgverleners of de zorgkosten, en op zorguitkomsten, bijvoorbeeld klinische uitkomsten (mortaliteit, morbiditeit) en patiëntervaringen ('*patiënt-reported outcomes measures*' of PROM's). Ook de indirecte maatschappelijke effecten kunnen worden nagegaan zoals zorgconsumptie, arbeidsparticipatie en opportuniteitskosten. Goede adherentie aan richtlijnen leidt vooral tot verbetering van het zorgproces. Zorguitkomsten en maatschappelijke effecten zijn afhankelijk van allerlei andere variabelen en zijn minder goed te beïnvloeden door richtlijnen.

De evaluatie van de toepassing van richtlijnen kan plaatsvinden aan de hand van verschillende methoden:
— vragenlijst;
— prospectieve registratie;
— analyse van bestaande registraties of dossiers;
— (focusgroep)interview;
— observatie;
— simulatiepatiënten ('mystery patient').

De eerste drie methoden meten vooral de kwantitatieve aspecten van gebruik, de laatste twee vooral de kwalitatieve aspecten. De methodekeuze hangt samen met het doel van de evaluatie, het soort kernaanbeveling dat men wil meten en de beschikbare gegevensbronnen. Uitvoering van aspecten uit een richtlijn die te maken hebben met de kwaliteit van het gebruik laten zich in de regel lastig afmeten uit dossiers, registraties of via vragenlijsten. In een richtlijn ter preventie van kindermishandeling is een kernaanbeveling dat de zorgverlener een vermoeden van kindermishandeling met de ouders/verzorgers bespreekt. In dit geval gaat het niet alleen om de vraag óf de zorgverlener de activiteit heeft uitgevoerd, maar vooral om de wijze waarop dat is gebeurd. Sluit het gesprek aan bij het kennisniveau en de belevingswereld van de ouders/verzorgers? Voor sommige aanbevelingen uit richtlijnen kan dat een belangrijk aspect zijn om te begrijpen waarom de verwachte effecten bij de patiënt uitblijven.

29.3.2 Methodologische kanttekeningen

De genoemde methoden van gegevensverzameling hebben voor- en nadelen. In zijn algemeenheid levert zelfrapportage via vragenlijsten, registraties en interviews sociaal wenselijke antwoorden op. Tevens geven deze methoden soms overrapportage in vergelijking tot observaties. Via observaties kunnen de kwalitatieve aspecten van gebruik vaak goed worden gemeten. Aan deze methode kleven echter ethische bezwaren en het is in de praktijk vaak om financiële en logistieke redenen niet of moeilijk uitvoerbaar.

Het gebruik van indicatoren gaat uit van de veronderstelling dat indien zorgverleners hierop goed scoren, zij zich ook aan de andere onderdelen van de richtlijnen zullen houden. Dit is niet altijd het geval. Daarom luistert de selectie van indicatoren nauw omdat het moet gaan over die aspecten die geacht worden de belangrijkste bijdrage te leveren aan het beoogde doel van de richtlijn (meestal verbetering, of vertraging van verslechtering van de gezondheidstoestand van de patiënt).

Deelname aan onderzoek draagt het risico in zich van het zogenoemde Hawthorne-effect: alleen al door deelname aan het onderzoek en door het vastleggen van gegevens over de dagelijkse zorgverlening, is er sprake van meer aandacht voor de zorg voor een specifieke groep patiënten waardoor er – bewust of onbewust – al veranderingen in die zorg optreden, meestal in de gewenste richting. De te registreren gegevens zijn immers gebaseerd op de te evalueren richtlijnen en hierdoor wordt de zorgverlener zelf al een spiegel voorgehouden.

Als er behoefte bestaat aan meer globale informatie over de toepassing van richtlijnen, informatie op grotere schaal, door de tijd heen (trends) en/of over de mate van toepassing van meerdere richtlijnen, is het gebruik van bestaande gegevens goedkoop en efficiënt. Bovendien ontbreekt hierbij het Hawthorne-effect. De nadelen zijn dat de onderzoekers afhankelijk zijn van de eerder gemaakte keuzes over de aard van de verzamelde gegevens en de definities daarvan. De bestaande gegevens zullen namelijk vaak (mede) voor een ander doel zijn geregistreerd dan voor een evaluatie van de toepassing van kernaanbevelingen uit een richtlijn.

29.3.3 Analyse en interpretatie van resultaten

De toepassing van de richtlijn kan zowel bij de zorgverlener als bij de patiënt worden gemeten. Ook al voert de zorgverlener alle kernaanbevelingen uit de richtlijn nauwkeurig uit, dan kan het nog zo zijn dat de patiënt op onderdelen de adviezen van de zorgverlener niet volgt, waardoor de gewenste effecten van de richtlijn alsnog uitblijven. De uitkomsten van de evaluatie dienen daarom te worden geanalyseerd op het niveau van de zorgverlener. De uitkomsten geven eveneens inzicht in een mogelijke clustering van scores van eenzelfde zorgverlener en van zorgverleners binnen eenzelfde praktijk/organisatie. Hiervoor bestaan verschillende statistische analysetechnieken waarbij rekening wordt gehouden met de zogenoemde statistische afhankelijkheid van waarnemingen (patiënten van eenzelfde zorgverlener, zorgverleners binnen eenzelfde praktijk/organisatie), zoals multiniveau- ofwel multi-levelanalyse. Daarbij is het mogelijk onderscheid te maken tussen de variatie die optreedt door verschillen tussen patiënten en door verschillen tussen zorgverleners. Indien geen rekening wordt gehouden met deze hiërarchie in de gegevens, worden de indicatorscores overschat, dan wel de variatiebreedte onderschat.

De score op de toepassings- of gebruiksmaat bestaat meestal uit een percentage, bijvoorbeeld het gemiddelde percentage patiënten bij wie een zorgverlener een kernaanbeveling uit de richtlijn heeft toegepast of het percentage van het totaal aantal voorgeschreven kernaanbevelingen dat een zorgverlener heeft toegepast (zogenoemde *completeness of use*). Een belangrijke vraag is welk percentage gehanteerd moet worden om te kunnen spreken van toepassing van de richtlijn c.q. zorg van/met goede kwaliteit kwalitatief goede zorg. Over het algemeen is volledige toepassing van richtlijnen ongewenst en onhaalbaar. In individuele gevallen kan en mag of moet van richtlijnen worden afgeweken, bijvoorbeeld vanwege specifieke kenmerken van de desbetreffende patiënt of omdat de patiënt aangeeft een andere keuze te willen maken. Een pragmatische keuze voor het bepalen van de maximumscore is om de hoogst waargenomen score in een representatieve onderzoekspopulatie als streefscore te beschouwen (*best practice*). Deze hoogste score kan dan worden gebruikt om de scores van anderen tegen af te zetten. Een dergelijke benadering wordt ook wel benchmarking genoemd.

Naast de maximale score is de variatiebreedte van de score (bijvoorbeeld de standaarddeviatie, het betrouwbaarheidsinterval van de schatting of de range) van belang. Deze geeft immers de mate van verschil tussen de zorgverleners weer. In het onderstaande kader wordt hiervan een voorbeeld gegeven.

Voorbeeld van evaluatie van kernaanbeveling uit richtlijn 'Hartfalen'
In een nationaal representatieve groep van 79 huisartspraktijken is op basis van de elektronische patiëntendossiers nagegaan bij welk gemiddeld percentage patiënten per praktijk de richtlijn is toegepast om eens per halfjaar het serumcreatininegehalte bij patiënten met hartfalen te bepalen. De gemiddelde score voor deze indicator in de 79 praktijken was 78%, met een betrouwbaarheidsinterval van 73-83%. Daarnaast bleek dat deze laboratoriumtest in twee van de 79 praktijken nooit wordt aangevraagd.

29.4   Voorbeelden van evaluatie

Een belangrijke les uit de voorgaande evaluaties is dat er gezocht moet worden naar de redenen waarom specifieke aanbevelingen uit richtlijnen niet worden toegepast. Naast gedragsmatige factoren kan dit te maken hebben met de kwaliteit van de richtlijn zelf of met het verspreidingsproces en de implementatieaanpak. Een positieve grondhouding van zorgverleners tegenover richtlijnen is geassocieerd met het beter opvolgen van richtlijnen, doch verdere verbetering is mogelijk door het inzetten van gerichte strategieën om de toepassing van richtlijnen in de praktijk te ondersteunen.

Ter illustratie volgen hier nog een aantal voorbeelden van de evaluatie van richtlijntoepassing. Omdat het onmogelijk is elke beroepsgroep, richtlijnontwikkelaar of methode te beschrijven, is hierbij een keuze gemaakt voor enkele uiteenlopende onderwerpen.

29.4.1 Evaluatie van de toepassing van richtlijnen onder huisartsen

Sinds het verschijnen van de NHG-standaarden in 1989 is het handelen van huisartsen regelmatig getoetst. In de jaren negentig hebben diverse evaluaties plaatsgevonden naar het handelen conform richtlijnen zoals de standaarden 'Astma', 'COPD', 'Cholesterol' en '(Dreigende) Miskraam', maar ook naar meerdere richtlijnen tegelijkertijd. De studies kenmerkten zich veelal door uitgebreide metingen in de huisartspraktijk, onder andere met behulp van vragenlijsten. Later zijn er bij de NHG-standaarden passende kwaliteits- en doelmatigheidsindicatoren ontwikkeld. Deze zijn onder andere gebruikt in de Tweede Nationale Studie die van 2000 tot 2002 is uitgevoerd. Voor de dataverzameling werd gebruikgemaakt van het Landelijk Informatie Netwerk Huisartsen (LINH), een nationaal representatief registratienetwerk van ongeveer honderd huisartspraktijken. Hiermee lukte het om valide gegevens te verzamelen afkomstig van 58 NHG-standaarden (Braspenning, 2004). De diagnostische aanbevelingen werden in gemiddeld 65% van de beslissingen gevolgd, waarbij de aanbevelingen voor beeldvormende diagnostiek beter werden gevolgd dan die voor de laboratoriumbepalingen. De aanbevelingen voor medicatiebeleid werden in gemiddeld 68% van de gevallen (of beslissingen) gevolgd. Opvallend was dat het advies om bepaalde medicatie niet voor te schrijven beduidend beter werd gevolgd dan wanneer een bepaald geneesmiddel werd aangeraden (78% versus 62%). Bij verwijzingen werd vaker conform de richtlijn gehandeld (89%). Ook werd er relatief veel verwezen naar de gynaecoloog waar dit strikt medisch genomen niet nodig was. De gemiddelde cijfers kunnen goed dienen als referentiemateriaal voor het handelen in de huisartspraktijk. Over het algemeen werd er echter veel variatie tussen huisartspraktijken gevonden, wat een goede indicator is voor de mate waarin verbeteringen mogelijk zijn.

Ook uit de GAP-studie (Guideline Adherence in Practice) die werd uitgevoerd tussen 2007 en 2011 bleek dat de mate van toepassing van de NHG-standaarden sterk varieerde tussen de aanbevelingen in richtlijnen (Lugtenberg, 2011). Van de zestien kernaanbevelingen uit vier richtlijnen die werden meegenomen, varieerde de mate van toepassing van 52% tot 95%. Veelvoorkomende redenen om af te wijken waren een gebrek aan toepasbaarheid van aanbevelingen bijvoorbeeld vanwege comorbiditeit of afwijkende wensen en behoeften van patiënten. Implementatiestrategieën kunnen worden afgestemd op deze specifieke barrières om de toepassing van richtlijnen in de praktijk te verbeteren.

29.4.2 Evaluatie van de toepassing van richtlijnen onder medisch specialisten

De evaluatie van de medisch-specialistische richtlijnen wordt nog weinig systematisch uitgevoerd. Een uitzondering is de evaluatie van de richtlijn 'Melanoom van de huid'. De eerste evaluatie dateert van 1987, waarbij pathologieverslagen uit 1983 (één jaar voor de richtlijnbijeenkomst) werden vergeleken met verslagen uit 1986 en 1988. Het percentage partiële biopten van de primair door de dermatoloog behandelde melanomen was duidelijk afgenomen (1983: 45%, 1986: 39%, 1988: 18%). Ook wat betreft de verslaglegging door de patholoog was er duidelijk sprake van een verbetering. De belangrijkste prognostische maatstaf, de Breslow-dikte, werd in de verslagen na de richtlijnbijeenkomst vaker genoemd dan daarvoor (1983: 83%, 1986: 91%, 1988: 97%). Tien jaar later werd in een retrospectief onderzoek door middel van statusonderzoek (n = 67) in het Academisch Ziekenhuis Vrije Universiteit Amsterdam nagegaan in hoeverre de follow-up na melanoomverwijdering in de praktijk overeenkwam met de richtlijnen hiervoor in de eerste herziening van de richtlijn 'Melanoom van de huid' van 1997 (Mijnhout, 1999). De gemiddelde frequentie van poliklinische controles (lichamelijk onderzoek) was drie- tot viermaal per jaar, wat vrijwel overeenkwam met de richtlijn. Bloedonderzoek en beeldvormende diagnostiek werden echter regelmatig (25% respectievelijk 70%) aangevraagd in afwijking van de richtlijn, vooral om patiënten gerust te stellen.

29.4.3 Evaluatie van de toepassing van richtlijnen in de jeugdgezondheidszorg

Sinds 1996 worden richtlijnen voor de Jeugdgezondheidszorg (JGZ) ontwikkeld. Vanaf het begin is het richtlijnentraject systematisch opgezet waarbij ontwikkeling, invoering en evaluatie van het gebruik van de richtlijnen aan elkaar zijn gekoppeld en waarbij een infrastructuur is opgezet om informatie te kunnen uitwisselen tussen verschillende organisaties die betrokken zijn bij het richtlijnentraject. Het evaluatieonderzoek vindt plaats voorafgaand aan de publicatie in de vorm van een proefimplementatie en circa twee jaar na publicatie, mits hiervoor voldoende financiering is (Fleuren, 2010). Een voorbeeld betreft de JGZ-richtlijn 'Vroegtijdige opsporing van aangeboren hartafwijkingen'. In 2005 werd een proefimplementatie verricht met de conceptrichtlijn. Sommige kernelementen bleken lastig uitvoerbaar vanwege het ontbreken van specifieke kennis en vaardigheden, in het bijzonder met betrekking tot de interpretatie van hartgeruisen. Daarom werden er landelijke geaccrediteerde scholingen georganiseerd voor alle JGZ-artsen en voor de JGZ-verpleegkundigen via het train-de-trainersprincipe, alvorens zij de richtlijn ontvingen. In 2006, ruim een jaar na de scholing, werd een vragenlijstonderzoek gehouden onder een representatieve steekproef van 353 JGZ-artsen en JGZ-verpleegkundigen. Per kernaanbeveling werd nagegaan bij hoeveel kinderen een arts of verpleegkundige de aanbevelingen uitvoerde en wat de determinanten daarvan waren. Het betrof 22 kernaanbevelingen voor de artsen en veertien voor de verpleegkundigen. De resultaten lieten zien dat 100% van de artsen en 95% van de verpleegkundigen de richtlijn kende. Het gebruik per kernaanbeveling varieerde tussen de 17% en 100%, waarbij als criterium werd genomen dat de arts of verpleegkundige de aanbeveling uitvoerde bij (bijna) alle kinderen. Ook de determinanten die het gebruik bepaalden verschilden per kernaanbeveling en daarmee ook de aangrijpingspunten voor verbetering.

In 2012 werd onderzoek gedaan naar het gebruik van de kernaanbevelingen van alle JGZ-richtlijnen. Voor de richtlijn 'Aangeboren hartafwijkingen' gold dat 94% van de artsen en 82% van de verpleegkundigen de richtlijn kende. Het gebruik van de top acht van de kernaanbevelingen varieerde tussen de 70% en 91% (Lanting, 2013).

29.4.4 Evaluatie van de toepassing van richtlijnen onder bedrijfsartsen

In 1995 werd door de NVAB samen met de Stichting Kwaliteitsbevordering Bedrijfsgezondheidszorg (SKB) het initiatief genomen om tot een richtlijnontwikkelingstraject te komen (Hulshof en Weel, 1996). De richtlijnen over rugklachten en over psychische problemen hebben in de beroepsgroep veel weerklank gevonden en zijn inmiddels al een keer herzien. Ook in multidisciplinaire richtlijnen in de gezondheidszorg wordt steeds meer aandacht besteed aan werkgerelateerde aspecten van gezondheid. Om de implementatie van richtlijnen te bevorderen wordt een pakket aan hulpmiddelen en onderwijskundig materiaal ontwikkeld. Kritische reflectie op richtlijngebruik aan de hand van enkele dossiers is een van de instrumenten van de voor herregistratie verplichte visitatie. Onderzoek naar de toepassing van richtlijnen onder bedrijfsartsen laat zien dat er op het gebied van implementatie van richtlijnen nog veel winst valt te behalen. In een ledenraadpleging van de NVAB in 2009 gaf 38-50% van de respondenten (n = 842) aan dat de contracten die door arbodiensten of door henzelf met de bedrijven waren afgesloten onvoldoende ruimte boden om volgens de richtlijnen te werken. Zelfstandig werkzame bedrijfsartsen zagen en ondervonden daarbij minder belemmeringen dan de in arbodiensten werkzame bedrijfsartsen. Toch werden er ook duidelijk positieve effecten gezien. Uit de evaluatie van de richtlijn 'Rugklachten' in een randomised controlled trial (RCT) bleek dat begeleiding door bedrijfsartsen met een hoge score op performance-indicatoren een significant vroegere terugkeer naar werk en een hogere patiënttevredenheid te zien gaf in vergelijking tot een begeleiding van bedrijfsartsen met een lage score (Van der Weide, 1999). Vooral continuïteit van zorg bleek een belangrijke voorspeller van een goede uitkomst. Een ander voorbeeld is de NVAB-richtlijn 'Handelen van de bedrijfsarts bij werknemers met psychische problemen' die in verschillende onderzoeken is geëvalueerd. Een eerste versie van de richtlijn is in een clustergerandomiseerd onderzoek bij 192 werknemers die wegens overspanning verzuimden, op zijn uitkomst geëvalueerd (Van der Klink, 2003). In de interventiegroep, die begeleiding van de bedrijfsartsen volgens de richtlijn hadden ontvangen, waren de werknemers significant eerder weer aan het werk dan in de controlegroep die de gebruikelijke begeleiding kreeg. In een latere RCT naar de (kosten)effectiviteit van dezelfde NVAB-richtlijn bij een groep politiemedewerkers (Rebergen, 2009) werd een significant verband gezien tussen het volgens de richtlijn aanbevolen regelmatige contact met werknemer en bedrijf en een positieve uitkomst. Ook leidde het werken volgens de richtlijn tot forse kostenbesparing (ruim vijfhonderd euro per werknemer) in vergelijking met verwijzing naar een psycholoog.

Literatuur

Braspenning JCC, Schellevis FG, Grol RPTM (red.). Tweede Nationale Studie naar ziekten en verrichtingen in de huisartspraktijk. Kwaliteit huisartsenzorg belicht. Utrecht/Nijmegen: NIVEL/WOK, 2004.

Fleuren MAH, Wiefferink CH, Paulussen TGWM. Determinants of innovation within health care organizations: Literature review and Delphi-study. International Journal for Quality in Health Care, 2004;16,107–123.

Fleuren MAH. Essentiële activiteiten en infrastructuur voor de landelijke invoering en monitoring van het gebruik van de JGZ-richtlijnen. Leiden: TNO, 2010.

Hulshof CTJ, Weel ANH. Richtlijnontwikkeling in de bedrijfsgezondheidszorg: schets voor een infrastructuur. Amsterdam: SKB/NVAB, 1996.

Klink JJ van der, Blonk RH, Schene AH, Dijk FJ van. Reducing long-term sickness absence by an activating intervention in adjustment disorders: a cluster randomised controlled design. Occup Environ Med 2003; 60:429–37.

Lanting CI, Fleuren MAH, Broekhuizen K. Kennisname en gerapporteerd gebruik van JGZ-richtlijnen gepubliceerd vóór 2012. Leiden: TNO, 2013.

Lugtenberg M, Burgers JS, Besters CF, Han D, Westert GP. Perceived barriers to guideline adherence: a survey among general practitioners. BMC Fam Pract. 2011;12:98.

Mijnhout GS, Teule GJJ, et al. Follow-up na melanoomverwijdering uitgebreider dan aanbevolen in de consensus, ter geruststelling van de patiënt. Ned Tijdschr Geneeskd 1999;143:997–1001.

Rebergen DS, Bruinvels DJ, et al. Cost-effectiveness of guideline-based care for workers with mental health problems. J Occup Environ Med 2009;51:313–322.

Weide WE van der, Verbeek JHAM, Van Dijk FJH. Relation between indicators for quality of occupational rehabilitation of employees with low back pain. Occup Environ Med 1999;56:488–93.

Bijlagen

Register – 305

Register

A

aanbeveling 118
– formuleren van 125
aangeboren hartafwijking 300
aangezichtsverlamming 282
aanscherpen indicatiestelling 204
aansprakelijkheid 31
absolute risicoreductie 173
absoluut risico 131
acceptatie 221
accreditatie 7, 9
accreditatiesysteem 187
actueel houden van richtlijnen 287
ADAPTE 143
adenotonsillectomie 64, 208
adequate indicatiestelling 204
adequate voorlichting 253
aderlaten 178
adherentie 295
adverse events 282
afrondingsfase 69, 144
Agency for Healthcare Research
and Quality (AHRQ) 13, 102
AGREE ▶ Appraisal of Guidelines
for Research and Evaluation 20
AGREE-criteria 20
AGREE-II-instrument 140, 143, 157
AGREE-instrument 16, 20, 22, 29,
102
AHRQ ▶ Agency for Healthcare
Research and Quality 13
algoritme 141
alledaagse ziekten 183
angina pectoris 95
antibioticabeleid 267
antitrombotische profylaxe 95
app 237
Appraisal of Guidelines for
Research and Evaluation
(AGREE) 20, 29, 166
arbeidsparticipatie 296
astma 299
atherosclerotisch vaatlijden 95
attitude 246
attrition bias 115
auteursrechten 72
autorisatie 156
autorisatie van richtlijn 29
autorisatiecommissie 29, 290
autorisatieprocedure 156

B

baarmoederhalskanker 257
bandbreedte 206, 210

barrière 190, 216
– omgevinggerelateerde 217
basisterminologie 239
beheer richtlijn 30
beheer van literatuur 108
beheerder 287
behoud van verandering 221
bekostiging van de zorg 187
bekrachtiging 230
belangen 72, 80
belangenverklaring 82, 97
belangenverstrengeling 79, 127,
144
belasting van mantelzorgers 195
beleidsregel van CVZ 207
belemmering 186
beloning voor gewenst ge-
drag 222
benchmark 173, 273, 298
benigne prostaathyperplasie 134,
168
beroerte 137, 198
beschikbaarheid richtlijn 33
beschikbare middelen 195
beslissingsondersteunend systeem 191
beslissingsondersteuning 45
besluitvormingsmodel 170
best practice 241, 273, 298
bestuurder 186
betrouwbaarheid 254, 257, 271
betrouwbaarheidsinterval 134,
298
bevalling 181
bevolkingsonderzoek darmkanker 257
bewijs
– indirect 116
– kwaliteit van 114, 121
– wetenschappelijk 118
bewijsvoering 118
bij- of nascholingstraject 246
blaasontsteking 131
blindering 127
bloeddrukcontrole 273
bloedsuikerspiegel 220
bloedtransfusiebeleid 12
blootstelling aan hiv 128
BNP 198
body of evidence 114
borstamputatie 168
borstkanker 168, 198
bovengrens 198
budgetimpact 194
budgetimpactanalyse 189, 196

C

Canadian Medical Education
Directives for Specialists (Can-
MEDS) 247
CanMEDS ▶ Canadian Medical
Education Directives for Speci-
alists 247
CAP ▶ community-acquired
pneumonia 283
cardiovasculairrisicomanagement 242, 284
carry-over effect 116
casemixcorrectie 272
cataractoperatie 266
CBO ▶ Centraal Begeleidingsor-
gaan voor de Intercollegiale
Toetsing 12
CBO-graderingsmethodiek 14
CCKL ▶ Coördinatie Commissie ter
bevordering van de Kwaliteits-
beheersing op het gebied van
Laboratoriumonderzoek 187
Centraal Begeleidingsorgaan
voor de Intercollegiale Toetsing
(CBO) 12
Centraal Bureau voor de Statistiek 103
Centrum voor Ethiek en Gezondheid 15
certificatie 7, 9
cholesterol 299
cholesterolgehalte 132
Cinahl 100
Clinical Evidence 102
Cochrane Collaboration 13, 222
Cochrane Database of Systematic
Reviews 102
Cochrane Library 100, 102, 103
Cochrane review 102
Code belangenverstrengeling 82
cognitieve dissonantiereductie 228
cohortonderzoek 121, 134
College voor Zorgverzekeringen
(CVZ) 16, 198
commentaarfase 150, 189
community-acquired pneumonia
(CAP) 283
comorbiditeit 14
competentiegericht opleiden 247
competentieprofiel 246
concentratie van zorg 205
conceptrichtlijn 97
– uittesten 152
conditionering 230
conflicten 72
conflicterende belangen 80

conflicterende cognities 230
confounder 117, 134
confounding 117
consensus 96
consensus-based 1, 12, 13
consensusmethode 144
consensusvorming 94
consulteren van patiënten 43
consultondersteunende informatiebrief 221
contaminatie 116
controle 230
controleren van bloedsuikerspiegel 220
Coördinatie Commissie ter bevordering van de Kwaliteitsbeheersing op het gebied van Laboratoriumonderzoek (CCKL) 187
COPD 284, 299
coronairaandoening 95
CQ-index 42, 46, 52
criteria voor goede richtlijnen 19
criteria voor goede zorg 43
criteria voor implementatie van een richtlijn 21
criteria voor meetinstrumenten 24
criteria voor onderwerpskeuze 57
criteria voor richtlijnontwikkeling 21, 58
crossover trial 116
crosssectioneel 121
CVA 135, 137
CVZ ► College voor Zorgverzekeringen 16

D

DARE ► Database of Abstracts of Reviews of Effectiveness 102
darmkankeroperaties 283
Database of Abstracts of Reviews of Effectiveness (DARE) 102
datamining 241
data-uitwisseling 239
decision talk 169
de-implementeren 246
Delphi-techniek 144
Deming-cyclus 8
deskundigen van buiten de werkgroep 93
deskundigenoordeel 36
diabetes mellitus 220, 284, 295
diabetesspreekuur 273
diagnostische accuratesseonderzoek 121

diagnostische procedure 129
diagnostische uitgangsvraag 121
diagnostische winst 129
diffusie van nieuwe kennis 177
digitaal werken 93
digitale patiëntgegevens 241
Diliguide 235
Disease Activity Score 267
documentbeheer 291
doelgerichte communicatie 252
doelgroep 143
doelmatigheid 194, 195
doelmatigheidsafweging 197
doelmatigheidsindicator 299
doelmatigheidsonderzoek 183, 199
domotica 242
dosis-effectrelatie 134
dosis-responsrelatie 117
downsyndroom 283
dreigende miskraam 181, 226, 299
drempelwaarde 198
DSCA ► Dutch Surgical Colorectal Audit 283
Dutch Cochrane Centre 14, 96, 112, 178
Dutch Surgical Colorectal Audit (DSCA) 283
dwang 230

E

EBRO ► Evidence-Based Richtlijn-Ontwikkeling 14
EBRO-platform 14
economische evaluatie 191, 194
economische evidentie 195
Effective Practice and Organisation of Care (EPOC) 222
effectiviteitsstudie 179
efficiëntie 195
elektronisch beslissysteem 1
elektronisch patiëntendossier (EPD) 191, 237, 239, 240, 271, 283
EPD 191, 237, 239, 240, 283
elektronische database 102, 109
elektronische databestanden 13
elektronische verzendlijst 291
Embase 100, 103, 109
Endnote 109
EPOC ► Effective Practice and Organisation of Care 222
ervaringsdeskundigheid 42, 44
ervaringskennis 42
ether 229

evaluatie van richtlijn 30, 147, 294
evaluatieonderzoek 289, 300
Evidence Tables Working Group 123
evidence-based 1, 12, 13
evidence-based medicine 112, 176, 234
evidence-based practice 234
Evidence-Based RichtlijnOntwikkeling (EBRO) 14
evidencetabel 112, 121, 146, 235, 290
expertsysteem 234
externe toetsing 269
extrapolatie 132
extrinsieke motivatie 226

F

factuele database 102
feedback 273, 282
feedbackloop 286
financiële middelen 195
flowchart 237
focusgroep 47, 49, 62, 296
formuleren van aanbevelingen 125
foutnegatief 121
foutpositief 121
fysieke vergadering 93

G

geaggregeerde evidence 103
geautomatiseerd gegevensbestand 266
geblindeerde toewijzing 115
gebruiksgemak 135
gebruiksvriendelijkheid 240
gedeelde besluitvorming 52, 166, 168
gedragsveranderingsproces 218
geestelijke gezondheidszorg (GGZ) 159
gegevensregistratie 7
geïntegreerd kwaliteitssysteem 186
gelaagde opbouw richtlijn 140
gelegitimeerde richtlijn 156
geneesmiddelenonderzoek 179
gepast gebruik 204
gepaste zorg 194, 204
gepoold effect 116
gerandomiseerde controlled trial (RCT) 178

gevoeligheid voor verandering 272
gewenste praktijkvariatie 205
gewonnen levensjaar 198
gezondheidseconoom 194
Gezondheidsraad 15, 223
gezondheidswinst 189, 195, 196
GGZ ► geestelijke gezondheidszorg 159
G-I-N ► Guidelines International
Network 16
goed hulpverlenerschap 35
gouden standaard 127, 130
GRADE ► Grading of Recommendations Assessment, Development and Evaluation 14, 113
GRADE evidence profile 118
GRADE Working Group 14, 112
graderen 113
graderingssysteem 144
Grading of Recommendations
Assessment, Development and
Evaluation (GRADE) 14, 112
griepvaccinatie 257
groepseffect 133
groepsinterview 62
groepsnorm 73
groepsproces 71, 92
grootte van het effect 117, 130
Guidelines International Network
(G-I-N) 16, 102, 253

H

haalbaarheid 136
haalbare zorg 197
handelingsinstructies 27
handhavingkader 187
handhygiëne 228
hard bewijs 128
Haring-project
Harmonisatie Kwaliteitsbeoordeling in de Zorgsector (HKZ) 187
hartfalen 248, 298
hartgeruis 300
hartinfarct 135, 198
harttransplantatie 198
Harvardstijl 147
Hawthorne-effect 297
Health Care Knowledge Centre
(KCE) 16
Health Economic Evaluations
Database 200
Health Technology Assessment
(HTA) 178, 223

herregistratie ► registratie 7
hersenbloeding 135
herziening 145
heupvervanging 267
HIS ► huisartseninformatiesysteem 237
hiv 128
HKZ ► Harmonisatie Kwaliteitsbeoordeling in de Zorgsector 187
HKZ-schema 187
hoge bloeddruk 132, 137
homo economicus 229
hoogrisicogroep 132
HTA ► Health Technology Assessment 178
huisartseninformatiesysteem
(HIS) 237
hypertensie 137

I

ICD10 239
ICT ► informatie- en communicatietechnologie 234
ICT-infrastructuur 191
ICT-ondersteuning 233, 286
idiopathische perifere aangezichtsverlamming 282
IGZ ► Inspectie voor de Gezondheidszorg 28
IGZ-handhavingsnorm 28
IKNL ► Integraal Kankercentrum
Nederland 13
implementatie 29, 71, 147, 189, 196,
215, 234, 266, 298
– model voor 217
implementatiestrategie 221, 299
– meervoudige 222
imprecisie geschat effect 115, 116
iMTA ► Instituut voor Medical
Technology Assessment 194
inconsistentie in studieresultaten 115, 116
indicatiestelling 196, 203, 204
– aanscherpen 204
– adequate 204
indicator 8, 42, 186, 266, 289
– zorginhoudelijke 266
indicatorenontwikkeling 51
indicatorscore 272, 298
indicatorstandaard 272
indirect bewijs 115, 116
individueel zorgplan 52
informatie 252
– zoeken van 99

informatie- en communicatietechnologie (ICT) 234, 286
informatiebehoefte 252
informatiebias 115
informatiemateriaal 252
informatiespecialist 100
informatieve model 170
informed consent 170, 172
infrastructuur 186
inhoudelijk expert 71, 73, 76
inkoopbeleid 269
inleiden van de bevalling 181
innovatie 177
innovatieve behandeling 205
Inspectie voor de Gezondheidszorg (IGZ) 28, 35, 186, 187, 266
Institute of Medicine (IOM) 4, 268
Instituut voor Medical Technology
Assessment (iMTA) 194
instructie 252
Integraal Kankercentrum Nederland (IKNL) 13
intensive care 189
interactieve elektronische keuzehulp 174
intermediair eindpunt 133
intern kwaliteitsbeleid 269
International Patient Decision Aids
Standards (IPDAS) 166
International Standardisation
Organisation (ISO) 187
internationale uitwisseling 123
interne toetsing 269
interpretatieverschil 95
interventie 127
intrinsieke motivatie 226
invoering richtlijn 29
IOM ► Institute of Medicine 268
IPDAS ► International Patient
Decision Aids Standards 166
irrationele besluitvorming 230
ischias 209
ISO ► International Standardisation Organisation 187
ISO-schema 187

J

jaarverslag 7, 8
James Lind Alliance 182
JCI ► Joint Commission International 9
jeugdgezondheidszorg (JGZ) 157,
300

Joint Commission International
(JCI) 9, 187, 278
juridische aspecten van richtlijnen 25
juridische betekenis 249
juridisering 36

K

KCE ▶ Health Care Knowledge
Centre 16
kennis en vaardigheden (competenties) 246
Kennisbeleid Kwaliteit Curatieve
Zorg (KKCZ) 15, 194
kennislacune 179, 180
kernaanbeveling 217, 294
keuze voorzitter 70
keuzehulp 45, 166, 170, 221
– interactieve elektronische 174
Kiezen en delen (rapport) 198
kindermishandeling 296,
KKCZ ▶ Kennisbeleid Kwaliteit
Curatieve Zorg 15
KKCZ-programma 15
klachtencommissie 35
klinische evidentie 199
klinische registratie 240
KNAW ▶ Koninklijke Nederlandse
Akademie van Wetenschap-
pen 144
knelpunten 56, 64, 196, 289
knelpuntenanalyse 31, 46, 48, 61,
144, 180, 188, 199
KNGF ▶ Koninklijk Nederlands
Genootschap voor Fysiotherapie 13
Koninklijk Nederlands Genootschap voor Fysiotherapie
(KNGF) 13
Koninklijke Nederlandse Akademie van Wetenschappen
(KNAW) 144
kookboekgeneeskunde 227
kostenbeheersing 204
kosteneffectiviteit 179
kosteneffectiviteitsanalyse 195
kraamvrouwenkoorts 228
kwalitatief onderzoek 134
kwaliteit van bewijs 113, 114, 121
kwaliteitsbeleid 6
– intern 269
kwaliteitscriteria 47, 48

kwaliteitscriteria voor goede
zorg 42
kwaliteitscyclus 8, 46, 176, 266, 294
kwaliteitsindicator 7, 42, 299
kwaliteitsinstrument 6
kwaliteitsmeting 269
kwaliteitsregister 249
kwaliteitsregistratiesysteem 210
kwaliteitsstandaard 42
kwaliteitssysteem 6
kwaliteitsvisitatie 278
Kwaliteitswet zorginstellingen
(Kwzi) 6, 8, 26
kwaliteitswetgeving 35
kwaliteitszorg 6
Kwzi ▶ Kwaliteitswet zorginstellingen 8

L

lacunebak 182
lacuneregistratie 183
Landelijk Informatie Netwerk
Huisartsenzorg (LINH) 103
Landelijke Eerstelijns Samenwer-
kingsafspraken (LESA) 14, 188
Landelijke Huisartsen Vereniging
(LHV) 12
Landelijke Specialisten Vereniging
(LSV) 13
Landelijke Transmurale Afspraak
(LTA) 14, 188, 208
legitimatie richtlijn 29
LESA ▶ Landelijke Eerstelijns
Samenwerkingsafspraken 14
levende richtlijn 108, 145, 286
levertransplantatie 198
LHV ▶ Landelijke Huisartsen
Vereniging 12
LINH ▶ Landelijk Informatie Net-
werk Huisartsenzorg 103
literatuur
– beheer 108
– monitoring 108
literatuurdatabase 100
literatuurlijst 147
literatuursynthese 112
LTA ▶ Landelijke Transmurale
Afspraken 14
lumbosacraal radiculair syndroom
(ischias) 209

M

maagsonde 33
managers van zorginstellingen 186
marktwerking 269
MCC ▶ Medisch Coördinerend
Centrum 189
me too-preparaat 133
medical audit 281
Medical Audit Commissie 190
medical audit-gegevens 289
medicatievoorschrijfsysteem 238
Medisch Coördinerend Centrum
(MCC) 189
medische app 237
Medline 100, 103, 109
meervoudige implementatiestrategie 222
meetinstrumenten 42
melanoom van de huid 299
meningsverschillen 95
meta-analyse 102
methodologisch expert 73, 76
mictieklacht 130
minderheidsstandpunt 96
miskraam 181, 226, 299
mixed-methods onderzoek 134
model voor implementatie 217
modulaire opbouw richtlijn 14, 140
monitoring richtlijn 147
monitoring van literatuur 108
monodisciplinaire richtlijn 160
morbiditeit 296
mortaliteit 296
motivatie
– extrinsieke 226
– intrinsieke 226
multidisciplinair opleiden 248
multidisciplinaire richtlijn 14, 160
multimorbiditeit 14, 227
mystery patient 296

N

NAS ▶ NHG-Adviesraad Standaar-
den 157
nascholing 7, 246, 249
Nationaal Kompas Volksgezond-
heid 103
Nationaal Trial Register 178
National Guidelines Clearinghouse
(NGC) 101

National Institute for Clinical Excel-
lence (NICE) 57, 102, 195
National Institutes of Health
(NIH) 12
National Quality Measures Clea-
ringhouse (NQMC) 272
Nationale ombudsman 28
Nederlands Huisartsen Genoot-
schap (NHG) 13, 157
Nederlands Instituut voor Ac-
creditatie in de Zorg (NIAZ) 9,
187, 278
Nederlandse Federatie van Kan-
kerpatiëntenorganisaties 49
Nederlandse Kankerregistratie 103
Nederlandse Vereniging voor Ar-
beids- en Bedrijfsgeneeskunde
(NVAB) 13
Nederlandse Vereniging voor
Psychiatrie 13
negatief voorspellende waar-
de 129
negatieve sociale interactie 230
netwerkrichtlijn 14
NGC ► National Guidelines Clea-
ringhouse 101
NHG ► Nederlands Huisartsen
Genootschap 13
NHG-Adviesraad Standaarden
(NAS) 157, 160, 183
NHG-lacunedatabase 182
NHG-nascholingsmateriaal 255
NHG-patiëntenbrief 255
NHG-patiëntenfolder 255
NHG-praktijkaccreditering
(NPA) 283
NHG-standaard 5, 13, 254
NHS Economic Evaluations Data-
base 200
NIAZ ► Nederlands Instituut voor
Accreditatie in de Zorg 9
NICE ► National Institute for
Clinical Excellence 57
niet-neutrale voorzitter 97
NIH ► National Institutes of
Health 12
niveaus van participatie 43
NIVEL 188
normatieve uitspraak 249
normatieve weging 198
NPA ► NHG-praktijkaccredite-
ring 283
NQMC ► National Quality Measu-
res Clearinghouse 272
number needed to treat 131
NVAB ► Nederlandse Vereniging
voor Arbeids- en Bedrijfsge-
neeskunde 13

O

obesitas 295
observationeel onderzoek 117, 133
OMA ► otitis media acuta 274
omgaan met belangen 81
omgaan met weerstand 225
omgevinggerelateerde barri-
ere 217
OMS ► Orde van Medisch Specialisten 13
onderbehandeling 187, 204, 205
onderscheidend vermogen 272
onderwerpskeus 56
onderwijs 245
one option decision 167
ongelijksoortig verwijsgedrag 208
ongewenste praktijkvariatie 205
onnodige fout 187
onterecht negatieven 121
onterecht positieven 121
ontwikkelen van indicatoren 269
ontwikkelfase 69, 144
onvoldoende geloofwaardigheid 230
opbouw van de tekst 139
opleiding 7, 246
opleidingscurriculum 247
opportuniteitskosten 296
option talk 169
opzet van de studie 115
Orde van Medisch Specialisten
(OMS) 13, 158, 188, 278
organisatie van zorg 147, 185
organisatorische aspecten 186
organisatorische belemmering 217
organisatorische consequenties 189
oriënterende zoekactie 103
osteoporose 33
otitis media acuta (OMA) 274
overbehandeling 187, 204, 205
overgewicht 295
overige overwegingen 146

P

partnerships 43
paternalistisch model 169
Patient or Problem, Intervention, Comparison, Outcome
(PICO) 64, 116
patiëntcontroleonderzoek 134
patiëntendossier 271
patiëntenfolder 221
patiënteninformatiemateriaal 254

patiëntenorganisatie 42, 186
patiëntenparticipatie 42, 47
patiëntenpopulatie 116, 272
patiëntenvertegenwoordiger 76
patiëntenvoorlichting 251
patiëntenwijzer 42
patiëntervaring 296
patiëntgerichte zorgverlening 44
patiëntgerichtheid 44
patiëntperspectief 42, 47
patiëntpreferentie 216
patiëntrelevante uitkomstmaat 121
patient-reported outcome measures (PROM) 42, 46, 52, 114, 267,
271, 296
patiëntsamenvattingen 254
patiëntspecifieke richtlijn 166, 241
patiënttevredenheid 195
patiëntversie richtlijn 47
PDSA ► Plan-Do-Study-Act 8, 218
performance 296
performance bias 115
performance-indicator 153, 173
perioperatieve handhygiëne 231
personalised medicine 227, 242
PICO ► Patient or Problem,
Intervention, Comparison,
Outcome 64, 103
plaatsvervanging 71
placebocontrolegroep 116
placebo-effect 127
Plan-Do-Study-Act (PDSA) 218
plasklachten 168
pneumonie 283
populatieniveau 196
pop-up 240
positief voorspellende waarde 129
postacademische opleiding 247
posteriorkans 129
postmenopauzaal vaginaal bloedverlies 130
postoperatieve infectie 231, 246
praktijkopleiding 247
praktijktest 153
praktijkvariatie 134, 176, 204, 289
– gewenste en ongewenste 205
praktische haalbaarheid 248
pre-eclampsie 181
preferentieconstructie 170
preferentiegevoelige beslissing 167, 227
preoperatief scheren 246
prestatie 296
prestatie-indicator 249
prestatienorm 173
prikaccident 128
prikkelbaredarmsyndroom 257

prioriteren van revisies 60
prioritering onderwerpskeus 56
priorkans 129
procedureboek 143
procesbegeleider 73, 76, 94
procesindicator 153, 267
proefimplementatie 150, 154, 189
professionele autonomie 246, 249
professionele norm 228
professionele standaard 5, 9, 249
prognostische factor 117
projectleider 68, 73, 75
projectmanagement 68
PROM ▶ patient-reported outcome measures 42
prospectieve onderzoeksopzet 127
prospectieve registratie 296
protocol 5
psoriasis 191, 207
psychisch probleem 301
Psycinfo 100
publicatiebias 115, 117
pull-benadering 223
push-benadering 223

Q

QALY ▶ quality-adjusted life
years 179
quality-adjusted life years
(QALY) 179, 197

R

Raad voor Gezondheidsonderzoek
(RGO) 176, 182
Raad voor Volksgezondheid en
Zorg (RVZ) 198
RAC ▶ Richtlijnadviescommissie 158
RAND Delphi-procedure 270
randomisatie 127
randomisatieprocedure 115
randomised controlled trial
(RCT) 112, 115
randvoorwaarde 186, 189
rapid knowledge turnover 286
RCT ▶ randomised controlled
trial 112
recente literatuur 97
recidiverende tonsillitis 208
Reference Manager 109

referentiestandaard 121
RefWorks 109
Regieraad Kwaliteit van Zorg 4,
20, 28, 57, 258
Regieraad voor Kwaliteit van
Zorg XXIII
registratie 296
registratie ▶ herregistratie 7
registratiesysteem 102, 210
registratieverschillen 208
relatieve risicoreductie 173
reporting bias 115
residual confounding 117
revisiemethode 291
RGO ▶ Raad voor Gezondheidsonderzoek 176
richtlijn
– actueel houden 287
– autorisatie 29
– beheer 30
– beheerder 287
– belemmeringen 186
– beschikbaarheid 33
– criteria ontwikkeling en implementatie 21
– evaluatie 30, 147, 294
– gelegitimeerde 156
– implementatie 29
– invoering 29
– juridische aspecten 25
– juridische betekenis 249
– legitimatie 29
– levende 108, 145, 286
– modulaire opbouw 14
– monitoring 147
– monodisciplinaire 160
– multidisciplinaire 160
– samenvatting 141
– weerstand 230
Richtlijn voor richtlijnen 4, 16,
20, 21
Richtlijnadviescommissie
(RAC) 158
richtlijnbijeenkomst 151
richtlijncommissie 287
richtlijnconform handelen 204
richtlijnen-app 249
richtlijnendatabase 60, 291
richtlijnenprogramma 56
richtlijnimplementatie 242
richtlijnimplementatietool 238
richtlijnmaker 290
richtlijnontwikkelaar 171
richtlijnontwikkelgroep 151
richtlijnorganisatie 71
richtlijnrevisie 287

richtlijnwerkgroep 70, 73
risicoreductie
– absolute 173
– relatieve 173
risk of bias 116
rughernia 209
rugklacht 301
RVZ ▶ Raad voor Volksgezondheid
en Zorg 198

S

samenstelling werkgroep 70, 141
samenvatting richtlijn 141
samenvattingskaart 221
scheren van de huid 246
Scottish Intercollegiate Guidelines
Network (SIGN) 16, 57, 105
screening op borstkanker 198
secretaris werkgroep 73, 75
sedatie 128
seksuele dysfunctie 168
selectie werkgroepleden 70
selectiebias 115
selectief inkopen 187
selectieprocedure 112
selectieproces 105
selectieve publicatie 115
selectieve toewijzing 115
selectieve uitval 115
selectieve zorginkoop 205
Semmelweis 228
sensitiviteit 121
shared decision making 209
SIGN ▶ Scottish Intercollegiate
Guidelines Network 16
simulatiepatiënt 296
SKMS ▶ Stichting Kwaliteitsgelden
Medisch Specialisten 15
sleutelpublicatie 105
smartphone 237
SNOMED 239
specificiteit 121
specifieke zoekactie 103
spiegelgesprek 49
spiegelinformatie 283
standaard 5
standaarddeviatie 298
standaarden voor data-uitwisseling 239
standaardterminologie 239
standpunt 5
statistische pooling 102

Stichting Kwaliteitsgelden Me-
    disch Specialisten (SKMS) 15,
    159
stratificeren 272
stroomdiagram 141, 221
structuur van de tekst 139
structuurindicator 266
subgroepen 92
Summary of Findings Table 118
surrogaatparameter 127, 133
surrogate uitkomstmaten 116
systematisch literatuuronder-
    zoek 100, 112, 113
systematische review 102, 113, 289

T

taakverdeling 92
taal- en woordgebruik 172
telefonische vergadering 93
terecht negatieven 121
terecht positieven 121
therapietrouw 252
thuisarts.nl 256
TIA 128
TNO 13
toegankelijkheid 257
toetsing 7, 8
toetsingskader kwaliteitsstan-
    daard 23
tonsillectomie 32, 64, 208
tonsillitis 64, 208
train-de-trainersprincipe 300
training 252
transparantie 187, 254, 274
treatment burden 227
trialregister 178
Trimbos-instituut 13, 159
trombolyse 135
trombose-arrest 33
tuchtrecht 7, 9

U

uitgangsvragen 48, 56, 64, 144
uitkomstindicator 267
uitkomstmaat 113, 127
uittesten van een conceptricht-
    lijn 152
uitval van patiënten 127
ulcus cruris 95
uniformiteit in taal 145
urineweginfectie 131

V

validiteit 254, 271
Vancouverstijl 147
variatie in zorggebruik 203
variatiebreedte 298
veiligheid 35, 135
veiligheidsmaatregel 128
veiligheidsvoorschrift 34
veldnorm 187
veranderingsproces 218
verandermanagement 217
veranderstrategie 223
verbetercyclus 218
Vereniging Samenwerkende Ou-
    der- en Patiëntenorganisaties
    (VSOP) 260
Vereniging van Samenwer-
    kende Algemene Ziekenhuizen
    (VSAZ) 28
vergaderdiscipline 93
vergadering
- fysiek 93
- telefonisch 93
vergelijkbaarheid 272
vergelijkend onderzoek 178
verhoogd cholesterolgehalte 132
verspreidingsproces 298
vertekening 115, 117
visitatie 7, 8, 277, 278, 280, 282, 284
visitatiegegevens (medical audit-
    gegevens) 289
voorbereidingsfase 68, 144
voorkeursgevoelige beslis-
    sing 167, 172
voorlichtingsbeleid 254
voorschrift 27
voorspellende waarde 121
- negatief 129
- positief 129
voorzitter werkgroep 68, 73, 75
- niet-neutrale 97
VSAZ ▶ Vereniging van Samen-
    werkende Algemene Zieken-
    huizen 28
VSOP ▶ Vereniging Samenwer-
    kende Ouder- en Patiëntenor-
    ganisaties 260

W

waterkruikarrest 34
web-based applicaties 93
weerstand
- omgaan met 225
- tegen verandering 228

werkgroep 91
- samenstelling 141
werkgroepleden
- niet nakomen afspraken 94
wet BIG 249
Wet op de Geneeskundige
    Behandelingsovereenkomst
    (WGBO) 169, 252
wetenschappelijk bewijs 113, 118
wetenschappelijk onderzoek 176
wetenschappelijke kennis 176
wetenschappelijke vereniging 71
WGBO ▶ Wet op de Geneeskundi-
    ge Behandelovereenkomst 169
WiKiNO 291

Z

zelfmanagement 44, 45, 52, 252
ziekenhuispopulatie 116
ziekte van Guillain-Barré 261
ziekte-ernst 130
ziekten van adenoïd en tonsil-
    len 208
zoekactie 144
- oriënterende 103
- specifieke 103
- systematische 112
zoeken naar literatuur 199
zoeken van informatie 99
zoekfilter 103
ZonMw 176, 182, 194
zorgbehoefte 42
zorgconsumptie 296
zorginhoudelijke indicator 266
Zorginstituut Nederland 16, 22, 28
zorgregistraties 289
zorgstandaarden 5
zorgstelsel 204
zorguitkomst 296
zorgverzekeraar 186
zwangerschapshypertensie 181

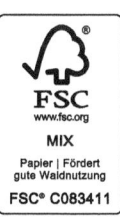

Zeitfracht Medien GmbH
Ferdinand-Jühlke-Straße 7
99095 Erfurt, Deutschland
produktsicherheit@kolibri360.de